ヘルスケア・ワーカーのための

こころのエネルギーを高める

対人関係情動論 第2版

“わかる”から“できる”へ

五十嵐透子

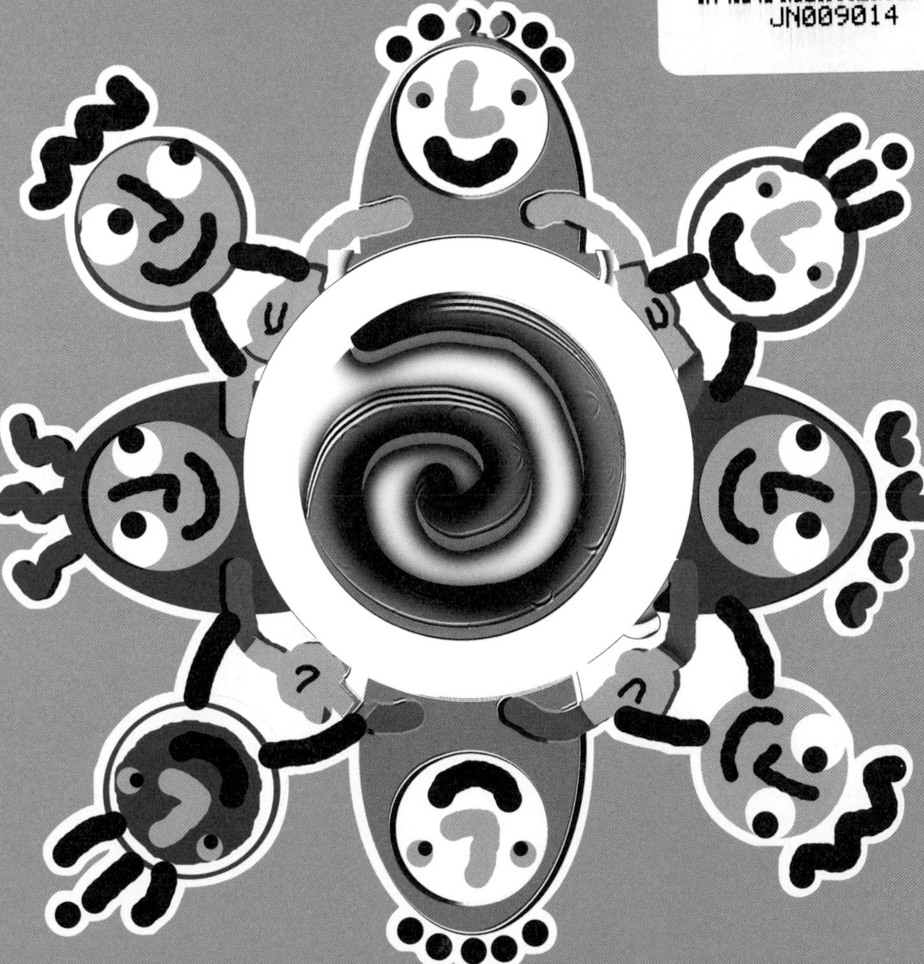

医歯薬出版株式会社

This book was originally published in Japanese
under the title of :

HERUSUKEA-WÂKÂ-NO TAME-NO
KOKORO-NO ENERUGÎ-O TAKAMERU
TAIJINKANKEIJOUDOURON
"WAKARU" KARA "DEKIRU" E

(Improving the quality of interpersonal relationships
focusing on emotional experiences :
from [understanding] to [being capable])

IGARASHI, Toko, Ph.D.
Professor, Joetsu University of Education,
School of Education, Clinical Psychology

ISHIYAKU PUBLISHERS, INC.
7-10, Honkomagome 1 chome, Bunkyo-ku,
Tokyo 113-8612, Japan

改訂にあたって

本書は，ヘルスケア・ワークの対人援助に求められる様々な概念や研究結果などを日々の臨床活動で用いられるように書き進めてあります．“ヘルスケア”というと，医療分野に限定されるイメージを抱きやすいですが，医療だけでなく，保健や福祉，教育，産業など様々な分野での人の健康面に対する支援であり，治療機関だけでなく対象となる人々の生活の場である家庭や学校，職場などのシステムすべてが対象となります．第2版でも，この点を強調していますが，読者の専門分野に読み替えると役立つように思います．

第2版では，システマティックなアプローチに個人の“考える”主体性を尊重した問いかけをはじめとして，ヘルスケアにおいて活用できるマネジメントやリーダーシップなど，多職種連携に関連する内容も加えました．2020年1月下旬から世界中に拡大している新興感染症は，世界中の人々の健康面，そして生命にも危機的な事象で，視覚化できないゆえにより恐怖感や不安が高まりやすく，流通や製造，経済活動などあらゆるシステムでの対応が求められるという“連続性”を再認識する状況に直面しています．

対象となる人たちの多様化はダイバーシティ（diversity）への対応と位置づけられ，年齢やSOGIE（sexual orientation, gender identity, and gender expression；性的指向・性自認・ジェンダー表現），人種や民族，文化，価値観や考え方，学び方や学歴，職業や働き方，ライフスタイル，宗教，コミュニケーション・ツールなど，様々なことにオープンになることが求められます．これらは可視化しているものと可視化されないものがあり，可視化しているものでも，個人の意思で変えられるものと変えにくい，変えられないものが含まれます．対象となる人の語りを聴かせてもらえないとわかり合うことはできません．

本書は，ヘルスケアの専門職の初学者から経験者の方々までそれぞれの立場から活用できます．知識に基づく実践につなげるように，これまでの実践を振り返り支援の充実化につなぐことが行えます．あなた自身，そしてケアの対象となる方々に少しでも役立つことを願っています．

到来の早い春のような如月の日に
2020年2月
五十嵐透子

はじめに（第1版）

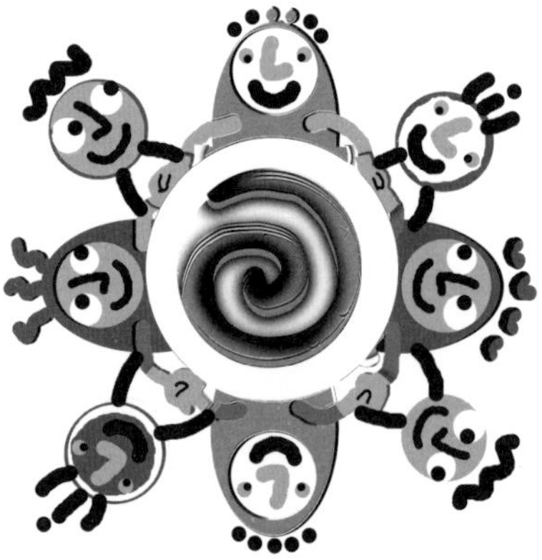

表紙のイラストのイメージを考えてみましょう．中央部の立体のグルグルは本書のテーマの“情動”で，いくつもの層（様々な種類・深さの情動）をもっています．この“情動”はその周囲の人々が体験し，やりとりをしている中で生じています．その中のひとりの人ともうひとりの人の間かもしれません．あるいは3人の間やグループなのかもしれません．さらに，生じた“情動”への対応はひとりで行うのかもしれませんし，複数あるいはチームで行うのかもしれません．もしこれらが効果的になされると，バランスのとれた，ひとりの人，そしてチームとしても創造性や能力が発揮され，効果的な協働活動につながりやすいでしょう．みなさんは，どのようなイメージを抱かれますか．

対人援助に関するものというとても難しいテーマに挑戦することに決まってから，かなりの時間を要しました．どこに焦点を当てれば，対人援助における「あ～，そうか」から，「やれそう」「こんな風にやってみよう」「効果的にできた」となるのでしょうか．様々な要素を考えましたが，対人援助にポジティブにもネガティブにも影響する“情動”を中心として，文化を含めた多角的・包括的理解とアプローチ，チームでの活動や関連要素，そして対人援助者である自らに真摯に向かい合うことなどで構成しました．

理解し，そして実践へと近づくように，1章～3章を，“わかる”ための主要な要素として，“情動”と文化や様々な能力，そして多角的・包括的理解とアプローチを含めました．これらを踏まえ，4章～6章は，“できる”に近づくように構成しています．少しでも「あ～，そうか」や「効果的にできたかな」となるためには，自分が体験してみないと獲得できにくいため，“try”を挿入しました．“try”では，その先を読み進める前に，あなた自身はどう考えたり，どのようにしていたり，どのように対応するのかを立ち止まって考えてみてください．

加えて，ヘルスケア領域を中心としていますが，学生やそれぞれの領域で専門家として成長していく人たちにとっても，彼らにかかわる経験者にとっても，そして対象となるクライエントや家族へのより多角的・包括的理解とケアを試みるために，子どもたちや家族，教育領域も含めた内容としました．

クライエントだけでなく，同僚や上司，家族などの対人関係をより効果的なものにしたいとき，何かつまずいたとき，あるいは，見つめ直したいときに，ぜひ本書を開いてみてください．対人援助において，“できるようになること”は，挑戦し続ける道のりでしょう．少しでも本書が役立つことを願って…

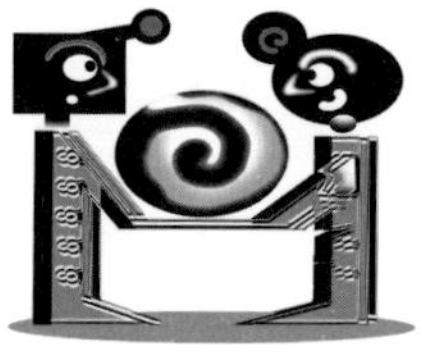

be honest with yourself and connect with others!!!

2007年4月

五十嵐透子

contents

4章 自分の抱く情動との調整と様々な対応

できる

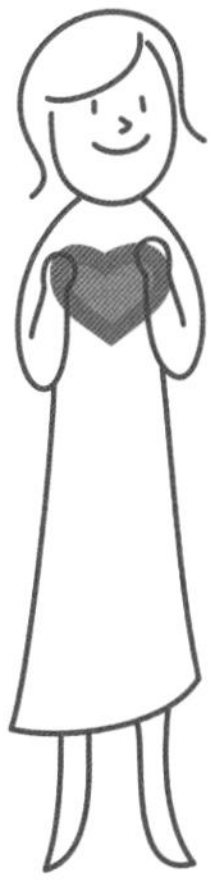

表紙イラスト／国井　節
本文イラスト／小川さゆり

1章 情　動

わかる

1 “こころ” のエネルギー

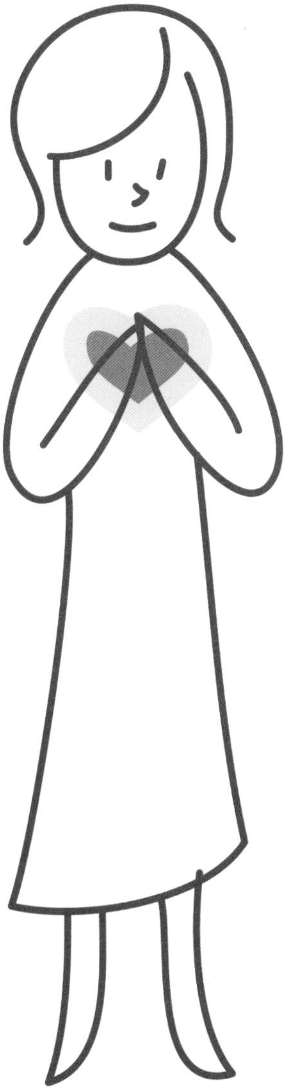

“からだ” が健康的な状態を維持・向上するためにはエネルギーのイン・アウトのバランスが必要となる．健康的な食事によるカロリーや栄養分，水分などの摂取に加え，血液のガス交換をする空気，休息や睡眠などが含まれ，生きていくための基礎代謝を含めた様々な活動で消費される．

一方，**“こころ”** のエネルギーは，ポジティブな自己イメージや自信，自己コントロール感，希望や喜び，楽しさなどのポジティブな情動，ときには怒りや悔しさなどのネガティブな情動により，そして他者や動物，自然などとの触れ合いなど様々な **“関係”** によりエネルギーが作られる（**表 1** の左欄）．悩みや束縛感，圧力などが解消したときにも新たなエネルギーが生じる．対人関係のなかでのユーモアや笑いによってもエネルギーが作られたり，緊張やネガティブな出来事や思い，情動などが浄化されたり解放されたりする（井上 宏・織田正吉・昇幹夫，1997）．

不安や心配，ネガティブな考えや情動を抱くことは毎日の生活のな

表 1　“こころ” のエネルギー

エネルギーの生産	エネルギーの過剰な消費
・ポジティブな自己イメージ ・自信（自己信頼） ・自己コントロール感 ・希　望 ・喜びや楽しさなどのポジティブな情動 ・ユーモアや笑い ・悩みや緊張などの解消や消化 ・様々な他者との触れ合いなどの“関係”　など	・悩み，束縛感，圧力を感じる ・とらわれの状態 ・自己コントロール感の低下 ・“関係” のなかでわかり合えない ・信じられない，落ち着かない（不信感，不安定さ）　など

かで自然な営みであるが，特定のことが頭から離れない「とらわれの状態」や，不安や恐怖感などを**自己コントロール**できにくい状態では，“こころ”のエネルギーが効果的，かつ効率よく消費されにくいだけでなく，過剰に消費されてしまう状態に陥りやすい（**表1**の右欄）．これは，過剰な緊張状態が慢性的に続いているともとらえることができ（Janov, 1970/1975），受け入れられなかったり，満たされなかったりした情動やニーズを，自分を守るために抑制，抑圧している状態でもある．

しかし，悩みを“健康的な悩み”（馬場禮子，1999）として，怒りを怒りとして，緊張を緊張として，不安を不安として感じ，失敗を失敗した悔しさとして，解決できないことを解決できない自分の限界として，現実のものと受け止めることができれば，過剰にエネルギーを消費することが少なくなり，自分のもつ能力を発揮しながら生きることにつながりやすい．これは森田療法で強調される“あるがまま”の状態（高良武久，1976）をあるがままに受け入れる状態といえるかもしれない．

加えて，人と人との“関係”のなかで営まれる触れ合いは言語的，あるいは非言語的なコミュニケーションとなるが，“こころ”のエネルギー源になると同時に，エネルギーを過剰に消費する要因にもなりうる．メッセージを伝えても，聴いてもらえなかったり，誤解されて受け止められたりすると，「わかり合えない」関係になり，円滑な関係が営めず，かなりの“こころ”のエネルギーをそれらに費やし，したいことや主要な活動に十分にエネルギーを使えない状態，ひいては健康障害を発症する状態にまで陥ることがある．

さらに，エネルギーは充電することも必要である．休息以外に，毎日の生活のなかで主要な活動とは異なることを行ったり，気分転換をしたりと様々なことを取り入れることがその一方法に挙げられる．しかし，通常の充電しやすい状態でも充電できにくいことが生じる．特に人と人との間で営まれる“対人関係”が円滑に営めていない場合，われわれはかなりの“こころ”のエネルギーをそれらに費やす．つまり，対人関係が円滑に営まれることはQOL（quality of life：生活の質）に多大な影響を及ぼすのである．

円滑な対人関係を営むためには，数多くのことが指摘されている．たとえば，「相手のことを尊重する」「相手を信じる」「自分と相手は違う別の人格をもつ」「相手との信頼関係を築く」などがあるだろう．一方，自分自身に対しては，「自分を大切にする」「自分の思いをオープンに表現する」「自分を愛さないと，他の人は愛せない」などが一例であろう．自己否定したり，自分の特定の部分をみないようにしたり，あるいは様々な要因から過度の自己防衛をしていれば，自分自身を受け入れていないことになる．特に対人援助の心理的側面においては，自分自身を受け入れていること以上に，相手を理解したり受け入れることはできないことを，十分に認識しておく必要がある（氏原 寛，2006）．

本書では，これらの“こころ”のエネルギーをより健康的に生産し消費することに関して，対人関係を円滑に営むために，多角的に理解でき（“わかり”），さらに，ケアの提供者や支援者自身とクライエントへ役立てることが“できる”ことへの試みを著す．

2 コミュニケーション

1）複数レベルでの活動

われわれは日々の生活のなかで，意識しなくても全身の感覚や様々な情動や思いを抱きながらコミュニケーションを営んでいる．

図１に家庭訪問をしたスタッフ・ナースＡと主任の会話の１つを取り上げてみた．

報告者であるナースＡが，担当クライエントの家庭訪問時の家族への対応について主任に報告した場面である．ナースＡが，意識しているかどうかはわからないが，何らかの目的をもってこのコミュニケーションを営んでいる．すべての行動には，意識的あるいは無意識的に何らかの意図あるいは目的がある．

たとえば，「報告が義務づけられている」「対応に困って相談したい，一緒に考えてほしい」「代わりに対応してほしい」などと考えているとする．はたしてナースＡは，自ら立てた目的に沿ったコミュニケーションを営んでいるのだろうか．

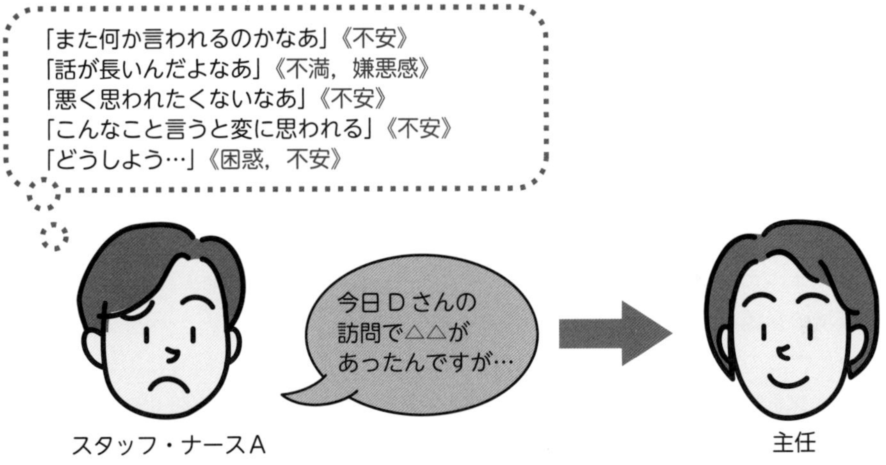

図 1-1 スタッフ・ナースと主任の会話場面①

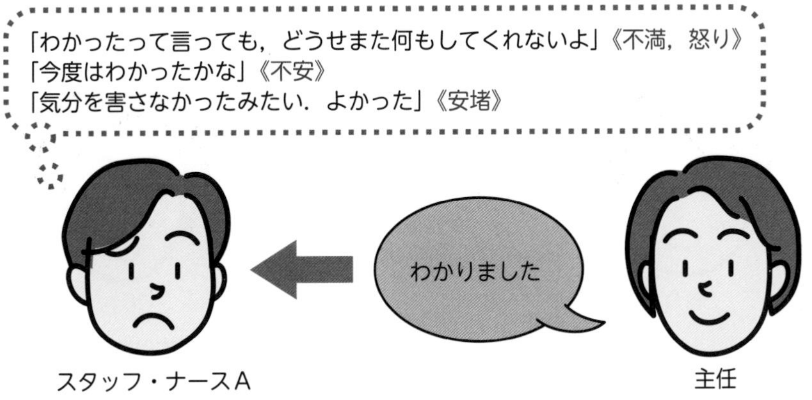

図 1-2 スタッフ・ナースと主任の会話場面②

「私には対応できないので，代わりに対応してほしい」と願っていて，もし，主任が「わかりました（私が代わりに対応しておきましょう）」と反応してくれると，ナースＡの目的は達成したように思われる．

しかし，ナースＡの言動の背後には，図にあるように多くの思いと情動があり，決してスムーズなコミュニケーションが得られているとはいいがたいだろう．「代わりに対応してほしい」と希望していて，主任が「わかりました」と応じたとしても，ナースＡは安心する代わりに，「頼りない，ダメだと思われた」「どう思われただろうか」「どんな風に対応するのだろう．代わりに訪問したときに私のことを否定的に言われないだろうか」など，疑惑や不安，失望感などを抱くかもしれない．

あるいは，ナースＡが「訪問時のことを話し合って，一緒に対応を考えたい」という目的をもっていたとすれば，この場面ではこの目的は達成されずに終わった状態といえる．主任は言われたことに対応していると思っているが，ズレてしまいわかり合えない関係になってしまう．また，メッセージを主任にわかりやすく送っていないにもかかわらず，ナースＡはわかってくれない主任に不満を抱くことがあるかもしれない．

あるいは，今回の訪問で自分としてはかなり効果的なことをしてきたと思い，それを認めて欲しいと思っていても，直接それを発言することに躊躇しているような場合であれば，このやりとりではナースＡは目的を果たせず，せっかく効果的なことをしてきたことも自他共に適切な評価をしないままに終わってしまうことになるかもしれない．

このように，メッセージの送り手と受け手の間のズレは日常生活の様々な場面で生じている．**図2**にコミュニケーションが営まれている状態を整理した．同時に複数レベルで活動が営まれており，意識できているレベルのみならず，それ以外のレベルで人は様々な活動をしながらコミュニケーションを営んでいる．そして，それらは話題や営まれる場所，周囲の人々などの環境の影響を受けている．

あらためてこのようにみてみると，われわれがいくつもの機能を同時に用いながらコミュニケーションを営んでいることに驚かされる．だからこそ，話し手の語りに集中することは容易に獲得できにくいことである．集中しにくい要因を明らかにして解決したり，集中するトレーニングなしには獲得できにくいスキルと態度といえる．

また，先ほどのナースＡの場合，主任が「Ａさんは，今日の訪問のことでどうしたいのかしら？」と問いかけた場合，必ずしもナースＡが明確な意図を表現できるとは限らないし，

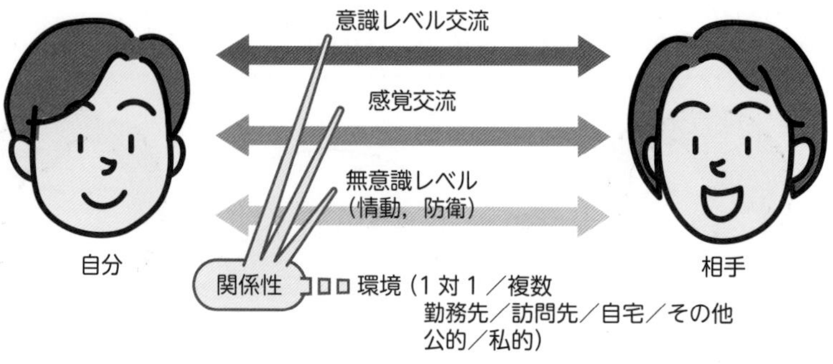

図2 コミュニケーションが営まれている状態：複数レベルでの交流

その質問そのものが自分を非難や攻撃されたととらえる可能性も否定できない．そして，このようなコミュニケーションは“こころ”のエネルギーを消費したり，新たなエネルギーの生産につながりにくくしてしまう．

2）コミュニケーションと対人関係

対人関係を営みやすくすることにも，営みにくくすることにも深くかかわるものに**“情動”**がある．人が人であるからこそ情動体験をしているし，その体験は人としての素晴らしさでもあり，自然なことである．それにもかかわらず，われわれは様々な情動をストレートに感じにくくしていたり，体験していても感じないように抑制したり，あるいは表出することを避けたり，逆に衝動的に表出してしまうなど様々なことを行っている．

コミュニケーションは，営まれる場や文脈，相手との関係，情動内容，情動を表出することの結果に関する予測，無意識の状態など様々な要因が関与しながら営まれるが，円滑な対人関係を営むためにはどのようにすればよいのであろうか．

まず，対人関係に深くかかわる情動について考えてみよう．

3 情動の種類

1）情動とは

情動や感情に関する表現には，情緒（affect），感情（feeling），情動（emotion），気分（mood），ときには言葉などで表現できにくい感覚（sense）が含まれ，英語ではそれぞれ別の単語を用いるが，概念や定義は統一しておらず，研究者が独自の定義で用いている．さらに，これら4つの言葉はわが国の日常生活では明確に識別して用いられないだけでなく，思考と情動を識別せずに用いられがちでもある（五十嵐透子，2003）．

しかし，理論的には**“情動”**は特定の対象や出来事に対しその人の主観的な関係で体験するもので，個別的な意味をもち，通常は長期化せずに意識されている状態であるのに対し，**“気分”**は特定の対象や出来事なしに漠然としたもので，長く続き，意識されない状態として区別できる（Rosenberg, 1998）．

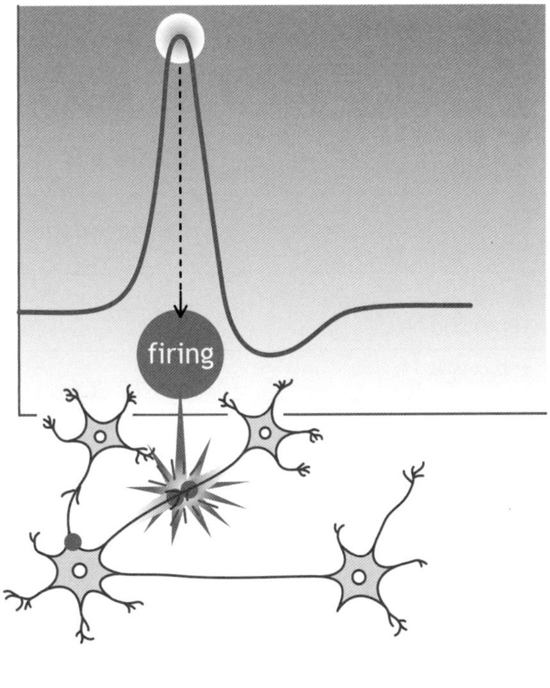

Tomkins（1963, 1991, 1992）は，情動を生得的なもので，ニューロンの発砲（neuron firing），脳神経

系の活性化に伴うモデルとして提唱した．自分の“からだ”や“こころ”の活動に伴う変化を刺激として位置づけ，環境との相互作用のなかで，誕生直後から発達していくものとしている．

Basch（1988）は，Tomkinsのモデルから情緒に関し発達段階に合わせて用語を識別している．**“情緒（affect）”**は，誕生直後から体験する様々な刺激に対する身体的変化や反応として，表情の変化や泣くなどで表出されるものである．

また，表情のなかでも笑いは，生後3週間頃から微笑みがみられはじめ，6週間目には明らかな微笑みとなる（志水 彰・角辻 豊・中村 真，1994）．呼吸器系の発達も伴い，生後3～4カ月頃から他者の表情を模倣しはじめ，6カ月頃には周囲に合わせた笑い，イコールコミュニケーションのひとつとして表情の変化が可能になる．**“感情（feeling）”**は，18～24カ月頃からみられるもので，自分と他者の違いを理解できるようになり，自己内外の刺激に対し，自分にとって快か不快かなどの自己との関係で体験するものである．その後，4～6歳で，幸せや嫌悪，好きなどの個別的な意味と感情体験が結びついて体験するものを**“情動（emotion）”**とした．さらに，11～12歳頃には，他者の悲しみや悔しさ，喜びを他者のものとして「辛いんだな」や「嬉しいんだな」といった**“共感的理解（empathetic understanding）”**として体験することが可能になるとして，情緒に関し4段階を経ることを提案している（**表2**）．

本書は，“こころ”の反応と“からだ”の変化を切り離さず密接に関係した反応で，個別的な体験であることを考慮し，“情動”の表現を用いる．

情動は循環器系や内分泌系，大脳皮質，神経内分泌系などの身体面に影響を及ぼすと同時に，これらの身体的変化からの影響も受ける（Cole, Martin & Dennis, 2004）．自分の“からだ”と“こころ”の内面や環境の変化を迅速に評価し，心地よいものであればその状態が続くように，心地よくないものであれば，その状態を少しでもその人にとって心地よくなるように対処したり，準備をするようなサインが情動ともいえる．

表2 情動の発達（Basch, 1988）

種類	時期	発達の特徴
情緒 (affect)	誕生直後から	身体的変化や反応として，表情の変化や泣くなどで表出される
感情 (feeling)	18～24カ月頃から	自他の識別に伴い，自分にとっての快・不快という自分の視点で捉える
情動 (emotion)	4～6歳から	1人ひとりで同じ出来事でも情動体験が異なることを理解しはじめる
共感的理解 (empathetic understanding)	11～12歳頃から	他者の視点で情動を理解できるようになる

2）情動のカテゴリー

情動は研究者によってカテゴリーが異なるが，Shaver, Schwartz, Kirson & O'Connor（1987）は，基本的なものとして，喜び（joy），愛情（love），怒り（anger），悲しみ（sadness），恐怖（fear）の5つを挙げている．ストレス研究の第一人者であるLazarus（1999/2004）は情動を15に区分した：怒り，羨望，嫉妬，不安，恐怖，罪悪感，恥，安堵，希望，悲哀，幸福，プライド，愛，感謝，同情．

表情に表される情動認識の違いから，情動に関する研究は進んできたが，古くは1920年代にFelekyが，10の情動を1つの極〔Ⅰ．愛情・幸福感・楽しさ〕から〔Ⅱ．驚き〕〔Ⅲ．恐怖感・苦痛〕〔Ⅳ．怒り〕〔Ⅴ．嫌悪感〕，そしてもう1つの極の〔Ⅵ．軽蔑〕に区分し，これらの情動を直線上の連続体**（スペクトラム；spectrum）**として位置づけた（**図3**）（Woodworth & Schlosberg, 1954）．その後，情動の識別のしにくさからHarold Schlosbergが上記の〔Ⅰ．楽しさ〕と〔Ⅵ．軽蔑〕を結びつけ，情動の円形モデルを提唱し，2次元での理解を深めた（**図4**）（Woodworth & Schlosberg, 1954）．

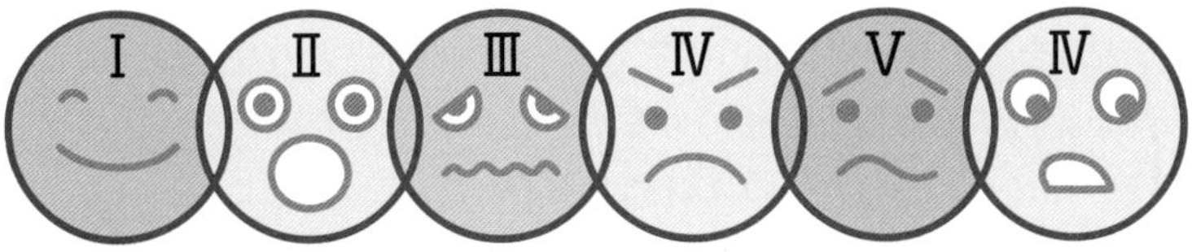

図3 情動の連続体モデル

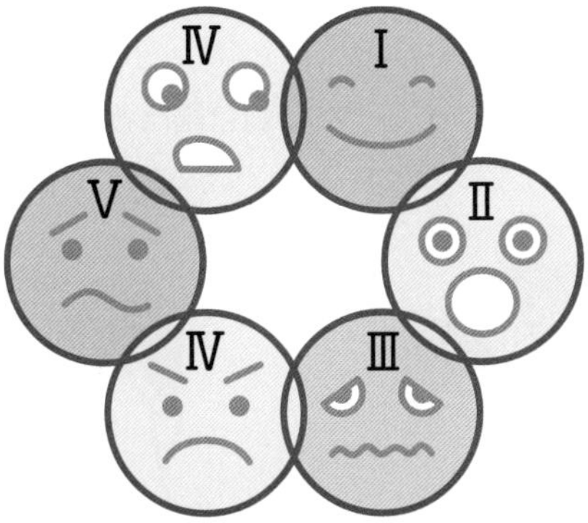

図4 情動の円形モデル

さらに，Ekman（1992）は表情と情動の研究から，情動は出来事や現実の体験，あるいは記憶を想起したり推測やイメージしたりすることの反応で，どの文化であっても共通しているものと文化に特有のものがあることを明らかにした．また，怒り，嫌悪，恐怖，幸福，悲哀，驚きの6つをそれぞれ単独の情動ではなく，それぞれが主観的体験や評価プロセス，表現において同じ特徴をもちつつ，異なる情動を示しているため，**情動ファミリー，情動群（emotion families）**と提唱した（Matsumoto & Ekman, 2004）．たとえば，悲哀ファミリーには傷つき（hurt），苦痛（distress），抑うつ的（depressive），悲哀（sorrow），失望（disappointment）などが含まれる．

Tomkins（1991, 1992）は，空腹感や発熱，心地よい感じなどの自分のからだをはじめとする内的刺激や環境からの外的刺激に対する反応としての生得的な情動を9つに区分している．ポジティブなものとして2つ〔興味や関心（interest）と喜び（pleasure）〕，ネガティブなものとして6つ〔苦痛（distress）・恐怖感（fear）・嫌悪感：味覚（disgust）と嗅覚（dissmell)・怒り（anger）・羞恥心（shame）〕，そして自律神経系を刺激する〔驚き（surprise）〕を挙げ，それぞれの強さから「関心（interest）から興奮（excitement）」「喜び（pleasure）から歓喜（joy）」「苦痛（distress）から苦悩（anguish）」「恐怖（fear）から強烈な恐怖（terror）」「怒り（anger）から激怒（rage）」「恥（shame）から屈辱（humiliation）」「驚き（surprise）から驚愕（startle）」の情動の幅がみられることを指摘している．

3）ポジティブな情動とネガティブな情動

情動を「ポジティブ」と「ネガティブ」に分けてみると，新生児の反応と関連して分類することができ，情動を生得的なルーツをもつものとしても位置づけられる．

ポジティブとネガティブは，快と不快とに区分して考えることができる．新生児が甘い液体を口にしたときには“受容”の表情がみられ，苦かったり酸っぱい液体を口にしたときには“拒否”的な表情を呈する（Steiner, 1977）．これらの新生児の反応は，生得的に甘味を好み，苦味や酸味を拒否する傾向を示しているが，これは味覚だけでなく，人の情動にも共通するだろう．その他にも“からだ”の反射的なものとして，心地よかったり，喜びなどのポジティブな情動を体験しているときには瞳孔の大きさが拡大し，不快感や悲しみなどのネガティブな情動を体験しているときには収縮する（Fredericks & Groves, 1971）ことも明らかになっており，“からだ”の感覚と“こころ”の情動の切っても切れない深い関係が検証されている．

加えて，ポジティブな情動とネガティブな情動は誕生後の生活における成功体験と失敗体験など後天的な影響も強く受けている．

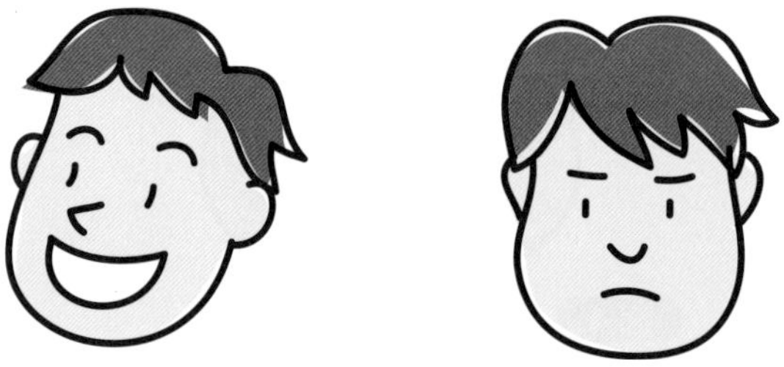

ポジティブな情動は，心地よい状態を体験するだけでなく，興味や関心を向けたり，様々な可能性を探求したり，創造性を高めたり，新しい考えが浮かびやすくなったり，柔軟性が高まったり，包括的な見方をしやすかったり，受容的になりやすい（Estrada, Isen & Young, 1997）などのポジティブな状態に結びつきやすい．加えて，笑いが出たり，他者との親近感を感じたり，勇気や力が湧いてきたり，あるいは出来事や自分自身，他者を肯定的に受け入れたりすることにつながりやすい．そして，これらの状態が続くことを願う．つまり，“こころ”のエネルギーが高まっていく状態である．

さらに，怒りや悲しみ，不安などのネガティブな情動を体験したときの脈拍や血圧などの循環が亢進した状態からの回復も，ポジティブな情動を抱く場合にはネガティブな情動を抱く場合に比べて早いことが明らかにされている（Fredrickson, Mancuso, Branigan & Tugade, 2000）．

一方，**ネガティブな情動**は，それらの情動を吐き出して自分のなかから排除しようとする行動につながりやすく，危険を避けたり，傷つかないように特定の対象と距離をとったり，恐怖感を感じるものを壊したり，避けたりする．回避や拒否などの行動に結びつきやすく，さらに，“こころ”と“からだ”にネガティブな影響を及ぼすストレス反応や対人関係，精神疾患やその他の健康障害などにつながりやすいことから，関心が向けられ，研究も多くなされてきた（Fredrickson, 2002）．

この状況に対し，1998年にMartin Seligmanがアメリカ心理学会会長として**ポジティブ心理学（positive psychology）**を提唱して以来，ポジティブな情動に関する研究は著しい進展が続いている（堀毛一也，2010）．

しかし，重要なことは，ポジティブな情動は「よい」もので，ネガティブな情動は「悪い」ものと位置づけないことである．たしかにわれわれはネガティブな情動を軽減したり排除しようとするが，“悪玉のコレステロール”のように除外しなくてはならないものではなく，ネガティブな情動があるからこそ，行動や情動，考えを変えたり，より安全や安定などポジティブなものとなるように，われわれをガイドしてくれる大切なものともいえる．

われわれはポジティブな情動とネガティブな情動によって，現在よりもより安全や安楽な状態を得ようとする．そのため，ポジティブな情動もネガティブな情動も，生きていくうえで共に必要なもので，より健康的な生活を送るうえで重要と考えられる．また，同じ情動でも1人ひとり異なることと，ポジティブな情動でもネガティブな情動を隠すために用いられる場合もあるという複雑さをもつ．さらに，発達に伴い，同時に複数の情動をわれわれは体験するようになる．

ネガティブな情動か，ポジティブな情動かの一方に偏るのでなく，両方ともに体験するもので，望ましいものはより高め，望ましくなく排除したいものはそれらに圧倒されて身動きがとれにくくなってしまわず，長期化させずにコントロールすることが，健康という1人ひとりのもつ大切な“資源（resource）”（馬場園 明，2004）を豊かな状態で維持・増進することにつながりやすい．健康を“資源”として位置づけたのは，1986年にWHO，カナダ政府，カナダ公衆衛生協会の3つの団体が打ち出した「オタワ憲章」*である．

*1986年11月21日，カナダのオタワで開催された第1回WHOヘルス・プロモーション国際会議にて，WHO，カナダ政府，カナダ公衆衛生協会の3つの団体が「すべての人に健康を」と宣言し，その後，世界各国で**ヘルス・プロモーション（health promotion；健康増進）**が盛んに行われるようになった（WHO, 1986）．ヘルス・プロモーションを，自分の健康をコントロールし改善していくプロセス，としている．

オタワ憲章やポジティブ心理学の視点から，できないことをできるようにしたり，効果的な行動を新しく学ぶ，あるいは個人にとって大切なこと（健康状態や円滑な対人関係など）を失わないようにする**プリベンション志向**だけでなく，個人の強みやよさ，もっている能力や既に行っていることをより高める働きかけである**プロモーション志向**の2つを持ち合わせることも求められている．

図5はBarrett & Russell（1998）が情動の多様な構造を示したものである．ポジティブとネガティブな軸と活性レベルの2次元でとらえたもので，心地よい状態にも，会話やからだを動かすなどの活動性が高い動的な状態で抱く場合と，アロマセラピーや自然に触れるなど

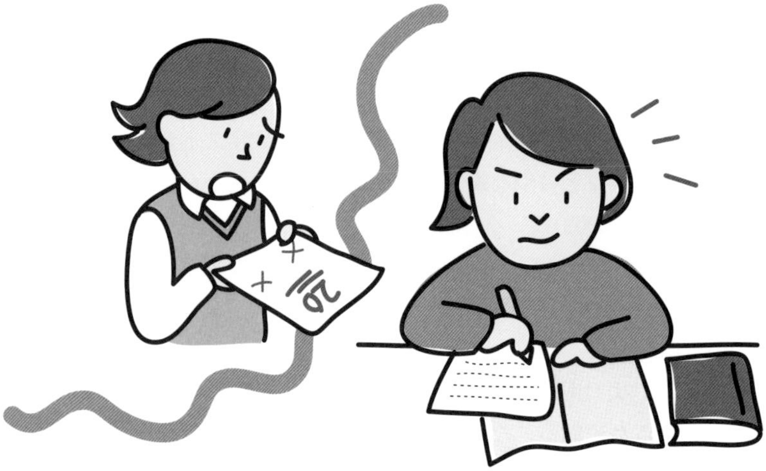

のリラックス状態のように活動性の低い静的な状態で抱く場合とがある．これと同様に不快な状態も，会話を営んでいたり様々な活動を行っている状態で抱く場合と，帰宅し何もしない状態や引きこもった状態で抱く場合とがある．われわれは，情動体験をしながら毎日の生活を送っており，喜びを体験しても，それが静的な活動に伴うものであるのか，あるいは動的な活動に伴うものであるのか，そして，そのポジティブな情動体験により生じる活動もまた，静的なものか動的なものかは個別性が高い．これはネガティブな情動体験にも同様のことがいえる．

嗜好は個別的なものであり，1人ひとり独自のパターンをもつが，特定の体験は望ましくなく別のものは望ましい，というものではなく，どのような体験であっても重要であり，情動体験もそれに対する対応も，より柔軟でレパートリーの多い方が様々な出来事に，より効果的に対応しやすい．特に情動に関した資源の豊かさには，まず「様々な情動を体験すること」が必要と考えられる．そして「様々な情動体験に対する対処法が豊かであること」も含

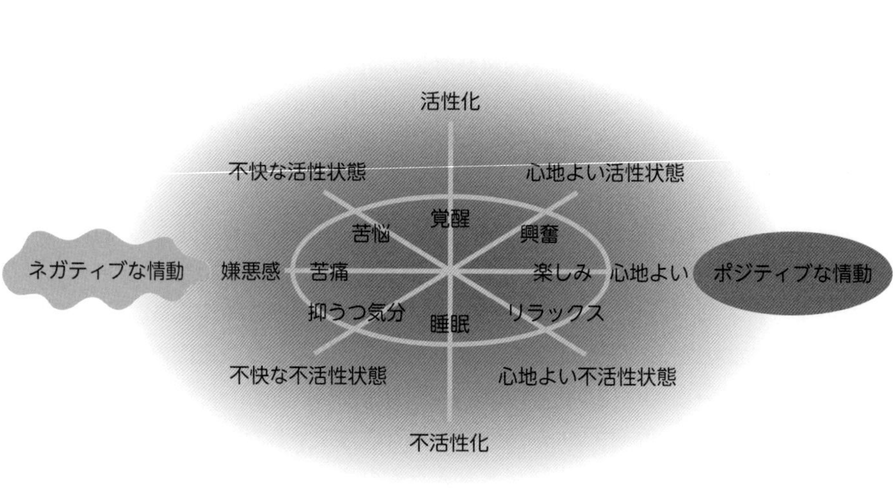

図5　2次元での情動体験（Barrett & Russel, 1998）

まれる．レパートリーの多さや柔軟性に関しては，2 章の「学習したリソースフルさ（learned resourcefulness）」で考えてみたい（p.32 参照）．

また，情動は，たとえば，「楽しい－楽しくない」であれば，“楽しい”という 1 つの情動（一次元；unidimensional）に相反する 2 極があるととらえられがちであるが，「楽しい－悲しい」という 2 種類の情動は，1 つの情動の相反するものではなく，それぞれが独立した情動と位置づける必要がある．というのも，仮に「楽しい－悲しい」が 1 つの軸の反対側に位置する情動であれば，楽しみは「悲しみがゼロの状態」，悲しみは「楽しみがゼロの状態」となると考えられるが，そのようなことはないであろうし，悲しみも楽しみも同時に存在することもあるだろう（Barrett & Russell, 1998）．あるいは，2 つ以上の情動を同時に体験していることもある．

ポジティブな情動を最大限にして，ネガティブな情動を最小限にし，かつネガティブな情動に関する抑制や抑圧を最小限にすることが，健康的な生活を送るための働きかけであり，かつ健康障害や苦悩の予防につながることの重要性を Holinger（2000）が指摘している．ポジティブな情動を最大限にすることとは，「興味・関心－興奮」と「愉快－喜び」の 2 つを体験することであり，ネガティブな情動を最小限にするには，ネガティブな情動を認識すると同時に，引き起こす刺激を変化させたり減らすなどの対応が必要である．

しかし，ここで大切なことは，ネガティブな情動表出を抑制するのではなく，その情動体験そのものを受け入れ，言語的やりとりをはじめとしたその人にとって効果的な対応をしていくことである．

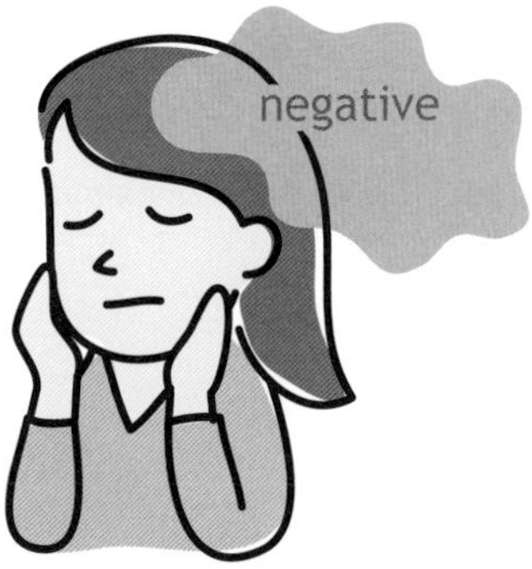

4）情動の種類

情動に関する能力には，①情動を知覚し表出する，②考えを促進することに情動を用いる，③情動を理解する，そして，④情動をコントロールする，の 4 つが含まれ，幼少期からこれらの能力が発達する（Mayer & Salovey, 1997）．それぞれの情動の発達を Holinger & Doner（2003）は Tomkins の分類に合わせ，新生児から乳幼児における 9 つの情動と刺激の増加，刺激レベルの変化，そして刺激の減少の 3 つからなる脳神経系の活性化との関係でみている．

以下，Tomkins による情動の区分（p.7～8）の嫌悪感の味覚と嗅覚を 1 つにして，8 つの情動について考えてみよう．

(1) 興味・関心 (interest)

様々な刺激に対する反応の“興味・関心”は，脳神経系の活性化については“驚き”や“不安”ほど急激でないが，持続する状態で（Holinger, 2000），好奇心（curiosity）から熱中（enthusiasm）や興奮（excitement），さらに幸福感（happy）や喜び（joy）につながり，征服感や優勢（mastery），満足感（satisfaction）や喜び（pleasure）にもつながる．

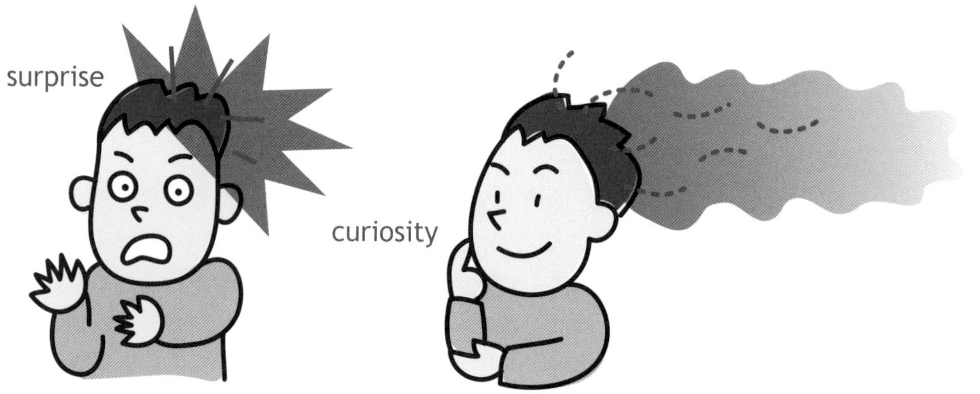

乳幼児期には興味・関心を向けた対象を「見たり，触れたり，においを嗅いだり，口に入れて味を確かめたり」「投げたり，握ったり，引っ張ったり，叩いたり，落としたり，登ったり」と様々な行動をとる．成人の場合，興味・関心を向けた対象には「見つめる」「観察する」「触れてみる」「調べる」「質問する・尋ねる」「考える」などの接近行動をとるだろう．

しかし，興味・関心を抱いても，興味・関心を失うと，“退屈感（boredom）”を抱く．さらに，興味・関心に伴う行動を周囲から否定されたり制止されたりすると，“羞恥心（shame）”や“屈辱・辱め（humiliation）”“欲求不満（frustration）”“苦痛（distress）”“怒り（anger）”を抱きやすい．

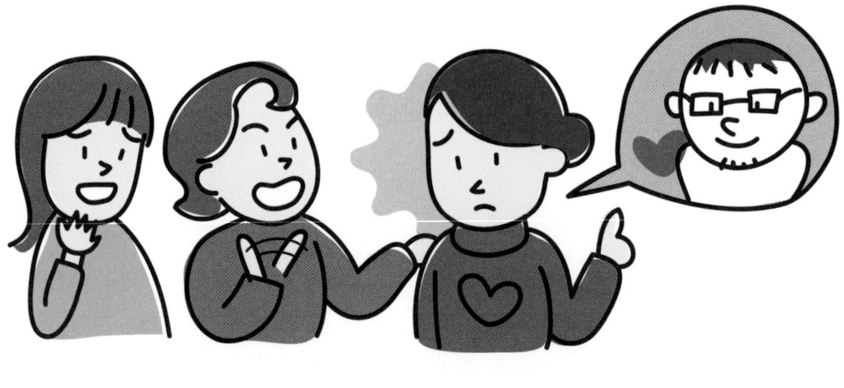

興味・関心は，学びや仕事などに対する動機との関係でも位置づけられ，ニートやモラトリアム状態，就職後１年以内の退職といった早期離職などにも関連する一要因かもしれない．興味や関心を抱く対象がない状態から，特定のものに興味や関心を向けることに抵抗感や不安を抱く場合，興味や関心を抱いていたが達成感や満足感が得られにくい，あるいは他のことに興味・関心が移行した場合など様々な状態があるだろう．興味・関心のある状態でも高

低のレベルの違いによって好奇心から喜びまで，前述したように様々な情動が含まれる．

(2) 愉快 (enjoyment)・喜び (pleasure)

「いない，いない，バー」のように刺激を提示されると，脳神経系が急速に活性化するが，その刺激が強い状態で持続しないとそのピークは急速に減退し，脳神経系の活性化した状態も低下する．この状態は，予想外の刺激により脳神経系が急速に活性化されるが，刺激は一時的で継続しない状態で，活性化した状態が低下することに伴い，“愉快・喜び”を体験し，微笑みや笑いなどもみられる（Tomkins, 1991, 1992）．つまり，刺激の反応がピークに達したときに情動を体験するのではなく，ピーク状態が低下する変化に伴い情動体験をする，と考えられている．

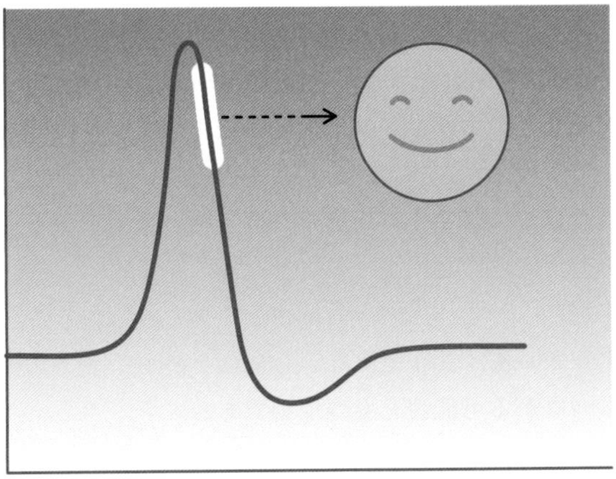

“こころ”と“からだ（脳神経系を含む）”の発達に伴い，メッセージをユーモラスなものと体験するのは，思いもよらない文脈で予想外のメッセージが送られたときである（Mosak, 1987）．この情動体験は，**“プレイフルさ (playfulness；ふざけや戯れ)”**や“喜び (pleasure)”に発達する．プレイフルさは，その後の刺激の増減に伴い，興味・関心と愉快，そして驚きや不安などにもつながる．

プレイフルさや愉快さはユーモア（humor）と深く関連しており，健康に関するポジティブな効果の研究が生物学的／身体的・心理学的・社会学的各側面から進められている．おもしろさや愉快さは社会・文化的な影響が強く，特定のことがすべての人々や社会でおもしろいわけではない．わが国のように単一民族が主である文化と多民族により成立する文化では，前者の単一民族の方が共通したものでおもしろさを体験するが，後者の多民族の場合はある文化背景をもつ人同士の場合にはおもしろくても，他の文化背景をもつ人同士の場合にはおもしろくない場合もある（大島希巳江，2005）．

また，ユーモアやおもしろさに伴う笑顔や笑いも文化的影響を受けている．たとえば，楽しかったり，嬉しかったりしたときには笑顔を呈するが，わが国では相手を不快にしないように，相手にいい印象を与えるために**社会的微笑み (social smile)**として，たとえ悲しんでいたり不快な体験をしていても笑顔で接する場合もある（志水 彰・角辻 豊・中村 真，1994）．

これらのポジティブな情動の心地よさが続いてほしいと人は求める．そして，ポジティブな情動の発達に伴い，コントロール感や有能感，自信などが高まったり，自分の願望や衝動などを調整しやすくなったり，自分と他者の様々な違いを理解しやすかったり受け入れやすくなり，自他間にある**“境界（boundary）”**（p.56～57 参照）も安定かつ柔軟性をもち，相手の境界も尊重しやすくなる．

(3) 驚　き (surprise)

突然の刺激を受けることに対し，脳神経系の活動は急速に増加するが，これはどのような状況にも対処しやすい**準備状態（readiness）**を作ろうとするもので，危険にも対処しやすくする．驚いた後に，その刺激に対し興味・関心を向けるか，恐怖感を抱くかどうかは，刺激の内容や周囲の反応，そしてその個人のもつ気質や刺激を受けたときの脳神経系の再活性化のしやすさにより異なる（Holinger & Doner, 2003）．

周囲がその場で，その人が体験した驚きを「あー，びっくりしたね」と認め，大丈夫と保証をしたり，その刺激を不快なものではなく，愉快であったり心地よい刺激に変えていくと，自己疑惑や恐怖感，怒りなどのネガティブな情動体験につながりにくくなる．一方，周囲から「何をそんなに驚いて」「たいしたことない」「このくらいのことで」といった反応を受けると，驚いた反応をした自分に対する不確実感や否定感，恐怖感や不安，警戒心などを高めることになりやすい．

ある出来事について驚くことを，周囲からネガティブにみられることを過度に避けたい場合には，無理に冷静沈着でい続けようとするかもしれないが，“驚き”は，ポジティブ情動にもネガティブ情動にもつながる可能性をもつ情動である．

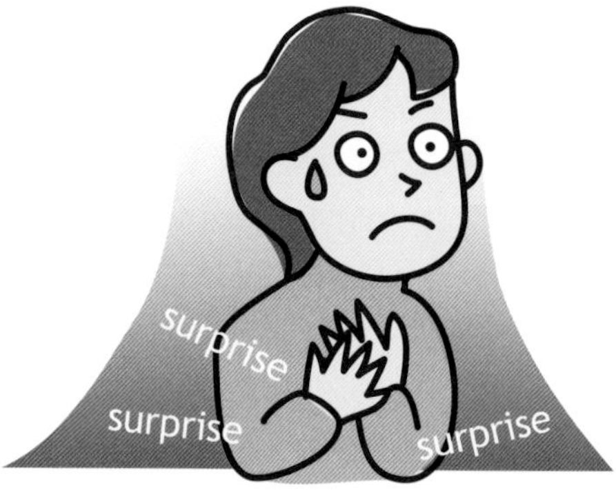

(4) 苦　痛 (distress)

苦しんでいたり，悩んでいる状態に伴う情動が“苦痛”である（Tomkins, 1991）．不快な刺激が続くことで活性化された脳神経系は持続し，さらに刺激が強くなる場合には“怒り”を抱くようになる（Holinger, 2000）．“悲しみ（sadness）”は，独立した情動として位置づける研究者と，苦痛から派生するとする研究者がいる（Tomkins, 1991, 1992）．

成人の場合，身体的・心理的・社会的各側面で苦痛を体験するが，乳幼児の場合は，空腹感や疲労感，病気，明る過ぎ，騒音や不快なにおいや味，おむつの汚れ，疼痛などの身体的不快感に伴い“苦痛”を体験する．その後，自他の識別が可能になると，身体面を中心とした苦痛から，大切な対象を失ったり，養育者との分離などの心理・社会的側面の苦痛を表出するようになる．発達に伴い，退屈であったり，孤独感や悲しみなどの“苦痛”が加わる．

乳児が泣いたとき，それが空腹によるものか，おむつの汚れによるものか，痛みによるものかなど，養育者がその原因を感じとったり推測して，泣いている状態から少しでも心地よい状態に変えるようにしてくれる．

それが成長に伴い，自分自身でまず苦痛であることを認識したうえで，何によって“苦痛”を体験しているのかを理解し，自分自身で，あるいは他者のサポートを受けて軽減しようとする．しかし，他者に調整を求めても叶えてもらえない状態が続く場合には，その子なりに何らかの自己防衛をするだろうが，適切な対処方法の発達につながらなかったり，他者に依存することを過度に行わないようになったりするかもしれない．また，自分で苦痛を調整できない状態が続けば，調整することを試みることすら行わないようになり，刺激が加わらないような状況に自分を置くようになったりする可能性もあるかもしれない．その一例として，放任され続けたり，ほどよい養育が提供されないだけでなく，虐待を経験した幼児たちが，周囲の刺激に対し無反応であったり関心を向けないようにしたり，孤立した状態あるいは他者を過剰なまでに恐れるなどの反応がみられることが挙げられる．

(5) 恐怖感（fear）

“からだ”や“こころ”に対する危険や危害が及ぶ状態に対する危険信号が“恐怖感”で，脳神経系の活性化は“驚き”よりは少ないが，“興味・関心”よりも急激で，活性化した状態は広がりやすい（Tomkins, 1991）．脳神経系は長期化する恐怖反応に長い間対応し続けることはできないため，恐怖感は人の生活に有害な情動（Holinger & Doner, 2003）であり，苦痛の原因になる．体験し続ける場合には，刺激そのものを感じないようにするために恐怖の対象を回避したり，それでも避けられない場合には，自分を守ろうと恐怖対象とコンタクトをとっていても感じないようにして生きていくかもしれない．

しかし，他の情動と異なり，“恐怖感”は感じないようにすることができにくい情動でもあり，個人差はみられるが，非常に強い恐怖感を抱く体験を一度でもした場合，あるいは繰り返し体験した場合には，常にビクビクと高い緊張状態を維持することになりやすい．この状態では，その人のもつ能力やよさなどが一層発揮しにくくなり，悪循環に陥りやすくもなる．つまり，“こころ”のエネルギーが過剰に費やされている状態で，この状態から抜け出しにくいループにはまり込みやすい．

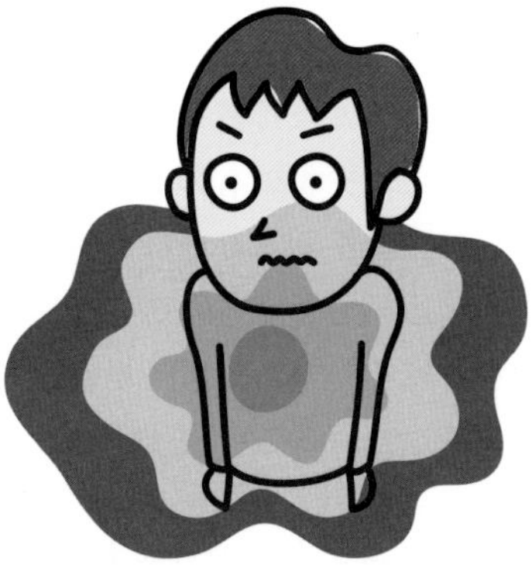

さらに，恐怖感は苦痛や怒りなどの他の強いネガティブな情動も伴いやすく，食事や睡眠などの日常生活行動へ影響を及ぼしやすい情動である．しかし，安全な生活を送るために必

要な情動でもあり，たとえば，道幅の狭い道路を「落ちないか」と思いながら運転したり，血液感染の可能性のある検体に触れるときに,「もしこれを落としたら…」といった恐怖感を抱く．だからこそ，気をつけて行動をとるようになることもある．

また，恐ろしさ（terror）は恐怖感（fear）よりもさらに強いもので,「テロリスト（terrorist)」という言葉のように，生命の危険，死に対する恐怖感に対して用いられる．恐ろしさまで抱いてしまうと，なかなかコントロールしにくい状態になり，身動きができにくくなってしまう．しかし，前述したように，地震に対する準備のように，発生が予測しにくいものにも対処しやすいよう心づもりや情報収集，万が一のときにサポートしてくれるような日頃からの関係づくりや依頼など，対策を整えていくことで，恐ろしいものであってもより対処しやすくする可能性を高めることができる．

(6) 嫌悪感（disgust, dissmell）

五感それぞれに対する不快な体験に対する反応で，前述したように，生得的に甘味を好み，苦味や酸味を拒否する傾向は共通しているが，嫌悪感を抱く対象は個別性の高いものである．身体面での好き嫌いの反応は，自分の好み，内面の状態や変化を理解することを促進するため，内省や言語化，象徴的思考能力の発達などの“こころ”に影響を及ぼすとされている（Holinger & Doner, 2003)．

さらに，嫌悪感と他の情動，たとえば，においに対する嫌悪感と怒りが結びつくと，価値を置くに値しないと対象を位置づけて自分を守ろうとする“軽蔑（contempt)”が発達することを Tomkins（1991, 1992）は論じている．たとえば，自分の体臭に対し焦点が向けられ，それに嫌悪感を抱く．その状態は自分に対する“軽蔑”になり，自分自身を受け入れにくい状態にもなりやすい．また，においや味に対し嫌悪感をその場で表出した場合には，周囲は嫌悪感の表出自体にネガティブな反応をしやすい傾向をもつ．さらに現代では無臭やいいにおいを求める傾向が強まり，これが自己ならびに他者との対人関係にも影響を及ぼしていることを山下柚実（2002）は指摘している．

対人関係とにおいの関係はたとえば次のようなものがある．思春期の子どもたちが強い嫌悪感を抱いていなくても，様々な思いから,「うざい」「クサイ」「キモイ」などのにおいに関する言葉を安易に用いることが少なくない．このような言葉を発せられると，相手から拒絶や拒否，否定されることだけでなく，自分自身の存在感の否定にもつながりやすく，著しく傷つき，登校拒否や自殺にまでつながることにも影響している可能性がある．

また，自分が好むにおいを発する対象には接近しやすいが，自分にとって嫌なにおいを出す対象には近づきたくなく，距離をとりやすいものである．無臭の対象に対しては，接近か回避，あるいはそのどちらでもない距離をとる可能性がある．立場を変えて，自分自身がにおいを発することが対人関係に強い影響を及ぼすことを意識し，相手がネガティブな思いを抱かないようにと過剰に考えたり不安を抱いたりする場合に，いいにおいや無臭さを求めることがあるかもしれない．

(7) 怒　り（anger）

苦痛などの不快な状態が続いたり強まると，脳神経系の活性化の高まった状態が継続し，これが“怒り”として体験される．“怒り”を抱いているときは，苦痛だけでなく，不安や羞恥心などの他のネガティブな情動も同時に体験している（Holinger, 2000)．また，“怒り”は

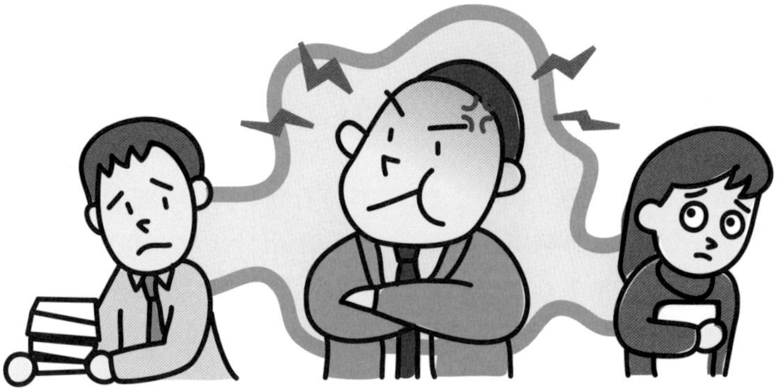

ネガティブな情動だけでなく，ポジティブな情動を体験しているときに中断された場合にも，苦痛を感じ，それが続くことでも体験する（Holinger & Doner, 2003）．他の情動に共通することでもあるが，特に怒りは周囲に波及しやすく，周囲も不安や怒りなどを体験し，動揺（upset）もしやすくなる．

自分自身が怒りを抱いた場合，あるいは，周囲で怒りを体験している人がいる場合，それぞれどのように対応しているだろうか．たとえば，自分に対しては，怒りを抱いていることそのものを感じないように，認めないようにするなど抑圧する，また，たとえ感じていても周囲にわからないように抑制するなど，次項の羞恥心で述べるように，“怒り”を体験したことを自他共に隠そうとすることもあり，このようにすることで，怒り以外の情動も感じにくかったり認識しにくくする可能性がある．他には，怒りをそのまま言葉やからだの動きで表出して相手を攻撃する，また，相手を攻撃はしないが，怒りを抱いている状態を表現するなどが考えられる．一方，他者が怒りを抱いていることに対しては，無関心を装ったり無視する，距離をとる，その人と手を結んでペアになり第三者を悪者にして怒りを共有したり，第三者を攻撃する，なだめようとする，冷静になり望ましいと思われる対処法を一緒に考える，などが例として挙げられるだろう．

Lazarus（1999/2004）は，怒りの背後には2種類の評価：自分にとって望ましくない状態にあるか否か，それが何によって，誰によって生じているのか，が関与し，怒りの4つの亜型を指摘している：①抑制された怒り（inhibited anger），②義憤〔righteous anger；憤慨（indignation），憤激（outrage）〕，③不機嫌（pouting），④敵意（hostility）．

怒りは不満や苦痛などを体験したときに抱く情動であるが，Janov（1970/1975）は，愛されない，自分らしく生きることができないときに抱く情動で，愛してくれない相手と，そのような状態を許し受け入れている自分自身に対して抱いていると述べている．そして，怒りを怒りとして十分に感じて体験し，表出できれば，怒りは消失することを強調している．

前述したように，ネガティブな情動は「悪い」ものではないにもかかわらず，心地よくない情動として排除しがちで“怒り”を悪い情動として抱くことすら許さないことも少なくない．Tomkins（1991）は，怒りは自分だけでなく，家族や友人など周囲の大切な人々やその他の人々に対し攻撃的になる可能性をもつために，他のネガティブな情動よりも社会的影響を及ぼしやすく，問題になりやすいことを指摘している．また，怒りが人として生きているなかで抱く自然な情動の1つであると受け入れにくい場合が少なくないが，これは怒りの語源が“怒り狂う，狂気になる，愚か”などの意味をもち（小俣和一郎，2005），怒りを抱くことの結果としての攻撃的行動に対するネガティブなイメージや恐れなどが影響している可能性もあろう．自分が「悪い人」にみられないようにするための対処かもしれない．

(8) 羞恥心 (shame)

ポジティブな情動である興味・関心やそれに伴う行動を突然中断，妨害，非難されたり，受け入れられなかったときに体験するもので，母子関係においては母親からのポジティブな情動である関心や注意が中断されたときに抱くものとされている（Broucek, 1991）．“はにかみ・内気・照れ（shyness）”“決まり悪さ・当惑（embarrassment）”“屈辱的（humiliation），劣等感（inferiority），落胆（discouragement）”“罪悪感（guilt）”などに発達する（Holinger & Doner, 2003）．

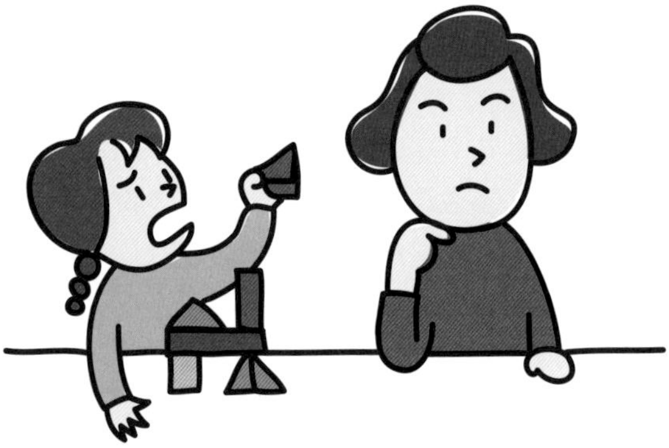

わが国は“恥の文化”とされ，社会的状況で子どもに望ましい行動を教えたり，不適切な行動を行わないようにするために，“羞恥心”を抱くように働きかける場合がある．トイレット・トレーニングで自分の意思で排泄をコントロールできるように発達していくときに抱くもの（Erikson, 1950/1977）で，自分の意思で排泄することは興味・関心・喜びなどのポジティブな情動を伴っているが，そこで失敗をすると，排泄行為に伴うポジティブな情動が中断され，周囲の悪気のない「あら，恥ずかしい」などのコメントが“羞恥心”の発達につながる．さらに，こうありたいなどの理想と現実の状態の差異による緊張状態が“羞恥心”につながる（Piers & Singer, 1953）．

そのため，愉快・喜び，苦痛，恐怖感，嫌悪感，怒りなどの**一次情動 (primary emotion)**とは異なり，恥ずかしいや照れるなど自己意識（self-conscious emotion）を伴う**二次情動 (secondary emotion)**と Lewis（1992/1997）は区分している．

失敗した自分に対し，周囲からは認めてもらえないと思うことがあるが，自ら「恥ずかしい」と表現することで，失敗した自分自身を隠そうとする場合もある（Janov, 1970/1975）．Lewis（1971）は，自分に対する高い理想像にとらわれている場合には，羞恥心を抱くことを他者から隠そうとするだけでなく，自分自身からも隠そうとする状態で**“回避した羞恥心 (bypassed shame)”**としている．

Levin（1967）は羞恥心を抱くことに羞恥心を抱く“二次的羞恥心（secondary shame）”を提案し，この状態は，羞恥心だけでなく，ほとんどの情動を認知したり認めることがない状態になることを指摘している．また，羞恥心は，対人関係の様々な状況で体験する善悪の基

準にもとづく **“公恥”** と，他者の存在に直接関係なく，自らの状態に対し１人で優劣の基準にもとづき体験する **“私恥”** に区分してとらえることもできる（内沼幸雄，1997）．羞恥心はより未熟な情動（Tangney & Dearing, 2002）で，「ダメな自分」や「悪い自分」とみやすく（有光興記，2006），自己中心的であり苦悩を伴うため，怒りや攻撃性，抑うつ状態や薬物依存，摂食障害や家庭内暴力などが生じやすいことも明らかにされている．

一方，羞恥心と識別しておく必要のある情動の１つに，**“罪悪感（guilt）”** がある．罪悪感は自分のとった特定の行動や抱いたイメージなどに対し抱くもので，誤っていたり，不足していたり，不適切であったり，不十分であると判断した場合に抱き（Tangney, Burggraf & Wagner, 1995），後悔や良心の呵責，失望感なども体験しやすい（Tangney, 1995）．また，自分にとって必要とするものや大切な対象を傷つけたことを意識することでも生じる（北山修，2001）．罪悪感には，謝罪行為が伴う場合があるが，こころにもないような形ばかりの謝罪をしているときには，苦痛から逃れるために表現していることもある．

しかし，罪悪感は羞恥心よりも他者の視点に立ったり，他者の情動体験を知覚し理解するなど**他者志向的情動**で，共感的でもあり，より適応的な情動であると Tangney & Dearing（2002）は指摘しており，これはわが国でも同様の傾向を示すことを有光興記（2006）が検証している．

ポジティブな情動とネガティブな情動は，日常生活では３：７の割合でネガティブな情動体験が多く（鈴木直人，2004），これらは90％以上が声や口調，表情など非言語的に表出されやすい（五十嵐透子，2003）．相手に伝えないようにして成功している場合もあるが，伝わっている状態も決して少なくないともいえる．また，ポジティブでもネガティブでも情動体験をしていれば，相手のメッセージを的確に理解しにくくなってしまう．

さらに，ネガティブな情動でもポジティブな情動でも，最も “からだ” と “こころ” の不安定さにつながりやすい状態の１つとして，対人関係で，あるときは受け入れてくれるが，同じことをしても別のときは受け入れてくれない，あるいは対応が異なるといった反応の一貫性のなさが挙げられる（木澤光子，2005）．相手の反応が予測しにくく，「今回はどうなるのか」と常に緊張して対処しやすい態勢をとっていなければならない状態に陥りやすい．

筆者はさらに，上述した Tomkins の８つの情動に，“感謝（appreciation, gratitude）” と “容認・許す（forgiveness）” の２つを加えたい．自分を自分自身で許すということもあるが，“感謝” と “容認・許す” ことは，基本的に対人関係のなかで相手に対し抱く情動であり，円滑なコミュニケーションにおいて大切なものと考える．

(9) 感　謝 (appreciation, gratitude)

❶ 感謝とは

相手の言動や出来事，提供されたものなどが自分にとってポジティブなもので価値を置いている場合に，それを提供してくれた対象に対し抱く情動が “感謝” である．

対象関係論（object relations therapy）の Melanie Klein（1957/1975）は，羨望（envy）と相対する情動に “感謝” を位置づけ，乳児が欲するときに十分な母乳や快適さを提供してくれる乳房に対し抱くものが “感謝” であり，母子関係の二者間で体験することをルーツにもつとしている．対人関係のなかで相手に対し抱くもので，自分１人では生きていけないという自分の依存性や，人としての不完全さや不十分さを認めることともいえる（McWilliams & Lependorf, 1990）．これは，相手に恩返ししきれないという恩を受け，また，受け続けている状態でもあり，こころから真摯に“感謝”の思いを表出しても恩返ししきれない状態に，恩返しをしようと試みる状態ともいえる（Emmons & Crumpler, 2000）．

しかし，“感謝”には喜びの情動があり，提供してくれたものを返したいという思いを伴い，相互に受けたり与えたりすることの関係のなかで**“寛大さ（generosity）”**を育み，孤独感をやわらげることにもなる（Klein, 1963/1975）．

そのため，“感謝”は情動の１つであると同時に，道徳的善や美徳，動機，コーピング，ソーシャル・スキルや態度としても位置づけることができ，宗教との関係も深い（Emmons & Crumpler, 2000）．毎日の生活のすべてのことが神から与えられるもので，すべてをありがたく感謝する（ユダヤ教），神はすべてのものの贈り主であり，人は神に恩義を受けている存在で，生活の源を賛美し感謝する責務をもつ（キリスト教），あるいは感謝を抱けばそれ以上のものが与えられることが続く（回教）などがある．わが国は，仏教の各宗派，儒教などがあるが，他のアジア圏の人々同様，多神教（加地伸行, 1990）である．“感謝”は仏教では，「恩；因の下に心」で，恵みを施し，慈しみ，徳を及ぼすという他者を包容する（中村 元，1979）意味をもつ．そして，この他者は，タテの関係である親や兄弟などの親族と，ヨコの関係である友人をはじめとする他者や，また自然などの環境，すべてのものが含まれ，そのすべてのものへの“感謝”ということになる（雲井昭善，1979）．

これらのため，文化や時代にかかわらず，与えられているものを当然と考える傾向をあらわし不道徳の対象となる“恩知らず（ungrateful）”の状態（Emmons, 2007）は，“忘恩（ingratitude）”と位置づけられる．加えて，日本人の場合はポジティブ感情だけでなく，すまなさや申し訳なさが混在する**“負債感（indebtedness）”**も同時に抱きやすい．そのため，恩恵や援助を受けた際に喜びや嬉しさといったポジティブ感情よりも負債感が体験され，「どうもすみません」「申し訳ありません」といった言語表出が伴いやすいことが考えられる（岩﨑眞和・五十嵐透子，2016）．

“感謝”には，特定のことが賞賛に値するかどうかとその度合いの判断，生活のなかで通常の役割以上のものであるかどうかとその度合いの判断，そして結果がどの程度好ましいかの評価が関与していることを Ortony, Clore & Collins（1987）は提案している．加えて，“感謝”には他者に対する共感（Lazarus & Lazarus, 1994）や，自分に対する他者の行為をほめたり認める愛他的要因と，将来の円滑な関係を確保する（Trivers, 1971）など，対人関係に関する時間的展望などの関連要因もみられる．

❷ 感謝とその効果

こころから真摯に“感謝”を抱き相手に伝えられることは，その人自身の強さであり，自分を高めることにもつながる（Emmons & Crumpler, 2000）．北山 修（2006）は，「ありがとう」を喜びとともに言えるためには，あるものがないことやなくなることがネガティブな情動や痛みとともに認識される必要のあることを指摘している．“感謝”は，ポジティブな情動を抱きやすく，対人関係の満足感を高めたり，ストレスに対するコーピングもより効果的に高める効果をもつ（Schneider, 2001）．たとえネガティブな出来事でも効果的に適応しやすくしたり，ポジティブな出来事をよりポジティブなものと体験しやすくしたり，ソーシャル・ネットワークをより豊かなものにもしやすく（Emmons & McCullough, 2003），幸福感も抱きやすくする（Watkins, Woodward, Stone & Kolts, 2003）.

さらに，日常生活で“感謝”を意識した生活をすると，“感謝”を意識しなかったり些細なことに不満を抱きやすい状態よりも，気分の安定や主観的なウェル・ビーイング（well-being）も高まりやすく，活力や活気も高まりやすい結果（Emmons & Crumpler, 2000）も報告されている.

❸ 感謝に影響を及ぼす要因

Dumas, Johnson & Lynch（2002）は，**“ありがたい・感謝しやすい（grateful）”**状態を好かれやすかったり，ポジティブな評価を受ける人に共通した要素の上部に位置し，**“恩知らず（ungrateful）”**は最もネガティブな評価を受ける人の要素の１つに位置づけされたことを報告している．しかし，Sommers & Kosmitzki（1988）の比較文化研究では，“感謝”を対人関係や自らの健康に役立つ情動と思っている割合は，アメリカ人 20%（105 名中），ドイツ人 50%（40 名中）であった．さらに，日常生活で「いつものように」や「よく」感謝の念を抱いている割合は，アメリカ人 10%，ドイツ人 30%，という結果を得ている．対象数の少なさや宗教背景などの影響も考慮する必要があるが，“感謝”が対人関係のなかで抱かれるもので，“こころ”のエネルギーを自ら作りだす情動の１つと考えることができるだろう.

一方，こころからの“感謝”を体験しにくかったり，表出しにくい場合がある．①対人関係のなかで自分が他者に依存して生活していることを認めにくい場合，②自分の情動と思考の識別や，自分と他の人の情動や思考が別であるという自己分化（differentiation of self）の不十分さがある場合，また，③自分の重要性や個別性，特別さなどが誇大で，対人関係で共感性や相手に対する思いやりなどが欠如している自己愛性パーソナリティ障害などの誇大自己（grandiose self）の場合（McWilliams & Lependorf, 1990）や，④相手が自分の欲するものをもち喜んでいたり楽しんでいると憤怒する状態である羨望（envy）（Klein, 1957/1975）が強い場合などでは，こころからの“感謝”を抱きにくかったり，相手に伝えにくい.

“感謝”は誕生後に自他の識別をし，生活のなかで学び（Emmons & Crumpler, 2000），感謝する対象の内容や幅，度合いなどを拡大して発達していくが，現在の生活で揃っているものやもっているもの，手にしているものよりも不足していることに焦点を当てる傾向が強いと，手にしているものには目を向けにくく，楽観的にとらえにくかったり，自分の情動体験を意識しにくくなり，“感謝”を抱きにくい（Adler & Fagley, 2005）．一方，“感謝”を抱きやすい人は，他者に対し謝ったり，容認や許しも請いやすい（Emmons & Crumpler, 2000）.

（10）謝罪／容認・許す（forgiveness）

❶ “許す”と“諦める”

他者の失敗やケアレス・ミス，無視されたり，十分なケアや愛情を向けてもらえず寂しい思いを体験するなど，自分にとって，大切な他者やものを傷つけられたり，失ったり，迷惑がかかったとき，その原因を作った対象や出来事に様々なネガティブな情動を体験する．加えて，自分ができないことや不十分なこと，失敗をしたり大変なことをしてしまったときにも，自分自身にネガティブな情動を体験する．これらのネガティブなライフ・イベントを体験したときで，自他の不完全さに直面したときに体験する情動ともいえ，健康的な生活に求められる情動の１つと位置づけられる．

これらの情動を抱き続ける場合には，その状態に終止符を打つことが難しく，多大な“こころ”のエネルギーが費やされやすくなる．この状態に終止符を打つためには，自分も他者も出来事も，“許す”ことが必要になると思われる．

ここで強調したいのは，“許す”ことと“諦める”ことは異なる点である．**“諦める”**とは，希望や見込みがないと判断し断念する，望んでも手にできないことをわかり，望むことをやめることであるが，一方，“許す”は不都合なことなく受け入れる，過失や失敗を責めず，免除するなどの意味をもつ（松村 明，1995）．“許す”ことは，発生した状況に対し，“諦める”よりもより主体的にかかわり，それまでとは異なる意味づけを行うことである．

❷“許す”こと

“許す”ことの最初の体験は，乳児が母親の養育における不完全さや不十分さを体験することで，同時に母親も不満足感に対する乳児の攻撃，たとえば乳房を噛まれたり泣き続けることを受け入れ，変わりなく養育し続けることであると指摘されている（Akhtar, 2002）．

“許す”ことには，最初は自分が犠牲者で，全面的に相手が悪い存在として位置づけ，相手に**“恨み・復讐（revenge）”**の念を抱き，相手を壊してしまいたい，傷つけたい，同じだけの辛い思いを体験させたいなどの強い思いや願望を抱き，相手を痛めつけることで喜びを感じるようなサディスティックな体験をする．傷ついた辛い体験を，独自の特定の見方で**増幅（amplification）**し，事細かに作り直しをしたりして何度も考え続ける状態である（Kafka, 1992）．次に，実際にあるいはイメージのなかで傷つけたり破壊してしまった対象を修復し，立て直しをしようとする状態の**“償い（reparation）”**（松木邦裕，2002）を体験する．そして，出来事や体験を**“再考（reconsideration）”**し，新しくとらえ直したり，受け入れたりし，相手を“許す”ことにつながる．しかし，なかには“許す”ことのできにくい状態もあることを忘れてはならないが，“恨み”から“償い”“再考”はあなた自身が行えることである．

❸“謝る”こと

一方，“謝る”とは“傷つけた－傷つけられた”という相互関係のなかで，自分が相手を傷つけたことを後悔し呵責の念を抱き，特定の自分の言動に対し責任をとり，こころから申し訳ないという思いと，二度と同じ事をしないことを相手に明確に伝え，相手から“許しを受ける”ことを求める（Akhtar, 2002）体験である．“感謝”が感謝してもし尽くせない，恩返ししきれない状態に恩返しをしようと試みる状態であるのと類似し，「すまない」には，申し訳ないが，悪く思わないでほしい，今後も今まで同様につき合ってほしいという“甘え”が含まれていることを土居健郎（1975）は指摘している．

“謝罪”は関係に不均衡さが生じたとき，その不均衡さを望ましい状態に修復する行為で，相手に負担をかけてはいけないという日本文化の根底にある対人関係の原則に深い影響を受けた関係修復のコミュニケーションともいえる（森山卓郎，1992）．そのためか，日常生活において過剰な頻度で「すみません」と発言する人も少なくない．

筆者が海外生活で，頻回に“I'm sorry”，日本語の「すみません」を用いた時期があったが，これは感謝の意味ではなく，相手に迷惑をかけたことに対し許しを請うものであった．岡野憲一郎（2006）も自らの体験にもとづき，日本人にとっての「すみません」には，相手からの配慮やサポートをはじめとする提供されたことに対する感謝をそのまま受け入れることに抵抗感を抱きやすく，“恐縮” や “負い目” という恩知らずにならないような自己表現で上下関係を作る特殊性を指摘している．

❹ 謝罪行動

“謝罪” の伝え方には，お辞儀をする動作，握手や肩などのからだに触れる，抱きしめる（わが国では学童期以降には少なくなるが）などの非言語的行為や，言葉で表現する言語的行為，物やお金などによる償いなどが含まれる．中道真木男・土井真美（1993）は謝罪行動に含まれるものに 8 つのことを指摘している：①会話の開始，②出来事やその状態，経緯と責任の所在に関する説明，③ ②に対し相手から理解を得る，④申し訳ない思いなどの情動の表出，⑤頭を下げたり，「すみません」「許してください」などの非言語および言語的表出，⑥「二度と繰り返しません」や賠償など今後の対応に関する意向表明，⑦許しを請う，⑧相手から許しを得られるか否かの現在の場面の収束．そして，これらのどれを省略したり選択するか，どの順序で行うかには，出来事の物質的，あるいは心理・社会的重大さ，責任の大きさ，そして許しを請う方とその相手との関係が影響を及ぼすとしている．

さらに，結果として，“謝罪” 行動には相手だけでなく，周囲からもネガティブに思われ，実際に非難などを受け入れる覚悟もときには必要となる．これには，“許す－許される” ことに対する自他共への関心や配慮，ほどよい罪悪感，償いをしたい願望（Winnicott, 1963）の発達が求められる．

幼児の謝罪行為の発達に関する観察研究では，1 歳 6 カ月頃から，相手の頭を撫でたりお辞儀をする行為がみられ，2 歳頃からは，それまでの非言語的行為に加え，「ごめんね」といった言語的行為がみられるが，大人に促されても自分が悪いと思うときにしか謝罪しないようになる（松永あけみ，1993）．3 歳 6 カ月頃には，大人がいなくても関係の悪化防止のために子ども同士で謝罪するが，4 歳頃には，「ごめん，じゃだめ．ごめんなさい，よ」というように言語的表現にもバリエーションをもち，かつ納得しなくても謝罪することに応じるようになる．

❺ “許す－許される” に支障がある状態

しかし，“感謝” 同様，“許しを請う” ことや相手を許すことができにくい場合もある．Akhtar（2002）は，“許す－許される” 状態に支障がある状態を，超自我*との関係で 8 つ挙げている．

（Ⅰ）許すことができない（容認できない；an inability to forgive）
（Ⅱ）時期尚早の容認（premature forgiveness）
（Ⅲ）過剰な容認（excessive forgiveness）
（Ⅳ）偽りや表面的な容認（pseudo-forgiveness）
（Ⅴ）許しを受けることを執拗に求める（a relentless seeking of forgiveness）
（Ⅵ）許されたことを受け入れられない（an inability to accept forgiveness）
（Ⅶ）許しを求められない（an inability to seek forgiveness）
（Ⅷ）自分に対する容認と他者に対する容認が異なる（an imbalance between capacities for self-forgiveness and forgiveness toward others）

（Ⅰ）～（Ⅳ）は許す側の異常さ，（Ⅴ）～（Ⅶ）は許しを請う側の異常さ，（Ⅷ）は自他間での不一致状態である．

＊superego：Freud の用語で，イド－自我－超自我の位置づけで，理想的なものを作ったり，良心や罪悪感，自己観察などの機能をもつ（藤山直樹，2002）

（Ⅰ）許すことができない（容認できない；an inability to forgive）

許せない状態の最も長い場合は，生きている間恨み続ける**“慢性的憎悪（chronic hatred）”**状態（Blum, 1997）である．自分が受けた傷を相手にも同様に，あるいはそれ以上に体験することを求め，復讐することを考え続ける場合もある．このような場合のなかには，他者の行為を悪意あるものとしてとらえ，不信感と疑い深さをもつ妄想性パーソナリティ障害や，他者への思いやりや他者の立場に立って考えることに欠け，怒りやすく攻撃性の高い反社会性パーソナリティ障害（American Psychiatric Association, 2000/2002）あるいは，現実の様々な不満や不十分さを受け入れることができず自己中心的で，不満や不満足を生み出す他者に対して，激怒し被害妄想的な状態のある**病的自己愛（malignant narcissism）**（Kernberg, 1989）をもつ人々であることもある．

しかし，自分にとって何ものにも代え難い存在を傷つけられたり，失った場合には，許せない状態という苦悩状態を抱え続けることにもなるだろう．

（Ⅱ）時期尚早の容認（premature forgiveness）

傷つき体験をしても，相手を許して早く忘れてしまおうとする状態で，このようにすることで傷つき“怒り”を抱いた対象や，抱いたことそのものを感じないようにしていることが考えられる．傷ついたときに，怒りや不満を体験し憤慨したり，相手を非難したり憎むことを回避する状態でもある．

自分にとって相手はなくてはならない存在であるととらえている場合には，相手に対しネガティブな情動を抱く自分自身を受け入れることができにくいために，いくら傷ついても容易に相手を許そうとする．自分のもつ権利を認めようとしなかったり，自尊心が低い場合などにもみられやすい．

（Ⅲ）過剰な容認（excessive forgiveness）

傷つけられることに快感を体験するマゾヒスティックである場合には，過剰に許すことがみられる．通常は傷ついたり痛みを体験した場合には，その体験から学び，二度と同じ体験をしないように対応するが，1つの体験から学び，自分を守ることを拒絶している状態ともいえる．家庭内暴力やアルコール依存症をもつパートナーから受ける苦悩や痛みなどを，何度受けてもその状態を継続する場合の**共依存（co-dependency）**状態が1例といえる．常に許していれば，自分の苦悩などに直面しないでいられたり，問題解決ができるように思おうとして，自分を守ったり，その状態に適応しようとしている場合もあるかもしれない．

（Ⅳ）偽りや表面的な容認（pseudo-forgiveness）

表面では相手を許しているようにみせているが，内面では相手を恨んでいる状態である（Sohn, 1999）．傷ついたり失ったものに対する悲哀感を体験していても，感じないようにしている場合もある．自分にとって得になるように計算をして，偽りの許しをしている場合もある．相手を許さないと，自分にとってさらに不利な状態になるような不安を抱く場合にも生じやすいだろう．

(Ⅴ) 許しを受けることを執拗に求める (a relentless seeking of forgiveness)

日常生活の些細な間違いや失敗などの不完全さに対し，頻回に許しを請う状態で，無意識に罪悪感を抱き，後悔の念を抱いている場合が考えられる．

わが国の社会・文化的特徴の1つに,「すみません」という発言が多い点が挙げられる（生越まり子，1993）．自分の不十分さや不完全さなどについて，常に相手から許しを得て，ネガティブに思われないような自己防衛をしているのかもしれないし，円滑な対人関係を営む目的であるのかもしれない．わが国では，許しを求められれば，不本意であっても許すという（Ⅳ）の状態で調和を維持する状態もみられるだろう．

(Ⅵ) 許されたことを受け入れられない (an inability to accept forgiveness)

相手から許されたことを受け入れることができず，いつまでも後悔の念を抱き続ける状態である．

この状態の長期化は，相手の反応に過敏になり過ぎたり，抑うつ的な状態にもなりやすい．強い罪悪感を抱いている場合もあるが，自分が失敗や間違い，不十分さのあることを受け入れにくい状態かもしれない．「いいですよ．気にしないでください」などの相手の反応も，ストレートに受け入れにくい状態でもある．一方，自分が逆の立場に立つと，相手の謝罪を容易に受け入れ許す場合と，表面的には許していても内心は許していないこともみられる．後述する**ダブル・スタンダード**の状態といえる．

(Ⅶ) 許しを求められない (an inability to seek forgiveness)

他者に対し思いやりや配慮が困難な人は，相手に許しを請うことが困難になる．というのも，自分が相手を傷つけたことに無関心であったり，後悔の念を抱きにくい場合には，許してもらうことを求めにくいからだ．また，もし謝ると相手や周囲から辱められるかもしれないという不安を抱いている場合にも，許しを請うことが困難となる．この場合，謝ることで自己イメージや自尊心が損なわれてしまうという不安を抱いているかもしれない．

(Ⅷ) 自分に対する容認と他者に対する容認が異なる

(an imbalance between capacities for self-forgiveness and forgiveness toward others)

自分のことは顧みることなく他者には厳しい基準を求める場合，あるいは，自分には厳しい基準でちょっとした失敗も許さずに，相手にはどのような状態も受け入れるようなバランスの不均衡さがみられる状態であり，つまり，自分と他者の間で2つの基準をもっている（ダブル・スタンダード）．

ダブル・スタンダードには様々な行動がみられ，許しを請う側にも許す側にもみられる．自分が相手を傷つけたことは許し，その傷つけた相手を攻撃するのは当然のことと位置づけ，自分の言動には責任をとろうとしないが，相手には責任を求め，不十分さを攻撃するという不公平さがある．逆に，傷つけた相手の言動はみようとせずに尽くし続け，自分が悪いと責め続ける状態もみられる．

また，罪悪感のために自責の念を抱き続け，謝り続けたり，逆に，相手が許しを求めてきても受け入れにくい場合もある．

❻ 社会・文化的背景による違い

しかし，前述したように社会・文化的背景により，後悔や償いには違いがみられる．Harding（1999）はアメリカと日本，および韓国の3カ国で司法システムを比較し，アメリカは報

表 3 日常生活での謝罪する場面の比較（Barnlund & Yoshioka, 1990）

		アメリカ人（120人中）	日本人（120人中）
謝罪しやすい行動	1	無作法なマナーや下手なマナー（50%）	自分の失敗（32%）
謝罪しやすい行動	2	能力のなさ（20%）	能力のなさ（30%）
謝罪しやすい行動	3	自分の失敗（15%）	時間管理の悪さ（遅刻や延長など）（27%）
日常生活での謝罪の場所	1	自宅（67%）	自宅（35%）
日常生活での謝罪の場所	2	学校（13%）	学校（20%）
日常生活での謝罪の場所	3	職場（7%）	職場（20%）
謝罪相手	1	親しい友人（37%）	親しい友人（40%）
謝罪相手	2	家族（20%）	知り合い（30%）
謝罪相手	3	自分よりも地位の高い人（上司や教師など）（15%）	自分よりも地位の高い人（上司や教師など）（12%）
謝罪相手	4	知り合い（15%）	家族（7%）

筆者注）それぞれの上位の項目のみを抜粋した．

復的であるが，日本と韓国は修復的傾向が強いことを指摘している．

また，アメリカ人と日本人の大学生を対象とした半構造化インタビュー結果の比較（Barnlund & Yoshioka, 1990）では，身体的，心理的，社会的に傷つけ，自分が直接的あるいは間接的に関与していることを意識し，このことに“許し”を求める必要があると考えている点は共通していた．しかし，謝罪しやすい行動，日常生活場面での謝罪する場面および，謝罪する相手の比較をみると（**表 3**），謝罪相手について，アメリカ人では相対的に家族への割合が高く，日本人では相対的に知り合いへの割合が高く，それぞれ大きく異なっていた．さらに，謝罪の結果，その関係が維持できているとアメリカ人の45%，日本人の85%がとらえており，謝罪により関係が改善したとアメリカ人の35%はとらえているが，日本人の10%は悪くなったと報告している．さらに，アメリカ人は謝罪の場面を思い出すことが心地よくないが，日本人は謝罪の場面を抵抗感が少なく思い出しやすかった．謝罪の仕方も，アメリカ人はその状態を認めて許しを請うよりも，その状態を説明することで対人関係の調和をとろうとする傾向が強かった．一方，日本人は役職を辞任したり相手に経済的補償をしたり，極端な場合には自殺により謝罪する形を選択する場合がある．これらから，日本人は“ソト”で，自分の言動や能力不足を家族以外の人々に謝ることが多いが，アメリカ人は家庭で家族に対し，作法やマナーの不適切さを謝罪するという違いが明らかになっている．

さらに，日本と同じアジア圏であるタイ人の留学生は，日本人の謝罪に対し頻回に用い過ぎると88.4%がとらえていた（堀江・インカピロム・プリヤー，1993）．これには，日本語は感謝と謝罪の表現があいまいで，あいさつ場面でも謝る形のあいさつ語が用いられやすいこと（生越まり子，1993）が影響していることと，相手に負担をかけてはいけないという日本人の規範意識の強さによる違いとして森山卓郎（1992）が指摘している．

❼ “許す－許される” ことの効果

“許す－許される” ことは，自尊心や自己イメージ，自分にとって大切な人やものなど有形無形の様々なものが傷つけられたり失った後に必要となる**“喪の作業”**には欠かせず，自己の成長にとって重要な体験である（Akhtar, 2002）．傷つけた相手を許したり，相手を傷つけた自分を許すことにより，過去の体験に執着した“こころ”のエネルギーが過剰に費やされる状態から，その出来事や体験に新しい意味づけをしていくことにもつながる．そのため，“許す－許される” ことは，自分自身で行う作業と対人関係のなかで“喪の作業”を共有する作業を行うことが含まれ，“許す－許される” 関係が営まれることも，円滑な対人関係にかかわっている．

2章 わかる

情動に関する様々な要因

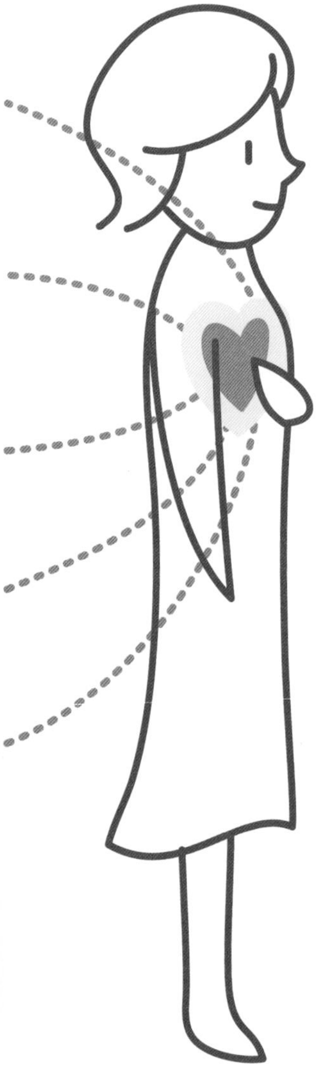

情動は生得的側面と，誕生後の学習による後天的側面からの発達，神経生理学的側面，社会学や比較文化的側面，パーソナリティ傾向との関係や臨床心理学的側面からと，多くの領域で研究が進んできている（Ekman, 1992）．2章では，情動をわれわれがもつ1つの能力として，関連要因や対人関係からみてみよう．

1 情動と文化

1）情動体験と文化的影響

1章の“感謝”と“謝罪”で文化的影響を述べたが，われわれは情動について，誕生後の生活のなかで，それぞれの違いや表現の仕方，対処法を学んでいく．生得的な要素としての情動は，どの文化であっても人として共通しているが，文化独自のものを**社会化（socialization）**のなかで学ぶことは自分自身および他者理解や円滑な対人関係のために重要なことである．

たとえば，テストに関して不安を抱いているとする．「合格するだろうか」「いい成績をとれるか」という不安と，「みんなは合格するけど，私1人だけ不合格になるのではないか」という不安であれば，前者は対人関係で抱くものではなく自分自身に対するもので，後者は対人関係のなかで抱く「不安」として識別することができる．その人自身の自己実現や達成などが重要視される**個人主義（individualism）**では，前者の情動を体験しやすいが，周囲との調和や対人関係などを重要視する**集団主義（collectivism）**では，後者の情動体験をしやすい（Diener & Diener, 1995）．

こうした対人関係のなかで自己の存在感や役割が規定され，そこに価値観が置かれている場合には，自分と相手の間での相互関係のなかで，自己観や情動，動機が強い影響を受ける（北山 忍，1994）．

2) 相互独立的自己観と相互協調的自己観

北山 忍や Hazel Rose Markus を中心とした文化心理学の研究では，**自己観**は文化と心理的プロセスの関係において，相互独立的自己観（independent of self from others）と相互協調的自己観（interdependent of self with others）で考えられている（北山 忍, 1994；Markus & Kitayama, 1991, 1994）．

相互独立的自己観では，自分と他者は，家族であっても個別の存在で，自分の能力や才能，パーソナリティなど個人固有の属性により自己像が形成され，それらを表出することで自己の存在が確立できる．こうした自己観が肯定される社会では，アメリカン・ドリームのように個人が成功することが可能になりやすい．一方わが国では，「自分は○○ができる」「私は△△の能力がある」と発言すると，ポジティブな見方は得られにくく，このような個人のよさや強さは自己アピールしなくても周囲が認めてくれるという，相互関係のなかで存在感を確認する**相互協調的自己観**といえる．このような文化的違いは，自己観だけではなく，様々な習慣や風習，社会システムそのものの差異にも影響を与える．

子どもたちが「生活年齢に比べ幼い，甘えている」と指摘される．**“甘え”**の概念からとらえると，甘える状態は「甘える人」と「甘やかす人」の相互関係で成立している．「幼い，甘えている」人たちだけに焦点を当てがちであるが，「甘やかす人」にも同様に焦点を向けて“甘え”を理解することが，相互協調的自己観のわが国では必要となるだろう．「言うと嫌な顔をされるから」「言っても聞かないから」「言うと，何をされるかわからないから」などの理由で，意識せずに相手を甘やかしてしまう関係を増長する可能性もある．さらに，甘えているからといって，甘やかす人の言うことにすべて従うかというと決してそうではないだろう．このような相互関係が特に生じやすいのが，わが国の社会・文化的背景と考えられる．

また，相互独立的文化では，“I（わたし）”を大切にするために，自分とは異なる他者の存在や個別性をも大切にし，他者を尊敬・尊重しやすくもなる（Kitayama, Markus & Kurokawa, 2000）．アメリカ人が他者に対しフレンドリーであったり，異文化の人々に対しオープンな態度をとりやすいのもこの一例といえるかもしれない．

社会・文化における調和（harmony, conformity）と社会的基準から異なること（deviant）やユニークさ（uniqueness）を Kim & Markus（1999）は検討している．Kim & Markus は論文の冒頭でカフェで「カプチーノ」をオーダーするという日常生活の一場面の行動を取り上げている．

「カプチーノ」とオーダーすると，「カフェイン入りで通常の牛乳」で準備されるが，「カフェインなしで，低脂肪あるいは脂肪のない牛乳で」とオーダーする場合，その行為は文化的に大きく異なるのではないかと指摘している．アメリカであれば，その人の好みに合わせたオーダーをすることは，オーダーした人もオーダーを受けた人も，最もその人のニーズに合ったもので最もおいしいものと位置づける．一方，集団主義で相互協調的自己観の韓国では，通常のカプチーノではなく特別なオーダーをする人は，集団のなかでうまくいかないとみられたり，オーダーを受けた人もいらついたりしがちであるという．

さて，アジアの集団主義のなかで，日本はどうだろうか．「カプチーノ」でも，通常とは異なるものをオーダーすると，オーダーする人は特別意識をもち，オーダーの受け手は特別のオーダーでも応じることができることに満足感を抱くような別の感覚があるかもしれない．この点が，日本が他のアジアの国々とは異なる点かもしれない．

さらに，相互独立的文化では「わたし…」の位置づけは，相互協調的文化での「わたし…」とは同じ形が成立するとはいいがたく，北山 忍（1994）は，わが国の自己観の変化を，相互協調的自己観から相互独立的自己観への変化ではなく，相互協調的自己観の否定である可能性を指摘している．

現在も異文化の人々を“がいじん”として，単一民族の外の存在として位置づけている一方，国内における国際化と異文化に属する人々の増大により，異文化共存社会ともなっている．このような多様化する社会・文化的変化のなかで，相互協調的社会での相互関係のなかでの自己観と相互独立的自己観を新たに発達させる課題に直面している．これは，対人関係での調和を重要視し，その調和をより高めるために自己批判的な傾向が強く，ネガティブな情動を意識しやすい傾向をもつ（Kitayama, Markus & Kurokawa, 2000）なかでの，相互独立的自己観の確立との模索ともいえる．

たとえば，保健師が「どのようなことで困っておられるのかわからないので，ご本人に伺ってみましょう」と家族に伝えると，「今まであれだけ訪問してくれているのに，そんなこともわかっていないのですか」と言われた場面を考えてみよう．保健師はクライエントの願望やニーズを尊重しようとするが，家族は相互協調的に保健師が察知していることを期待しているととらえることができる．

このような場面は，教師と保護者の関係でもみられる．教師が「そのことは，B 君に直接確認してみてから，話し合いましょう」と伝えると，保護者は「先生は毎日会っているのに，そのくらいのこともわかっていないんですか」と非難することがある．保護者の方がより身近な存在であるにもかかわらず，教師に相互協調的理解を求めているといえる．そして，教師はそのように指摘されると，保護者の無責任で一方的な発言に怒りや不満を抱く一方で，自分のいたらなさを指摘されたかのように自責の念を抱きやすい．

また，親子同席の場合では，子どもが主人公であるにもかかわらず，親とヘルスケア・ワーカーの間で会話が営まれやすいことがある．これは「子どもが自分から進んで話さないから」「子どもはうまく表現できないから」などの理由から，また，それらのために子どもに語らせるのは相手に対して失礼だからといった理由が挙げられる場合もある．しかし，子どもは子どもなりに語ることが可能であっても，子どもがひとりの人として尊重されにくい状態であったり，子どものことは親が理解しているという協調的な側面が影響している可能性もある．加えて，親の前で子どもを中心にして語りを聴くと，親を相手にしていない，大切に対応していないように，そしてこの行動が親からネガティブに思われるのではないかと，ヘルスケア・ワーカー自身が不安を抱いている場合もある．

3）日本人の情動志向性

さらに，日本人は他民族に比べて情動的で，合理的に思考するよりも，情動的であることを望ましいこととして，義理人情，武士道や大和《やまと》魂などを大切にし，論理的に説明することを重要視しないできたことも指摘されている（長島達也，1997）．長島達也はさらに，漢字と仮名，音と訓読みの 2 種類の発達が〔漢字や漢音，男文字，論理性〕と〔仮名や大和ことば，女文字，情緒性〕の二重構造となり，タテマエとホンネ，公と私，ソトとウチが使い分けられ，論理的な表現がタテマエとして形骸化し，情緒がホンネとして優先されるように位置づけられることへの影響を述べている．

北山 忍（1998）は，1996 年の Kashima & Kashima の「会話から見られる自己」の比較文化研究結果を引用している．わが国のように発話時に“わたし”や“ぼく”“あなた”などの主語を省略しやすい社会では，集団主義的傾向が強くみられやすく，個人主義的傾向の強い文化では主語の省略がみられないことが明らかにされている．

加えて，Carl Rogers のクライエント中心療法や共感（empathy），カウンセリングなどの言葉や考え方，アプローチがわが国で受け入れられ，医療や教育など様々な領域で急速に発展をした理由の 1 つに“相手と共に悩み，共感する人”という考え方を受け入れやすかった点を河合隼雄（1998）が指摘している．他者の気持ちを察し，その人の立場に立つという思いやり（empathetic attitude/understanding）による情緒的結びつきが前提となるため,「(相手に）わかってもらえる」ことが当然のこととして考えやすい．

しかし，自己決定権のように，その人の考えや願望，気持ちなどを尊重し，「個」や「個性」の尊重と確認をしていくことも大切にされるなか,「察する」という情緒的で，ある種の曖昧さのなかで営まれてきた対人関係のなかで様々なことを，明確化していくことも求められている状態にあるといえよう．

2 情動体験をそのまま体験しにくくするもの—評価懸念 (fear of negative evaluation)

1）自己概念の発達

小学校高学年から 13 歳頃に，人は自己中心的で主観的な自己概念から，他者からみた自己といった客観的自己，第二の自己を発達させる（山本淳子・田中不二夫，2001）．相互協調的自己観をもつわが国は，自分が他者からどのようにみられているのかを意識しやすいが，主観的な自己概念以上に客観的な自己概念を気にしがちな場合に，**“評価懸念”**が高い状態がある．主観的な自己概念を客観的な自己概念に接近させるように努力したりすることは，社会化の過程で生じることであるが，2 つが著しくバランスを欠いた状態になると，自尊感情が高まりにくくなったり，対人不安を高めたり，あるいは過剰に周囲に合わせようとする．

2）評価懸念とその対処

評価懸念とは，話したり，何をするか，したことなど，自分の特定の行動に直接関することだけでなく，これらの状況を考えたりイメージを抱く，外見や体型などをはじめとする様々なことに関する（その人にとっての）周囲からのみられ方に対する心配や不安である．そして，相手から少しでもネガティブにみられる可能性が気がかりで，意識し続ける状態 **(evaluation apprehension)** になる場合もある．

仮にネガティブに評価される材料がなくても，他の人が自分をネガティブにみているのではないかと心配したり，不安を抱く場合には，客観的に裏づけるものがないので，非理性的，あるいは妄想的な状態に陥る場合もある．一方，ネガティブに評価される客観的材料がある場合でも，それを拡大鏡をとおして増幅してみてしまうこともある．

いずれの場合にしても，これらの状態や「ネガティブに思われる結果，どのようなことが生じると推測するのか」「このように考えることは自分に役に立つか」などを含めて冷静に，理性的に考えてみると，対処しやすくなるだろう．このとき，1人で考えるとどうしても情動的にみやすいこともあるため，信頼できる他者と一緒に考えてみることで，より的確にみやすくなる．信頼する他者と協力することは，ストレッサーに対するコーピングの1つでもある．

3 情動にかかわる能力

1）学習したリソースフルさ―資源の豊かさ（learned resourcefulness）

（1）リソースフルさと自己コントロール

前述したオタワ憲章（p.9）でも“健康”が“資源（resource）”として位置づけられたが，“学習したリソースフルさ”とは，Donald Meichenbaum が 1977 年に“ストレス免疫トレーニング・プログラム（stress inoculation training program）”を提唱したときに用いたもので，Kanfer（1977）の自己調整理論（theory of self-regulation）の視点も含め，Rosenbaum ら（1983, 1984, 1986, 1988）が提唱した“個人が誕生後に獲得する**自己コントロール**に関する概念”である．**自己調整**は，① 様々な活動に支障を生じたときに，意識せずに生じる情動面や思考面での反応の段階（representation phase），② 自分にとってのこの状態の意味や，効果的にコーピングができるかどうかなどを意識的かつ意図的に評価する段階（evaluation phase），そして，③ 情動面や思考面などのネガティブな反応を最小限にしたり軽減しようとする行動段階（action phase），の 3 段階から成るが，リソースフルさは，最後の行動段階で主要な意味をもつ（Rosenbaum, 1988）とされている．

さらに，リソースフルさは，① 情動面での反応をコントロールするように自分に言い聞かせる，② 問題解決方法を活用する，③ 満足感や心地よさなどの結果を先延ばしする，④ 自己効力感を感じる，という 4 つの要素を含む（Rosenbaum & Jaffe, 1983）．

リソースが豊かな人は，自己コントロールしやすく，勉強や仕事などのストレッサーやストレス反応の及ぼすネガティブな影響を最小限にして対応する傾向を高める．一方リソースが乏しい人は，直面している状態に対し，現実的な対処方法を考え実施するよりも，希望的思考を抱きやすく，回避したり距離をとる傾向が高まりやすくなる（Gintner, West & Zarski, 1989）．

リソースフルさは，疼痛コントロール（Toomey, Seville, Mann & Abashian, 1995；Weisenberg, Wolf, Mittwoch & Mikulincer, 1990），減量プログラム（Kennett & Ackerman, 1995），禁煙（Carey, Carey, Carnrike & Meisler, 2001；Kennett, Morris & Bangs, 2006），てんかん発作に伴う情動反応（Derry & McLachlan, 1995；Rosenbaum & Palmon, 1984），透析（Rosenbaum & Ben-Ari Smira, 1986）や糖尿病治療へのコンプライアンス（Zauszniewski & Chung, 2001；Zauszniewski, McDonald, Krafcik & ChaeWeon, 2002）などの健康障害に対す

るコーピングに関する研究が行われている．

(2) 様々な経験の積み重ね

はじめて体験することは，見通しがつきにくかったり，見通しがもてていたとしても予期的に不安を強く抱きやすいために，リソースフルな状態とはいいがたい場合が多々あるが，経験を積むことにより，1つのことにも多様な対処の仕方を蓄積することになる．

学生時代にはじめてクライエントを担当したときの最初の場面を思い出してみよう．他者と関係を営むことは，それまでに数えきれない出会いをとおしてやりとりをしてきているが，専門職としてのトレーニングのなかでかかわりをもつことには，それまでとは異なる位置づけをしたのではないだろうか．緊張や不安の高まった状態で，それまでの経験や知識を十分に活用できにくい場合が生じやすい．しかし，この体験を次の機会にどのように活用するのかが課題になる．

学生や経験年数の浅い人たちが，「応用が効かない」「言われたことしかやらない」「考えて行動しない」と指摘されることが少なくない．体験を重ねてもそれらの体験がリソースとして蓄積されない状態，ととらえることができる．また，経験は特定のことを実際に行う体験をとおして，理解したり習得することで，人にとってのあらゆる個人的および社会的営みを含んだ環境を変えるとともに，自分自身を変化させる活動（新村 出，1998）と定義される．経験につながりにくいのは，即時性や利便性の高い日常生活や，スマートフォンやインターネットを介したコミュニケーション（computer-mediated communication；CMC）の影響も大きい．加えて，グローバリゼーションが進み多文化共生社会が国内でも拡大するなかで，自ら生きる力として思考力や実践力を中心とした21世紀型教育（勝野頼彦，2013）も進められている．しかし，様々な体験を未経験のまま生活年齢を重ねる状態は続いており，どのように社会的マナーや常識を経験する機会をもつかが課題となる．

ITが生活の主要かつ大きな役割をもつ環境において，文字情報以外に，絵や顔文字，LINE絵文字やスタンプなどが多用され，情動体験を伝えるときには，受け手側に文字情報以上に迅速かつストレートに伝わりやすい．しかし，このようなコミュニケーション手段を用いたメッセージの送り方に慣れてしまうと，対面でのコミュニケーションに困難が生じる場合がある．また，FacebookやTwitter，LINEなどの双方向性のSNSでのやりとりの方が主要なコミュニケーション・ツールに用いられることには利点も多いが，対面での会話へのネガティブな影響もあるだろう．

また，小中学生へのスマートフォンの普及に伴い，今や，登録されていれば番号表示され，電話をかけてきた相手が電話に出る前にわかるので，「もしもし」すら言わずに，相手が出ればすぐに用件を話し始めることが日常的なコミュニケーション・スタイルになっている．友人の家に固定電話をかける際，友人の家族が電話に出るかもしれない状況で，「もしもし，○○ですが，△△さんはいらっしゃいますか」と，失礼にならないようにうまく話そうと緊張し，いろいろ考えるような機会は激減した．このような経験しかもたずにアルバイトや就職をしたとき，固定電話から電話をかける場合，どう話し始めていいのかわからない状態になる．

また，母親がスマートフォンを見ながら，あるいは通話しながら授乳したり，ベビーカーを押している場面もみられる．子どもと2人だけの時間に電話が入り込むことが日常的になると，授乳という，子どもにとっては母子間の大切な営みが片手間に行われることを幼い頃から体験することになる．また，同じ家のなかでも，直接顔を合わせて会話を営むのではなく，互いのスマートフォンに電話をして用事を済ませる家庭もある．これがLINEによって行われることになると，SNSの利便性でもあるが，相手の状況を考慮せずに一方的にメッセージを送ることになる．われわれの暮らしは豊かで便利になった一方で，大切なものを知らない間に失ってしまうことになっている．そのため，高校生などの最近の教科書には電話の適切なかけ方などの日常生活行動が含まれるものもみられるようになっている．

しかしながら，言われたことしかやらなかったり，考えて行動しないようにみえても，うまくできなかったり失敗する自分をみたくない，他の人にも知られたくないために，言われたことしか行わないこともある．決して考える能力が低かったり，知らないわけではないにもかかわらず，主体的に，積極的に行わない場合もある．あるいは，自分にとって苦手なことやうまくできないことを自覚していればいるほど，あえて行わない場合もある．これは，自己顕示性が高く他者の反応に無関心な**誇大型自己愛（grandiose narcissism）**か，他者の反応に敏感で注目されることを回避する**過敏型自己愛（vulnerable narcissism）**の傾向が強く，傷つきやすいために“こころ”のエネルギーが自分を守ることに費やされやすく対人関係のなかで効果的に用いにくい状態といえる．

あるいは，上げ膳据え膳状態で，ほとんどのことを周囲の人たちが行ってくれる場合には，自分で行わなくても済ませてしまえるために，それ以上のことを試みる必要性がない場合もある．これは少子化や過保護の影響によってリソースが十分に発達しないで，ある程度の年齢に達した状態といえるかもしれない．

(3) コミュニケーション・スキル

対人関係で円滑な関係を営むためのコミュニケーション・スキルもリソースの1つに含まれるだろう．学生時代に円滑な対人関係が営まれていない可能性もあるが，特に社会人になり専門家として仕事をするにあたり，コミュニケーション・スキルをはじめとするリソースの乏しい状態は，健康に大きな影響を及ぼす．健康的な状態には，身体的・心理的・社会的側面それぞれで**ほどよい状態**が必要となるが，リソースの乏しさはこれらのバランスが崩れやすい状態になりやすい．

2) エモーショナル・インテリジェンス（emotional intelligence；EI）

対人関係の円滑化や心身への健康に影響を及ぼし，主観的ウェル・ビーイングに関与するものとして，エモーショナル・インテリジェンスがある．エモーショナル・インテリジェンスは，1990年にエール大学のPeter SaloveyとJohn D. Mayerが**社会的知能（social intelligence）**の1つで，情動と思考を合わせたものとして提唱し，わが国ではDaniel Goleman（1995/1996）の一般書により“こころの知能指数；EQ”として一般化した．知能指数のIQ（intelligence quotient）に対し，EQと略されているが，指数（quotient）ではないため，本書ではEI（emotional intelligence）と略す．

社会的知能とは，1920年にEdward L. Thorndikeが，自他共の喜びや怒りなどの内的状態や動機，行動を知覚し，その情報にもとづいて適切に行動することを提唱したこと（Thorndike, 1920）に端を発している．その後，それまでの臨床心理学の主流であった精神分析と行動主義に対し，1950～60 年代に，その人自身のもつ自己成長や自己実現の力を尊重する動きとして第 3 勢力といわれる人間学的心理学が生まれ，1960 年代後半の情動体験を知覚し理解し表現することが困難な**アレキシサイミア（alexithymia；失感情症）**に焦点が当てられ，その理解や対応の研究が進んだ．そして，1990 年代の**ポジティブ心理学**（p.9）の発展にも影響を受けている（Bar-On, 2005）.

(1) エモーショナル・インテリジェンスに含まれる能力

Salovey を中心としたグループは，EI に主に含まれる能力として，4 つ挙げている（Mayer, Salovey & Caruso, 2000）.

① 情動を知覚し，表現する能力
② 情動と思考を統合する能力
③ 情動を理解し，分析する能力
④ 情動を思慮深く調整する能力

一方，Bar-On（2005）は，次の 5 つを挙げている．

① 自分の情動（や感情）を知覚し，理解し，そして表現する能力
② 他者がどのような情動体験をしているかを理解し，その理解にもとづき関係をもつ能力
③ 情動をコントロールする能力
④ 変化に対処し，自分自身や対人関係で生じる様々な問題を解決し，適応する能力
⑤ ポジティブな情動を抱き，自分で動機を高める能力

つまり，これらの能力が高いと EI も高いといえる．

Salovey らは EI を社会的知能の一部であるとしており，個人の情動体験に関する能力理論（theory of ability）からとらえているのに対し，Bar-On は情動体験を社会的知能である対人関係や精神的健康，動機，パーソナリティなどの複数の要因を含めた複合理論（multiple abilities theory）でとらえている点に違いがある．

個別的情動体験であっても，その影響は対人関係に及び，情動が身体的にも社会的にも影響し，さらにそれぞれが相互に影響を受けているという相互関係をもつ．そして，情動を知覚し，その情動にラベルをつけ，言語で表現する情動認知において，自分の情動認知と他者の情動認知にも有意な傾向のあることも示されている（酒井久実代，2000）.

これらの能力は成長と成熟に伴い高くなると同時に，学んだり，発達させたり，向上することが可能である（Goleman, 1995/1996）．さらに，これはストレッサーやストレス反応に対する効果的なコーピングに影響を与え（Bar-On & Parker, 2000），① 自己認識や自己受容などの自尊感情（self-regard），② 自分の情動体験を知覚し理解する情動面での自己認識（emotional self-awareness），③ 他者を認め，人々と協力しプロダクティブに活動する社会的責任（social responsibility），④ 自分の可能性を高め，目的を達成しようとする自己実現（self-actualization），⑤ 怒りや不安などの情動による衝動性のコントロール（impulse control），⑥ 根拠にもとづく現実的な判断をする客観性（reality-testing），⑦ 人生に対しポジティブ

表4　情動チェック表

	感じられるか			
嬉しい	どのような時でも感じられる	特定の場合は感じやすい	特定の場合に感じられにくい	ほとんど・まったく感じない
楽しい・楽しみ	どのような時でも感じられる	特定の場合は感じやすい	特定の場合に感じられにくい	ほとんど・まったく感じない
幸　せ	どのような時でも感じられる	特定の場合は感じやすい	特定の場合に感じられにくい	ほとんど・まったく感じない
怒　り	どのような時でも感じられる	特定の場合は感じやすい	特定の場合に感じられにくい	ほとんど・まったく感じない
悔しさ	どのような時でも感じられる	特定の場合は感じやすい	特定の場合に感じられにくい	ほとんど・まったく感じない
寂しさ	どのような時でも感じられる	特定の場合は感じやすい	特定の場合に感じられにくい	ほとんど・まったく感じない
怖さ・不安	どのような時でも感じられる	特定の場合は感じやすい	特定の場合に感じられにくい	ほとんど・まったく感じない
驚　き	どのような時でも感じられる	特定の場合は感じやすい	特定の場合に感じられにくい	ほとんど・まったく感じない
苦しい	どのような時でも感じられる	特定の場合は感じやすい	特定の場合に感じられにくい	ほとんど・まったく感じない
興　奮	どのような時でも感じられる	特定の場合は感じやすい	特定の場合に感じられにくい	ほとんど・まったく感じない
動揺・困惑・混乱	どのような時でも感じられる	特定の場合は感じやすい	特定の場合に感じられにくい	ほとんど・まったく感じない
	受け入れられるか			
嬉しい	スムーズに受け入れられる	少し抵抗感を抱く	かなり強い抵抗感を抱く	受け入れたいが，受け入れられない
楽しい・楽しみ	スムーズに受け入れられる	少し抵抗感を抱く	かなり強い抵抗感を抱く	受け入れたいが，受け入れられない
幸　せ	スムーズに受け入れられる	少し抵抗感を抱く	かなり強い抵抗感を抱く	受け入れたいが，受け入れられない
怒　り	スムーズに受け入れられる	少し抵抗感を抱く	かなり強い抵抗感を抱く	受け入れたいが，受け入れられない
悔しさ	スムーズに受け入れられる	少し抵抗感を抱く	かなり強い抵抗感を抱く	受け入れたいが，受け入れられない
寂しさ	スムーズに受け入れられる	少し抵抗感を抱く	かなり強い抵抗感を抱く	受け入れたいが，受け入れられない
怖さ・不安	スムーズに受け入れられる	少し抵抗感を抱く	かなり強い抵抗感を抱く	受け入れたいが，受け入れられない
驚　き	スムーズに受け入れられる	少し抵抗感を抱く	かなり強い抵抗感を抱く	受け入れたいが，受け入れられない
苦しい	スムーズに受け入れられる	少し抵抗感を抱く	かなり強い抵抗感を抱く	受け入れたいが，受け入れられない
興　奮	スムーズに受け入れられる	少し抵抗感を抱く	かなり強い抵抗感を抱く	受け入れたいが，受け入れられない
動揺・困惑・混乱	スムーズに受け入れられる	少し抵抗感を抱く	かなり強い抵抗感を抱く	受け入れたいが，受け入れられない
	表現・表出するか			
嬉しい	よく表出する	ある程度表出する	あまり表出しない	表出したいが，表出しにくい
楽しい・楽しみ	よく表出する	ある程度表出する	あまり表出しない	表出したいが，表出しにくい
幸　せ	よく表出する	ある程度表出する	あまり表出しない	表出したいが，表出しにくい
怒　り	よく表出する	ある程度表出する	あまり表出しない	表出したいが，表出しにくい
悔しさ	よく表出する	ある程度表出する	あまり表出しない	表出したいが，表出しにくい
寂しさ	よく表出する	ある程度表出する	あまり表出しない	表出したいが，表出しにくい
怖さ・不安	よく表出する	ある程度表出する	あまり表出しない	表出したいが，表出しにくい
驚　き	よく表出する	ある程度表出する	あまり表出しない	表出したいが，表出しにくい
苦しい	よく表出する	ある程度表出する	あまり表出しない	表出したいが，表出しにくい
興　奮	よく表出する	ある程度表出する	あまり表出しない	表出したいが，表出しにくい
動揺・困惑・混乱	よく表出する	ある程度表出する	あまり表出しない	表出したいが，表出しにくい

で楽観的なとらえ方を維持する楽観性（optimism），の 7 領域に主に関与し，そのなかでも最初の自尊感情が主観的幸福感や満足感と深くかかわっていることが明らかになっている（Bar-On, 2005）．

個人レベルの EI を高めることを考えることが，“わかる”状態から，より現実的な“できる”ことにつながると考えられる．

(2) エモーショナル・インテリジェンスを高める—“できる”へつなげる

❶ 情動体験の自己チェック

様々な情動体験をしているにもかかわらず，必ずしもそれらを意識したり受け入れたりしない場合がある．**表 4** に情動チェック表を挙げた．まず情動を感じられるか，その情動を受け入れられるか，そして，それらを表現できるかに関してチェックしてみよう．

① まず，特定の情動を感じられるかどうかをみてみる必要がある．

② そのうえで，その情動を自分が抱いていることを認めているかどうかを考えてみる．感じていなければ，認めることもできないだろう．

③ そして，その情動を表現したり，他の人と共有したりするかを問いかけてみる．

このようにみてみると，自分自身がどのような情動を感じやすかったり，感じにくかったり，受け入れやすかったり，受け入れにくかったり，そして，表出しやすかったり，しにくかったりするのか，というパターンを発見できる．

一般的には自己評価は自分にとってポジティブなように評価しやすい傾向をもつ（Flett, Besser & Hewitt, 2005）ため，自分では表出していないと思っていても，他者評価はかなり異なるものになることも理解しておくことが必要となる場合もある．周囲の人々は別のとらえ方をしている場合もあるため，他の人が自分をどのように評価しているのかの差異をみてみることも，自己理解できる材料の 1 つになるかもしれない．

本書のテーマである“できる”ようにするためには，このように自分の情動体験のパターンをまず理解する必要がある．

❷「情動を体験していない」「場面や関係などで異なる」「わからない」情動体験と健康状態，身体症状

次に，情動体験をしたときの対応を考えてみよう．それぞれの情動ごとに考えることもできるし，情動体験全般に対する自分の行動パターンをみてみることもできる（**表 5**）．

表 5　情動体験に対する対応

	いつも	よく	時折	ほとんどしない
感じないようにする， 忘れる，考えないようにする				
自分を責める				
他の人を責める				
誰にも頼らない，共有しない				
冷静にみつめる				
忘れる，寝る				

「どのようなときでも，それぞれの情動を感じられる」ということは，滅多に生じないことだろう．というのも，自分の情動にオープンな人でも，その情動を体験する出来事やそのときの状態，相手との関係，将来に対する影響や見通しなど，様々な要因によって感じにくい状態もあるからだ．

加えて，特定の情動を「抱いてはいけないもの」「抱くのは悪いこと」と思っていると，その情動を抱いていることそのものを否定しがちになり，「感じにくい状態」にある場合もある．特に，ネガティブな情動である怒りや憎しみなどは否定的に評価しがちな情動である場合も少なくない．さらに健康障害の発症や経過に心理的側面の影響が強いとされている心身症との関係の深いアレキシサイミアの場合もあるかもしれない．情動そのものを体験していない状態ではなく，情動体験をしているにもかかわらず，その情動を認知することが困難なために，身体症状として表現されることもある（Taylor, 1997/1998）．情動体験を受け止めてくれる相手との間で言語的に表出すると，自律神経系の活性化は少なくなり，ひいては情動体験に伴う生理的変化，たとえば頻脈や発汗などの交感神経系の活動や，筋緊張や疲労感などの随意筋の緊張，過呼吸などが生じにくくなることが示されている（Pennebaker & Susman, 1988）．

過剰適応（over-adjustment）

アレキシサイミア傾向と過剰適応の関係も指摘されている．**過剰適応**は，自分の意思や願望などに反して，周囲の求めることや期待に添った生き方や行動を優先する場合の現象に対する表現である．

戦後の高度経済成長期に仕事中心の生活を送った40〜50代の成人男性を中心に1960年代から指摘されてきた．これらの人々に心身症の発症が増加し，その共通要因として過剰適応が論じられるようになった（宮本忠雄, 1989）．企業戦士として職場で期待されることに合わせたライフ・スタイルであるが，家庭や地域では必ずしも周囲の求めることや期待に添っていないばかりか，周囲もそれをサポートしてきたともいえる．

心身症の発症との関係でも研究されてきたが，現在は児童期・思春期・青年期の人々の過剰適応状態に焦点が当てられている．周囲からはポジティブな評価を得ているが，内的には違和感や葛藤，自分がどうしたいのかわからないような困惑や混乱状態などを体験する場合で，成人男性の職場関連のことに限定された状態とは異なり，生活のすべての場面，あるいは評価を受ける家庭でも学校でも過剰適応傾向がみられる．

自分と関係のある人々や重要な他者（significant others）との調和のある関係（harmonious relationships）に価値を置く日本文化（相互協調的文化）の場合，本人も周囲も相互関係のなかで過剰適応傾向を生じやすいと考えることができる．そのため，前述した対人関係のなかでの様々な情動と主観的ウェル・ビーイングとの関連を個人主義の文化よりも体験しやすいことが考えられる．さらに，対人関係とは切り離された情動であるプライドなどを抱く場合には，「自分勝手」「自己中心的」「わがまま」とみられやすい．

体験した情動をそのまま表出することによって対人関係や健康状態に支障が生じることもあるが，アレキシサイミアや過剰適応のように，自分が体験している情動を大切にせず，抑制あるいは抑圧して生活を送ることによっても，対人関係や健康状態に支障が生じやすい．まず，自分が体験している情動を感じることが，過剰適応傾向のある場合には求められる．

しかし，今まで認知することを何らかの要因で行ってこなかった場合には，「情動体験」といわれてもわからないだろう．涙を流しているときに，「どうして泣いているのか？」と自問してもわかりにくい場合がある．ときには情動体験をしていても，意識しないように，あるいは言葉にしないようにするために，「涙を流す」ことで自分を守っている場合もある．

高校生や大学生のなかには，自分自身の体験を自分が感じたり思ったり，考えたりしたことではなく，「悲しみを抱いているようだ」「不安は苦しいようだが，打つ手がないようだ」といった別の人が体験しているような表現をすることがある．自分の内的体験を自分の体験として体験しにくく，“感じる力”の低下が関与している場合もある．

scene 1

A：「○号室のDさんですが，痛み止めの注入のボタンを何度も押して痛みがなくならないので辛いって」

B：「Aさんは，Dさんのそばにいてどんな風に感じたのですか？」

A：「癌性疼痛だし，痛み止めも効かないし．看護師さんに言っても何もしてもらえないし…って思っていると思いました」

B：「Aさんは，そのような状態にどう感じましたか？」

A：「どうしていいのかわかりませんでした．何をしていいのかわからないし，そばに行きたくないです」

B：「どうしていいのかわからないって，困ってしまったのですか？　それとも腹立たしく感じましたか？」

A：「…わかりません」

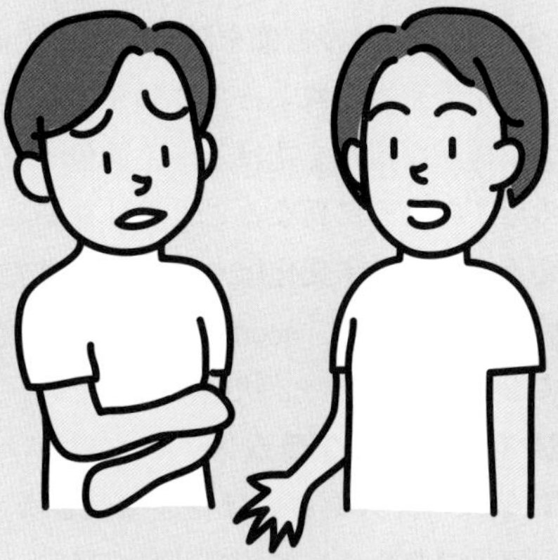

EIの能力である① 自分の情動の知覚，② 相手の情動体験を理解し，適切な対応をする，という自他共の情動体験を知覚することができない，あるいはできにくい状態であるため，知覚した情動に応じた対応もできにくい状態といえる．また，「どうしていいのかわからない」状態と「そばに行きたくない」状態では，無力感や罪悪感，疼痛が軽減しないことへの不安や不満，怒りなどを感じているかもしれないが，それが「わからない」状態である．さらに，聴き手（B）は情動面で知覚していることを確認したり，言語的表現がしにくい場合には用いやすくするように情動面での言葉を添えているが，Aさんはわからない状態のようである．アレキシサイミアの状態かもしれないし，あるいは感じることで，自分の無力感や不

安などのネガティブな情動を体験することになるため，抑圧や抑制をしているのかもしれない．

scene 2

X：「今，涙を流しているけど，どんな気持ちからですか」
Y：「わたし，滅多に泣くことがないんです」
X：「今は，どうして涙が流れたんでしょうね」
Y：「…泣くことがないので，わかりません」
X：「何か変化があると思うけど，わからない？」
Y：「…悲しいのかもしれないし，悔しいのかもしれませんけど」
X：「何が悲しかったり，悔しいのでしょうね」
Y：「…考えたことありません」

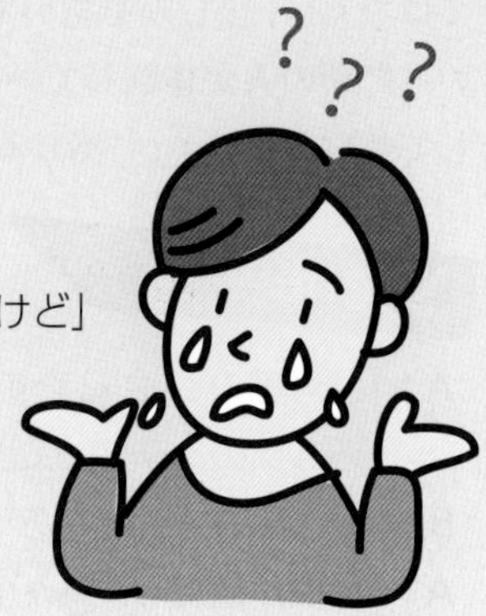

涙を流す場合には，悲しい，悔しい，腹が立つ，嬉しいなど様々な情動を１つ以上抱いている場合もある．scene 2のように，涙が流れて“からだ”が反応しているにもかかわらず，“こころ”の状態がわからないことは，“からだ”と“こころ”が切り離された状態になっている可能性も考えられる．様々な要因が影響しているが，特定の反応に対し，「悲しい」「嬉しい」「悔しい」などの言葉を添えて表現することを新しく学ぶ必要がある．

また，相手や場面によって体験する情動の度合いが異なる場合もある．友人に対してはオープンに様々な情動を抱けるが，同僚や上司には抱きにくかったり，逆であったりする場合がある．このように異なることは「悪いこと」ではなく，それぞれの場面で適応しているともいえる．特に日本文化は，変化してきたと指摘されてはいても，相互協調的自己観の優位な状態が続いている．scene 1・2に出てきたＡさんやＹさんは，自他ともに情動体験をしていても「わからない」状態であるため，EIは低いことが推測できる．

❸ 様々な促進プログラム

EIは個人の能力あるいは特性や気質などのパーソナリティ特性として位置づけられているが，習得のために自他共の情動を感じ，理解し，コントロールする様々なプログラムが開発され効果検証も進んでいる．幼児期の学校生活から行われる**社会情動学習（social emotional learning）**や，こころの強さや復元力とされ，困難で脅威的な状況でも効果的に適応する過程・能力・結果（Masten et al., 1990）と定義される**レジリエンス（resilience）**プログラム，今この瞬間に体験していることに価値判断をしないで注意を向け，観察し受け入れる**マインドフルネス（mindfulness）**（藤田一照，2015），困難や逆境となる体験後に，それらの出来事に伴う様々な体験に圧倒されてつぶれてしまわずに，その人がその人らしく生活を送れるように**心的外傷後成長（post-traumatic growth；PTG）**を促進するプログラムなどが含まれる．

4 ネガティブな情動を体験しやすい場面

人は，受け入れてもらう，尊重される，大切な存在として対応してもらうなどの基本的情動ニーズをもっている．誰もがもっているものではあるが，ニーズの強さは1人ひとり異なり，1つの出来事に対する体験内容や対処法も個別性が高い．子どもたちの場合は，自分の願望や要求が通らないときに気分を害し，ネガティブな情動を抱くであろう．成人の場合はどうであろうか．

1）6つの場面

ネガティブな情動を体験しやすい場合を，Steve Hein（2004）は6種類に分けている．これらの多くは，様々なハラスメントとして対応されることもみられる対人関係での体験である．

① 人としての威厳，尊厳，尊重や自己価値を無視されたり，軽視されたりしたとき
② 自由度やコントロール感覚が制限されたり，意思に反した行為をとらされるとき
③ 愛情や結びつき，自分の重要度が感じられないとき
④ 公平性や真実，誠実さが感じられないとき
⑤ 安全感や安心感が損なわれるとき
⑥ 信頼感を抱けないとき

これらは対人関係で体験するものであるが，相手の要因，自分の要因，そして関係や環境の要因が相互に関与しながら体験している．

(1) 人としての威厳，尊厳，尊重や自己価値を無視されたり，軽視されたりしたとき

「もういや！ あんな風に言わなくたっていいじゃない」「どうして，あんな扱いをされないといけないの」「言い方ってあるじゃないか．責めるようにばかり言って」などと思い，相手から軽蔑や侮辱されたり，見下されたりとひとりの人として扱われない，過小評価される，非難される，屈辱を受ける，無礼な扱いをされる，面目を失う，役に立たないと言われるなどの場合には，腹が立つと同時に，自分の存在や価値観，尊厳や尊重を損なったり，認められないことへの“怒り”や“不安”，“悲しみ”を抱く．また，「役立たず」「無能」「ダメな奴」「○○出身の人は」や「△△を好きな人は」など特定のレッテルやラベルをつけられると，自分の個性が認められず，1つの型にはめられたように感じ，“怒り”や“不満”を抱くと同時に，“自責の念”や“不安”なども抱きやすく，自尊心の低下も生じやすい．

一方，人はみな，様々な同等の権利をもつ対等の存在であるが，それを自分で過小評価したり，卑下する場合もある．特にわが国は，**謙虚**さや**謙遜**することに価値が置かれ，それは対人関係を円滑に営む**ソーシャル・スキル**の1つでもある．謙虚さは，控えめで慎ましく，素直に相手の意見などを受け入れる態度や内的状態である一方で，謙遜は，控えめな態度をとる（松村 明，1995）行動や態度である．謙遜は，自分を“下”に位置づけ，相手を“上”に立てることで，自分を守ったり関係に波風が立たないようにするなど，その人の**サバイバル・スキル（survival skills）**の1つになっている場合もある．これは，相手が権威的で自分の立

場を守ることに執着している場合もあるが，これは次項（2）で触れることにする．

しかし，謙虚でいることも謙遜することも，態度や行動レベルにおいては，相手がそれを知覚し理解し，適切な対応をするという相互関係がないと成立しないが，謙虚さは対人関係だけでなく，その人自身の価値観や生き方に深く関与している．さらに，関係をもつことで親密性が高まってきても，謙遜し続ける場合には，最初の謙遜したコミュニケーション・パターンが続く．そうすると，いつまでもいわゆるよそよそしい関係が続き，相手は不快感を抱く可能性が高い．自閉スペクトラム症やその傾向をもつ人のなかに，1つの望ましいと考える行動を続けるために，初対面と同じかかわり方がみられる場合もある．

また，確かに親しき仲にも礼儀が必要ではあるが，関係を築いていくうえでは支障になる場合もある．たとえば，「わたしが悪いから，うまくいかなかったんだわ」「一体どうしたらいいんだ．何をやってもうまくいかない」などと**ネガティブなセルフ・トーク（self talk；**自分のこころのなかで自分に語ること）をして自分を責める状態になることは，謙虚さや謙遜とは大きく異なる．セルフ・トークをプロダクティブな内容に変えることは，ネガティブな体験につながりにくくすることにもなり，**認知行動療法（cognitive behavioral therapy；CBT）**でも用いられる．

加えて，自他共の権利を尊重したコミュニケーションのための**アサーティブ・トレーニング（assertive training）***が小学校から職場まで様々な場で取り入れられるようになっているが，そこにおいても社会・文化的要因を忘れてはならないだろう．自分の考えや情動などを表現することは，控えめに振る舞う謙遜とも異なり，自己中心的でもない．

*自分と他の人の権利（right）をともに尊重しながら，自分の意見や考え，情動や意図などを表現するトレーニング．

(2) 自由度やコントロール感覚が制限されたり，意思に反した行為をとらされるとき

怒られる，威張られる，権力をひけらかされる，管理される，制限される，言い分を聞いてもらえないなどの体験をしたときが含まれる．無理強いされたり，圧力をかけられるときもある．自由な言動をしたり，自分の判断で行動したりすることに対する制限を，不合理にあるいは一方的に強いられる体験をした場合で，不満や“怒り”などを抱きやすい．たとえば，いじめを受けた被害者がこのような体験をしている可能性がある．

また，相手がこのような行動をとらないと自分の存在感を感じられなかったり，相手を変えたい，あるいは，このような方法でしか相手を変えられないと思っていたり，対象者の価値観を過剰に高く位置づけていて，自分自身で上下関係を作っている場合もある．たとえば，わが国の場合，謙遜することによって，自分の立場や位置を“下”にして，相手をそのままの立場にするか，相手を“上”の位置に置くことで，対人関係の調和を維持しようとしたり自分を守ろうとする傾向がみられる．

自ら，支配－依存の関係を作り出し，それに従うことによって，不本意であったとしても相手にパワーを委ねることを選択することで自分を守る，あるいはその状態に適応している場合もみられる．過剰適応で「いい子，よい子」を演じ続ける場合もこのような状態であることもある．自分の考えや情動，願望などを表出することで，相手から見捨てられたり嫌われる不安を抱く場合には，このような状態になりやすい．このような状態に反発し，自己表現をする場合もあるが，それでも状態が変化しないと，主体的，積極的な行動をとることも

なくなる．そうすると，不本意ではあるが，対人関係のなかで状況のみならず自分の言動も，相手に支配されることを容認することにもなる．

(3) 愛情や結びつき，自分の重要度が感じられないとき

見捨てられる，ひとりぼっちになる，相手にされない，取り残される，求められていない，誤解される，拒絶される，無視される，当てにならないなどの体験をしたときが含まれる．個別性が尊重されなかったり，過小評価されたときには，自分の重要性や存在感を感じにくく，不満や“怒り”，絶望感などを抱きやすくなる．

人は1人では生きていけず，何らかの結びつきと相互の依存関係のなかで生きている．たとえば，匿名性の高いインターネットのチャットで自己表現したときに，何1つ反応がないと，どれほどの孤独感と疎外感を感じるだろうか．言語の壁はみられるが，日常生活のなかでの対人関係と異なり，世界中を相手に情報交流が可能となる不特定多数を対象としたコミュニケーションにおいて，まったく返答が得られない場合，人はどのような体験をするのだろうか．たとえ批判や非難であっても，それは自分の出したものに対する反応である．

しかし，ここで焦点を当てるのは，その人の日常生活での他者からの愛情や結びつきである．自分にとって大切な人から無視されたり拒絶されたり，誤解されるような体験をする関係の1つに，親子関係がある．親は子どもにとっていいこと，大切なこととして様々なことを伝えたり，言うことに従うように求めるが，子どもにとってはわかってもらえない，大切にされていないなどの体験となり，親子間でズレが生じる場合がある．加えて，親子間でのLINEの使用も進んでいるが，同じ家のなかにいても対面ではなくLINEを介してコミュニケーションを行うことの影響には，今後の研究を待つ必要があるがポジティブなものだけでなくネガティブなものもみられるだろう．

愛情や結びつきを求めている場合には，たとえば，頻回に「愛してる」と言われたり，「大切な存在」と直接伝えてもらわないと強い不安を抱くことがある．相手が愛情を伝えていても，自分の求めるもの，期待していることと異なる場合にも体験しやすい．自分のなかに他者との結びつきのイメージを抱きにくかったり，ネガティブなイメージを抱いている場合も同じような体験をしやすい．

「ひきこもり」といわれる現象には，様々な要因が考えられる．

- 出産前の母体の羊水のなかに漂うような体験が必要となり，保護された状態に入り込んでいる．
- 部屋や自宅以外の場所で体験する刺激が強すぎるために，限定した場にいて自分を保護している．
- リスクに対して過度に不安を抱くので，安全な場所に居続けようとする．
- 何もやる気がない状態や，関心や興味を抱かないなどの抑うつ的な状態．
- 特定の人や出来事に対し強い怒りや不満を抱き，ハンガー・ストライキのような反抗している状態．
- 面倒で何もしたくなく，その場にいれば最低限の生活は送れる状態．

これらがほんの一例として挙げられるが，これらは自分自身で結びつきを回避する状態といえる．

(4) 公平性や真実，誠実さが感じられないとき

だまされる，うそをつかれる，盗まれる，責められる，尋問される，批判されるなどの体験をしたときが含まれる．対応が他の人に対するものと自分に対するものとで異なるときで，他の人が「えこひいき」されるときは，自分の存在や価値が過小評価されていると体験する場合もある．他の人と同等の対応を受けないという公平性の欠如を体験したときには，人は不満や怒りを抱くか，「自分はダメだから」と自己卑下をして，その状態を不本意ながら仕方がないことと自分に責任を課して受け入れようとすることで，相手に対しネガティブな情動を抱かないようにして自分を守る場合もある．

不正行為を強いられたり，自分にとっては不本意なことでも強要されたりする場合にも，公平性や誠実さが体験しにくい．しかし，周囲から強いられたときにも，その相手に不満を抱いたりするが，その人はそれに従うか否かの選択肢をもっており，受け入れた場合は強要や強制されることに従うことを選んでいる．ここでも，従わないとその相手から受ける可能性のある結果を恐れたり，不安を抱くために従うことを選ぶことになるかもしれない．

われわれは仕事のうえで**説明責任（accountability）**をもっている．行動に関し，相手に的確に説明をして了解を得ること，相手に従ったとしてもそれは自分の行動になる点を意識しておく必要がある．

また，嘘をついたり，自分の大切なものを相手にとられることを容認したり，人によって過度に対応を変えたりする場合には，公平性や誠実さのないことがある．自分の利益や快楽のために他の人をだましたり権利を侵害するなどの反社会性パーソナリティ障害や，症状や病気を作り上げる作為症（factitious disorder）（American Psychiatric Association, 2013/2014）などの病的な場合や，意図的に金銭を得たり法的責任を回避するための詐病なども含まれる．出来事に自分が関与した責任をもちにくかったり，不安を抱いている場合もある．

たとえば，意図的ではなく不可抗力で大切なものに傷をつけてしまった場合，傷の部分を見えないように隠したりしないだろうか．隠したい，嘘をつきたいわけではなくても，相手に悪いと思うからこそ隠す場合もあるだろう．

(5) 安全感や安心感が損なわれるとき

いじめられる，虐待を受ける，脅される，攻撃される，守られていないなどの体験をしたときなどが含まれる．様々な事件が続くなか，われわれは不安が高まりやすい状況のなかで生活を送っている．自然災害はいつ起きるのか，耐震偽造事件が起こるなか自分の住居は安全であるのか，不審者情報のなか，外を歩くときだけでなく自宅は安全か，利用するエレベーターは正常に機能しているのかなど，身近でも安全感や安心感の揺らぎを体験しやすい．

また，対人関係での安全感や安心感が損なわれることへの不安も大きく，安全かつ安心な場であるはずの学校ですら，外部から，そして内部においても不安の高まる状態になっている．

一方，過保護の場合は過剰に守られている状態ではあるが，自分の境界内への侵入的な関係に応じているともいえ，これも安心感や安全感が得られにくい状態である．というのも，成長してくると，安心感や安全感は周囲の人々から得るだけでなく，自分自身によって作り上げることも必要となるからだ．

様々な事件が毎日のように報道され，それに伴い様々な情動体験をしても他人事と位置づ

けることが多い．確かに他の人の身の上に起きていることであり，その事件に対し距離を置いてとらえている状態で，これは情動的に反応せずに客観的，冷静に対応し，その状態に適応しているともいえる．自分自身，あるいは自分の身近で起きないと自分の体験として位置づけにくく，たとえば学校や職場で他の人がいじめを受けていても，何もしないで傍観者でいることがある．距離をとってみつめることも，自分の体験として感じたり考えることもともに大切な対処法といえる．

自分の健康的な状態の維持と促進は安全感や安心感の基盤となるが，インターネットから健康に関する情報入手をしている人は2014年で74.1％で，TVやラジオを情報源としているのが77.5％であるが，信頼度ではかかりつけ医が90.7％（厚生労働省，2014）と，対面でのコミュニケーションは変わりなく重要な位置を占めている．健康に対する不安も，年齢で異なるが全体では61.1％が抱えており，食生活に留意しているのは68.8％で年齢が上がるほど割合が高まっている（20～29歳：50.9％；65歳以上：76.8％）．この傾向は健康のために生活習慣に留意したり，運動や定期的健康診断を積極的に行っている点でも同じ傾向がみられ，特に睡眠時間への満足度では顕著に示されている．これらは，健康状態に何らかの支障が生じるという安全感や安心感が損なわれる可能性に直面したときに，健康に対する行動変容につながる可能性が高まるといえるだろう．

(6) 信頼感を抱けないとき

相手の言動に一貫性がなく当てにならなかったり，期待している反応とは異なるものになったり，裏切られるのではないかと心配したりする場合などが含まれる．相手に信頼が置けるか否かを常に意識していることはないかもしれないが，相手の言動に一貫性がない体験をすれば，疑惑を抱き，相手の顔色を注意深く観察しながら生活を送るようなことも起きがちになる．多大な“こころ”のエネルギーをプロダクティブに消費していない状態といえる．

また，自分自身に対し信頼感を抱けない場合もある．自尊心が低い，自己イメージがポジティブでないなどと表現されることがあるが，「わたしは看護師（作業療法士，公認心理師，医師など）に合っているだろうか」「看護師になれるだろうか」と不安を抱くことは少なくないのではないだろうか．失敗をしたり，うまくいかないなど，“恥ずかしい＝羞恥心”を抱いたときに，失敗したりうまくいかなかった理由や原因などを考える前に，自己否定したり，絶望感を抱いたりと，**“全か無か（all-or-nothing）”**の考え方をしがちな場合もある．もし本当にその職業に就きたい，専門家として成長したいのであれば，そうなるために努力するだろう．それを止めるのは周囲の誰かではなく，自分自身である．もし自分が特定の職業に合わないと思うのであれば，それはどのようなことが合わないのかを的確に自己評価をして結論を出す必要がある．

自分が自分自身を信じなければ，周囲がどれほど「大丈夫」と伝えても，伝わりにくく受け入れにくい．そして，「誰にもわかってもらえない」とも思いがちになってしまう．**“不確実性（uncertainty）”**とは生きていくことそのものともいえるが，不確実性とかかわりの深いものに**自他共への“信頼感”**がある．

たとえば，医療には100％の治癒の保証はなく，自分にとって望ましくない結果が生じる不確実性が含まれている．対人関係において，相手や結果が自分にとって望ましくないことが生じる可能性のある状況は，**社会的不確実さ（social uncertainty）**と呼ばれる．相手が相手自身の利益を追求する誘因をもち，相手が相手自身のために行動をとることで，自分にとって裏切られたり不利益を被る状態である（山岸俊男・渡部 幹・林 直保子・高橋伸幸・山岸みどり，1996）．

山岸俊男は社会的不確実さを低くする要因の1つに**コミットメント**を挙げている（Yamagishi & Yamagishi, 1994）．希望する職業へのコミットメントとも考えることができるが，対人関係におけるコミットメントの特徴は，そのかかわり方にどのようなことがあっても，深まることはあっても，浅くなったり関係を切るようなことがないことである．対人関係を特定の人と築くことで，相手に関する情報を蓄積し予測しやすくなったり，情動的な結びつきが強まり，不確実性を抱えつつもより安定した相互関係となり，これが自他共に望ましいことになる．そのため，裏切るような行動をとりにくくなる．

try さて，あなたの仕事や対人関係のコミットメントはどうだろうか．

2）変わること，変えること

悲しみや“怒り”などのネガティブな情動は，特定の対象に関与していたり，相手のことを大切に思うからこそ抱く情動でもある．また，人は相手に変化を求めがちで，相手をコントロールして状況を改善しようとしがちである．しかし，われわれが唯一コントロール可能なものは，出来事に対し“どのように感じるか”や“どのように考えるか”，そして“どのように対応するのか”といった自分自身だけである．

仮にこちらが期待するように相手が行動を変えてくれたとしても，相手が，それに従わないと結果が怖いからと無理をして変えていたり，従わないと自分が見捨てられてしまうのではないかと不安で変えているか，それとも相手が同意や納得をして変えているのかによって，長期的には大きな違いになるであろう．また，相手が行動を変える意思をもち実行するという，相手自身が自分の行動をコントロールしていかないと真の変化にはつながらないだろう．

3）本人以外の人が本人不在で変えようとすること

さらに，自分にとって大切な人である子どもやパートナー，友人，同僚などについて相談をする場合がある（p.95 参照）．この場合，周囲は心配や怒り，不満などを抱いているが，はたしてその本人が困っているのか，あるいは周囲が困っているのかを明らかにすることが必要となる．

たとえば，親子関係で，親は子どものことを心配しているが，子どもとそのことで1度も会話をしたことがないということも少なくない．親は子ども自身が困らないようにと，特定の現象を回避したり否認したりしていることもある．一方，親が何度も子どもに変わるように言い続けることもある．本人は**“自己変容力”**（桑原知子，2006）をもっているにもかかわらず，何度も言い続けることでその起動を阻害することに加担している場合もある．これは本人が困らないと，周囲が何を言っても変化は生じにくい．しかし，変わりのないことに周囲は憤りや“怒り”，不満などのネガティブな情動を蓄積していく．そしてさらに同様のやり方を繰り返しやすいが，それにより自己防衛をより強めたり，自信をなくし，学校や職場を回避したりと，**悪循環**のループにはまり込んでしまう．

親子関係以外で，顕著にみられやすい状態の1つにためこみ症の状態がある．**ためこみ症**

（ホーディング症；hoarding disorder）は，アメリカ精神医学会の診断・統計マニュアルのDSM-5で新しい精神疾患のひとつに位置づけられ，2020年1月から活用が始まるWHOの国際疾病分類の第11回改訂版（ICD-11）にも含まれている．様々なアイテムを家のなかに持ち込み，所有物を捨てたり手放すことが困難で，生活空間は本来意図されたように使用できない状態になっている（五十嵐透子, 2019）．住んでいる人だけでなく隣近所の衛生面での問題や，家屋内での動きにくさや出入口がブロックされることから火災の危険性も伴い，さらにその人だけでなく同居している人への虐待の可能性も生じている．本人以外の人が問題視している状態で，口論と孤立化では済まない状態に陥りやすい．

5 コミュニケーションでのネガティブな情動の影響

ネガティブな情動体験をしながらコミュニケーションを営む場合，自分の情動や要求，考えや意見，願望などにどのように対処しているのだろうか．

- 抑制や抑圧して表現しない（suppressing, repressing）
- 相手に（いつも）合わせる（tuning）
- 情動をコントロールしようとする（controlling）
- 行動に移す（acting out）
- 情動を強める（feeding）
- 調整しようとする（regulating）
- 受け入れようとする（accepting）
- 反対の情動や異なる情動を考える（thinking opposite）
- 反対の行動をする（acting opposite）
- 冷静かつアサーティブに表出する（assertively expressing）

これらの様々な対応は，誰に対しても，どのような話題でも，同じようにしているのか，あるいは相手や話題，場面，自分の“からだ”と“こころ”の状態によって異なっているだろうか．

ネガティブな情動を体験する様々な場面に対し，相手のメッセージに対する対応をASK Human Care編集部の特集「批判された時の反応」（1999）を参考にみてみよう．

1）落ち込む

「やっぱり私はダメなんだ」「嫌われてしまった」「もう終わりだ」など，自分を責めてしまう状態である．自尊心が低かったり，強い不安をメッセージを送られる前から自分に対し抱いており，メッセージにより増強される．そのため，メッセージを適切に聞いていない可能性も高い．メッセージを「自分が否定された」「自分（の存在）が拒絶された」と，1つの行動に対してではなく，全否定されているようにとらえてしまい，“怒り”などを抱きつつ**“見捨てられ不安”**を抱いている可能性がある．メッセージの内容よりも，メッセージの送り手から拒絶されたと「自分で自分を傷つけている」状態といえるかもしれない．

しかし，メッセージの送り手は傷つけたい，非難したいと思ってメッセージを送っているのだろうか．関心がなかったり関係をもちたくないと思っていれば，このようなメッセージを送るだろうか．メッセージそのものが伝わらない・伝わりにくい要因が，自分にもあることを考えてみる必要がある．しかし，メッセージの送り手の“怒り”や不満から，あるいはメッセージを強調して伝えたいために「(つい) きつく言ってしまう」こともあるだろう．

2）逆上する，激怒する，情動的に反応する

「うるさい！」「そんなことはありません」「そんなことを言われる筋合いはない」「自分こそ！」などと，冷静さを欠いた対応になったときである．

メッセージを「自分が否定された」「自分が攻撃された」ととらえている状態である．攻撃されたと感じると，人は自分を守ろうとするが，その1つとして相手を攻撃する反応を示す場合である．「自分は正しい」「間違っていない」「自分はできる」と思っていると，さらに改善したり向上するためのメッセージをそのままに受け止めにくくなる．

3）言い訳する

「今，しようと思っていました」「この間，こう言われたから…」「そういうつもりではなくて…」と反応する状態で，これらの場合は，メッセージを「否定された」「攻撃された」ととらえていることが多い．言い訳をして，「自分が正しいことをしている」「自分が負けないように」「自分の価値が下がらないように」と自分を守っている状態である．力関係の葛藤(power struggle) をしている状態といえる．メッセージの内容を的確に理解せずに反応していることも多いため，同じようなメッセージが繰り返し送られ続け，関係がさらに悪化し，ときにはメッセージの送り手は何も言わないようになるかもしれない．

4）聞き流す

メッセージに対し，黙っていたり，「わかりました」「はい」と返事をしたり，たとえ「はーい」と調子よく返事をしていても，聞き流していることがある．

「相手は間違っている」「いつものこと」「自分は正しい」などと思っていたり，「自分のことをどうせわかってくれないし，一方的に言われるだけ」，などと思っているときには，相手のメッセージを無視する場合がある．これらも「否定された」「批判された」とネガティブにメッセージをとらえ，表面的にとりつくろったり表出しない反応をしているが，それまでのその人との関係に深く影響を受けている可能性が高い．しかし，聞き流していたとしても，ネガティブな情動を相手に，あるいは自分自身に抱いていることがほとんどであろう．

5）メッセージに合わせて，必死に努力する

メッセージを“改善目標”として，自分の不十分さや至らない点の指摘をすべて受け入れ，変えないといけないと考える．もし受け入れず，変えないと，「嫌われる」「ダメだと思われる」「みんなに好かれないといけない」などの“不安”を抱いている可能性がある．評価懸念の不安の高さや過剰適応の状態である場合もある．この場合，メッセージを自分自身が理解し，自分なりの方法を考えて行動をとるのではなく，言われたままのことをすることになり

やすく，結果としてはうまくいかないことが多い．

それに対して，さらにネガティブなメッセージを受けることにもつながりやすく，「言われたようにやっているのに，どうして」と“不安”を高めたり，“怒り”を抱いたりし，さらに関係が悪化すると同時に，その人自身の自尊心やセルフ・エフィカシーを低める状態にもなりやすい．

6）メッセージを役立てる

メッセージを自分のために役立てる“参考意見”のメッセージとして聞く状態である．仮にネガティブな情動を体験しながらも，メッセージを理解し，“今”の自分に役立つことは取り入れるが，そうでないと判断したものは取り入れない，あるいは，後で参考にすると判断をして対応する．これは，考えて行動しているともいえる．ここではメッセージの送り手と受け手が対等な状態で，メッセージの受け手が自己決定にもとづき，自己責任をもった対応といえる．

6 円滑なコミュニケーションへのヒント―あなた自身

try

様々な情動体験をしながら，円滑なコミュニケーションを営むために必要となることを考えてみよう．

1）自分のパターンをみつめ，受け入れる

このとき，評価的態度で“悪い”情動や“いい”情動という視点で自分の情動をみつめるのではなく，体験していることそのままをみつめることを試みて欲しい．

scene 3

心筋梗塞後にステントを挿入した60代の女性への，食生活指導場面である．

減塩の指導をしたところ，「わかりました」とは言われたが，言葉だけで減塩の食事へ変わらないだろうと栄養士は思った．実際，患者は食生活を変えなかった．

この栄養士は，上司に「指導がうまくいきませんでしたが，どうすればいいでしょうか」と相談した．

指導の結果がうまくいかなかったことをアセスメントしたことは大切であり，指導内容を振り返り，効果的でないことを明らかにすることも，ケアの質の改善や向上において1つの大切な方法である．

しかし，ここでの“自分のパターン”をみつめてみよう．もし，このクライエントへの指導場面で「うまくしないといけない．栄養士として不適切でありたくない．変わってもらえれば，専門職として認めてもらえる」という栄養士自身の達成したいことがあれば，クライエント自身が「変わろう」と思うこと以上に，クライエントの食生活を（外からの力によって）「変えよう」としてしまうことが起きやすい．

2）情動的に反応しないようにする

「情動的に反応しない」と思っていても，つい自分が情動のままに反応したときに，われわれは後悔の念を抱きやすい．反射的に行動してしまうことへの違和感を抱く状態で，“人”が「考える存在」として大切な状態である．しかし，考える前に反射的に反応してしまう場合は，自分の存在が揺さぶられたときで，自分を守っているともいえる．

このように反応しても，その後の対応次第で関係や状態を変えることが可能である．情動的に反応しないことも大切であるが，その後の調整で修正可能であることも大切にしたい．

3）どのような情動であっても，ほどよい表出を

情動には“いい／悪い”情動はない．自分の抱いた情動を表出する権利を誰もがもっている．“感じること”と“表出すること”をたくさん体験したい．

4）メッセージをどのように理解したか，理解したことが適切であるかを確認する

これは，送られたメッセージを自分の言葉で表現し，メッセージの送り手とのやりとりなしには成り立たないということである．

コミュニケーションにおける言語の占める割合は30％強ではあっても，言葉のやりとりによる共通理解は必要である．1回話して伝わらないと感じたら，様々な要因から，それ以上伝えることをしない傾向は強くなっているかもしれない．しかしながら，自分のため，そしてクライエントのために，理解したことの確認は大切にしたい．

5）メッセージに同意できるか否かの判断

これは，相手とのコミュニケーションではなく，自分自身で考える必要がある．1章でみたように，意識しなくてもわれわれは複数のことを同時に営みながらコミュニケーションを営んでいる（p.4）．そのなかで，相手から送られたメッセージが，あなたの行動や対応を変えたりする場合には，あなたの生き方や価値観，情動や体験に合っているかどうかを判断することが必要不可欠である．

しかし，様々なネガティブな情動などで，相手に合わせようとしてしまうことはしばしばみられる．前述（p.41～42 参照）したように，相手が権威的であなたの行動を変えようとしている場合もあるが，メッセージをあなたなりに考えてほしいと思っている場合もある．そして，無理に相手に合わせても，あなた自身があなたのために相手に合わせる選択をした自己責任を受け入れることも大切である．

6）同意した場合でも，“今”の自分に行えるか否かを考え，その結果を相手に伝える

メッセージの送り手は，“今”やってもらえることと期待しがちであるが，現実はメッセージの送り手と同じようにできるか否かは，あなた自身が判断する必要がある．これは，“今”か，その後の“いつか”を相手に伝えることで，それはそのまま無視することではなく，自

分で考えて行動する責任が伴うことでもある．

7）情動的になったり話し合いができにくい状態であれば，その場を離れて冷静になってから話し合う機会をもつ

人は情動を体験しながら考える存在ではあるが，相手との関係のなかで営まれるコミュニケーションが二者間では営みにくい場合もある．家族や親しい人々などの親密な関係では，特に生じやすいことでもある．落ち着いて話し合える状態を整えるために，一時休憩をとることも必要となる場合もある．

これらを考えるとき，あなたの“からだ”がどのような反応をしているのかに視点を当ててみると，言葉にならないあなた自身の状態が理解しやすい．あなたがあなたらしくあること（being）は，“からだ”と“こころ”が一体になっている状態（Janov, 1970/1975）であり，われわれが生きていくために必要なコミュニケーションにおいて，あなたらしくあることとは何かを次章で考えてみよう．

3章

わかる

包括的理解

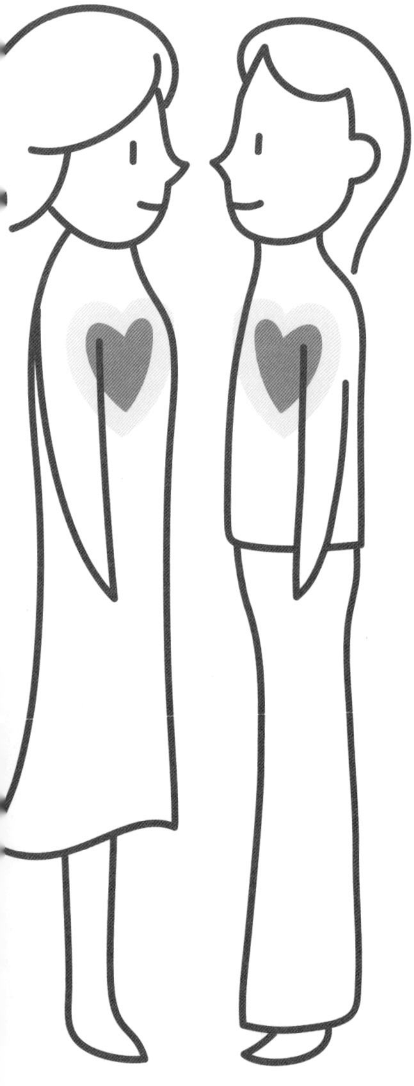

対象や自分自身を理解し何らかの働きかけを行う場合，単一的理解と多面的理解ができる．**単一的理解（uni-dimensional understanding）**とは，たとえば“からだ”を理解する側面として，血糖値や体重の状態や変動に焦点を向ける，肺がんのstage Ⅳで積極的治療が効果的ではない段階で苦痛や疼痛コントロールする，などがその一例とみることができる．

一方，血糖値や体重の状態に加え，朝食や夕食を作る人との関係，治療に対するコンプライアンスや動機，理解度，様々なストレッサーとそれらへの対応，抑うつ状態，学校や職場での業務内容や周囲との関係などを包括して対応する場合は，**多面的理解（multi-dimensional understanding）**と考えることができる．肺がんのstage Ⅳでも，緩和ケア病棟やホスピスなどで，“からだ”と“こころ”，そして社会的側面から，疼痛コントロールやQOLの高い生活を送り，その人がその人らしく生きるための様々な治療やケア，調整を行うことも，**包括的理解（holistic dimensional understanding）**に基づく対応といえる．

また，“理解すること”は，ヘルスケア・ワーカーが“ひとりの人”としてクライエントに関心を向け“つながろう”とすることと，“専門家”としてケアすることに必要なこと，という2つの側面をもつだろう．ひとりの人としてクライエントを知りたい，理解したいと思うことと，クライエントにとってヘルスケア・ワーカーが役立つために理解することの2つがともに共存し，バランスがとれた“ほどよい”状態がヘルスケア・ワーカーには求められる．

クライエントの健康障害に関する思いを把握したり，家族関係を理解したりするという目的で，クライエント－ヘルスケア・ワーカー間でコミュニケーションが営まれる場合がある．

健康障害に関する様々な側面からの思いや情動を把握することで，健康障害への理解が不十分であるのか，健康障害をもつことに対し強い不安を抱きそのことが頭から離れないとらわれの状態になっているのか，健康障害を発病したことを周囲に知られたくないのか，それは心配をかけたくないからか，あるいは昇進に影響を及ぼすことに不安を抱いているからか，あるいは人生の敗北者と考えているからか，など様々な可能性があり，それぞれに対応していくことが求められ，そのコミュニケーションはクライエントに役立つために行われるものである．

しかしながら，多面的・包括的に１人の人を理解したうえで，さらに同時に多くのことに働きかけることは行いにくく，“今－ここで（here-and-now）”できることは単一的側面になる．多面的・包括的な理解のうえで，“今－ここで”何に働きかけることが望ましいのかを考えて選択しており，理解をすることと働きかけることの違いといえるかもしれない．

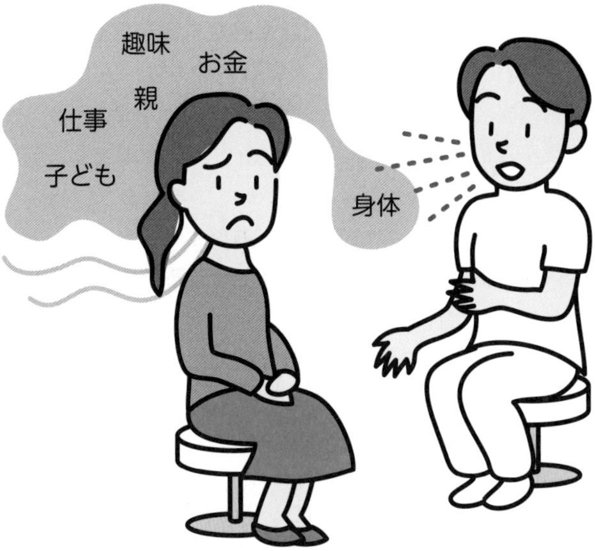

ここで，多面的・包括的理解とは異なる，代表的な単一的理解であるバイオ・メディカル・モデルからみてみよう．

1 バイオ・メディカル・モデル（bio-medical model；BM モデル）

バイオ・メディカル・モデルは，原子生物学をもとに発達し，健康障害を生物学的・身体的に正常から逸脱した状態と定義し，健康障害の社会的・心理的・行動学的側面を考慮せずに，生物学的あるいは身体的側面だけに焦点を当てている．健康障害の発症や経過には数多くの要因が関与し，複雑に絡み合っているが，そのなかの１つの要素のみに焦点が向けられ，つまり二元論（p.54）の考えである．たとえば，精神疾患は，脳の生化学的（biochemical），あるいは神経生理学的（neurophysiological）に異常な状態ととらえる．

BM モデルの側面ではないが，心理的側面のみに焦点を当てる場合にも単一的理解といえ，“逸脱グループ”vs“正常・標準グループ”として，カテゴリー的にとらえる見方と考えることができる.

BM モデルは 3～4 世紀に誕生し，その後，20 世紀半ばまで医学とその関連領域で主要な位置を占めてきた．BM モデルの発達に影響を及ぼしたものに，宗教や教会の支配とその影響による二元論（dualism），還元主義（reductionism）を挙げることができる.

1）宗教や教会の支配とその影響による二元論 (dualism)

3～4 世紀のキリスト教での“からだ”のとらえ方は，この世から次の世に移っていく間の器のようなものであり，病む状態を，魂の弱い不完全な人の器が機械の部品が故障したり壊れているような状態で，医師の仕事はこれらの状態を修理のように治すものと位置づけた．一方，“こころ”（魂やモラル，行動などを含む）は，“からだ”と切り離したもので，宗教が担当するものとした．宗教の強い影響を受けて育った科学者であり哲学者である René Descartes（1596-1650）も心身二元論を論じた．こうした考えにより“からだ”と“こころ”が切り離された状態が促進され，20 世紀初頭まで二元論が主要な位置を占めてきた.

このような“こころ”の治療に関する宗教の影響の強さは，近代に移行する中世まで東洋でもみられた（小俣和一郎，2005）．一方，リラクセーションは，ラテン語の「再度（re）緩める（laxare)」や「緩んだ状態（laxare）へ戻す（re)」を語源とし，緊張や不安から解放された状態で，700 年以上前に用いられるようになっている．また，指圧やもみほぐし，ストレッチなどの自律神経系やホルモンのバランスを調整するタイ式マッサージは 2,500 年以上前から用いられ，わが国では，慈善的対応からの宗教型施設で，薬草や茶などを用いて対応されてきた.

その後，近代に入ると，“こころ”は“からだ”と同じように科学の研究対象として発展してきた.

2）還元主義 (reductionism)

還元主義は，複雑に絡み合って存在しているものや状態に対し，関連している多くの要素を構造ごとに分けて単純な次元に還元し，全体を理解しようとするものである．このように整理することで，要素のなかに不連続性が生じている状態をみいだしやすくし，診断をしたり，不連続性に関与する要因をみつけだし，その部分を排除したり，薬物をはじめとして異常な機能を正常化するような方法を用いることで治療することになる．たとえば，症状 → 症状の一群 → 症候群 → 健康障害特有の病因と病理，として分類されるのも，還元主義である．しかし，1 つの部分に焦点が向けられやすくなり，全体を包括的に見にくくする可能性をもっている.

基本的なニーズは誰にでも共通したものであるが，個別性の高さ，多様化や複雑化が進むなか，自他ともに理解を深める場合には，単一的な理解よりも多面的・包括的な理解をした方がより的確に理解しやすく，効果的なケアも行いやすい．BM モデルによる一側面に焦点を向けたアプローチに対し，より包括的なアプローチの必要性に大きな影響を及ぼしたのが，一般システム理論である．一般システム理論は，“からだ”と“こころ”を切り離して二分化した状態から，より包括的に理解したケアの発展に大きく貢献した．“一般システム理論

(general system theory)” から，その後の発展を理解してみよう．

2 一般システム理論 (general system theory)

一般システム理論は，1948 年に生物学者の Paul Weiss のシステム理論（system theory）と Ludwig von Bertalanffy の一般システム理論が統合されたものである．彼らは一般システム理論において，生物圏から社会や文化，コミュニティなどの個人の外の様々なシステムから，個人内の〔脳神経系や循環器系〕-〔脳や心臓などの臓器〕-〔神経や筋肉などの組織〕-〔細胞〕-〔分子〕-〔原子〕-〔クォークやレプトン，ゲージ粒子などの素粒子〕といった構成要素までを含めた，大きさの異なるそれぞれのシステムが互いに関連し合い，何ひとつとして単独で存在していないということを提案した．

たとえば，中国の環境保護を無視した経済的発展の結果は，風や海水を通して，あるいは食品を介して日本まで届き，そして人々の健康に影響を及ぼす．中国と日本は国レベルでは区別され，海外旅行はパスポートなしにはできないが，中国の環境汚染は日本に，日本の環境汚染は中国に影響を及ぼす．北朝鮮の核実験の自然への影響も同様である．すべてのシステムは開放システムで，システム内外の交流をしながら日々の生活を送っており，新型コロナウイルスなどによる新興感染症の拡大が，世界中の人々の健康面や健康不安だけでなく，国際交流や経済面などに多大な影響を及ぼすことでも再認識する．

自閉スペクトラム症（autism spectrum disorder；ASD）の病因には，様々な要因が明らかにされている．生物学的要因には遺伝子の動きや不活性化，神経伝達物質のセロトニンの機能低下と代償的なドーパミンの機能亢進だけでなく，オキシトシンやエストロゲンなどの性ホルモンやミラー・ニューロンの機能不全，神経接合不全や扁桃体などの大脳辺縁系の異常などが含まれている．これらには内分泌系に関与する環境汚染に伴う環境ホルモンの影響も指摘されており，遺伝的要因と環境的要因の組み合わせによる影響が示されている．加えて，様々な ASD の症状から生じる一次障害と，これらに伴う周囲からの誤解やからかい，いじめなどによる生きにくさや孤立化，自己に対するネガティブな思い，さらに長期的な欠席や引きこもりおよび抑うつ状態などの二次障害といった心理社会的側面も含めた理解と対応が求められている．

また，生物学的・経済学的・物理学的システムなど，次元の異なるシステムにも構造上の同一性は存在し，システム内の相互作用は生物圏と同じ法則が貫かれていることを明確にした．これにより，生物学，社会科学，自然科学を統合する理論的枠組みが与えられた．Bertalanffy らがこの理論を発達させた背景には，それ以前の生物科学が還元主義的で現象を機械論的に説明しようとしてきたことへの疑問視と，直線的因果関係で説明することへの問題提起が挙げられる．

一般システム理論は，7 つの主要な概念を含んでいる（五十嵐透子，2001b）．

1）開放性 (openness)

一般システム理論以前の科学では，システムは 1 つの閉鎖したものとしてとらえられていた．しかし，生物体としての人間は閉鎖された存在ではなく，“開放システム（open system）”

であり，常に環境へ情報やエネルギーの流出を行い，同時に環境から情報やエネルギーを受け入れながら生活している．たとえば，杉の花粉の多さによって花粉症の重症度が変化したり，空気が乾燥していると肌がより乾燥しやすくなったり，イライラしている人のそばにいると落ち着かない状態になるなど，“からだ”も“こころ”も環境との交流のなかで生活をしている．

しかし，この開放状態は常に一定のものではなく，自分の“からだ”と“こころ”の状態や相手との関係などによって開放性をコントロールしているが，それは“境界（boundary）”によってなされている．

2）境　界（boundary）

人のからだは皮膚によって環境から保護され，様々な行動や所有物によって自分自身のテリトリーを保護し，保持しようとしている．皮膚は視覚的にも明らかな境界であるが，システムには視覚的に明らかな“境界”のないものが少なくない．たとえば，大陸の国々では連続した土地に対し，地図上や緯度などで人為的に国境をつけて境界設定をしている．人と人との関係においても，パーソナル・スペースのとり方は，個別性や文化的背景，相手との関係や話題などで異なる“境界”によって自分のスペースを保持している．

いずれにせよ，システムは内外のストレッサーからシステム自体を保護したり，エネルギーや情報を取り入れ，生産物や不要物を送り出すための“境界”を必要とする．

“境界”には大きく3つの種類がある：あいまい（diffused），明確（clear），硬い（rigid）（Minuchin, 1974/1984）．これらの境界の種類と開放性から，システムの状態を3つに区分できる．

①過剰に閉ざされたシステム（too closed system）
②境界が弱すぎるシステム（too open system）
③“ほどよい”オープンなシステム（appropriate open system）

家族システムでこの“境界”をみてみよう．

隣近所との交流が乏しかったり拒絶的であったり，外からの情報を入れようとしない家族は孤立した状態となり，①の**過剰に閉ざされた状態の家族システム**といえる．そこでは外部との交流が低下し，家族内に問題が生じても外部からのサポートを受けにくい状態となる．家族メンバー間で職場や学校であったことなどをほとんど話し合わない家族も同様の状態といえる．家庭訪問をしようとしても，拒絶的であったり，ドアの外でしか会わない場合などもこの状態であるかもしれない．

これらの結果，家族メンバーが自分自身や環境・世間に対し，周囲との協調的な，あるいは調整可能な状態ではなく，独自のとらえ方や歪んだとらえ方をするようになりやすい．混乱したり（chaotic），破壊的（destructive），あるいは機能不全（dysfunctional）状態を引き起こしやすく，緊張やストレッサーに対して効果的に対応しにくい状態である．

逆に，②の**境界が弱すぎる場合**には，家族内部の情報やプライバシー，エネルギーなどが外部に流失してしまったり，外部から不必要なものや情報が入り込み過ぎてしまい，家族としてもまとまりや凝集性（cohesiveness）が低下し，外部のエネルギーの影響を受け過ぎる傾向が強くなる．隣近所や子どもの同級生の変化に敏感になり，たとえば「○○さん家が△△を買ったから，ウチも」という場合には，ウチが△△を購入したことを周囲にアピールする必要もあるため，緩い境界になっている場合がある．

③の**“ほどよい”オープンな状態**であれば，システム内の家族メンバーは相互関係をもちつつエネルギーの交換も行われ，外部との関係やエネルギーの交換もほどよく営まれ，システム内での循環も円滑に行われやすい．

たとえば，ある3世代の拡大家族で，母親が外に出ると「また，息子さん学校に行かないんだって」と近所の人に言われた．母親は，息子が学校に行っていないことを家族以外の人に伝えた義母に対し怒りを抱いたが，義母には何も言わなかった．母親にとっては，情報がシステムの外に「出過ぎている」と体験し，義母にとっては「特に問題ない」と体験しているのかもしれない．

さらに，家族という1つのシステム内での家族関係にはサブ・システムが含まれる（p.83参照）．サブ・システム内やサブ・システム間のバランスの崩れた4つの関係を，Minuchinら（Minuchin, 1974/1984, 1975；Minuchin, Rosman & Baker, 1978/1987）が分類している：絡み合い・纏綿《てんめん》状態（enmeshment），過保護（over-protectiveness），硬直化（rigidity），葛藤回避（lack of solution of conflict）．

絡み合い関係は，互いに絡み合い巻き込み合っている状態で，家族メンバーの変化や葛藤，喜びなどがすぐに別のメンバーに影響を及ぼしやすく，過剰な一体感を抱き，「何でも分かち合う」ととらえられたりする．境界は侵害され，1つのシステムにおけるサブ・システム間の境界も明確にみられにくい．

過保護な関係は，メンバーの状態に敏感に反応しやすく，メンバーがそれぞれ自律したシステムとして自己分化（differentiation of self）しにくいシステムである．ときには子どもは偽安定性（pseudo-stability）をシステムにもたらすために，病気になったり問題行動を起こす場合もみられる．

硬直化した関係とは，人も家族システムも成長し変容を続けているにもかかわらず，これらに対して抵抗し，現状維持をしようとする状態である．

葛藤回避する関係とは，葛藤を否認したり直接対応しようとしない状態である．特定の家族メンバーとペアを組んで**三角関係（triangle relationship）**や**親子連合（parent-child coalition）**を作ったり，表面的には協力関係にあるようにみえるが，サブ・システム内の葛藤を回避するために，親の役割に固執したり，子どもに焦点を当てる**迂回（detouring）**状態がみられる．

民族や国籍などによる文化背景の異なる人々で構成されたシステムでのメンバー間での違いだけでなく，このように，同じような背景をもつ人々による1つのシステム内においても，システム内での立場や役割，メッセージ，そしてメンバー間での関係などにより体験が異なることは少なくない．さらに1つの家族でも，1人ひとりのメンバーが相互交流を行わないなどの状態もある．

3）全体性（wholeness）

システムは構成する1つひとつの要素が独立して変化するのではなく，構成要素の1つが変化すると，その影響は全体に及ぶ．たとえば，家族の１人が健康障害を発症し食事療法の必要性が生じると，家族全員の食生活に影響が及ぶ場合がある．１人分だけ別メニューを作り，残りのメンバーは今まで同様のメニューの場合もあるかもしれないが，発症をきっかけに健康により留意したりするかもしれない．

逆に，健康障害を発症した人の食生活を今までと同じものにしていけば，システム内に変化が生じても，その変化がシステム全体には影響を及ぼさないように対応する状態といえる．あるいは，健康障害を発症した人の食生活だけを変えて，他のメンバーは同じ食生活を維持する場合にも，システム内の変化を変化ととらえないで対応している状態ともいえるかもしれない．これらも，システム全体には変化に伴う適切な力動が生じないバランスの崩れた状態といえる．

糖尿病をもつ人が抑うつ状態になったとき，その人だけが精神科を受診し薬物療法とサイコセラピー（psychotherapy；心理療法）を受ける場合がある．一方，子どもが登校拒否を続けたりひきこもった状態であったり，家庭内暴力のために，サイコセラピーを希望する場合がある．この場合に考えられるのは，子どもだけ，子どものことを両親が相談したい，子どもと両親共にサイコセラピーを受ける，あるいは，担任などの学校関係者のみ，学校関係者が家族と一緒に受ける場合，などがある．生活に支障が生じているその子だけを対象とするのか，あるいは両親の関係が子どもにあらわれていると判断し，子どもではなく両親のみを対象とするのか，あるいは家族全体を対象とするのか，いくつかのアプローチが考えられる（p.94〜96参照）．ここでいう家族とは，同居している人々という場合もあれば，同居していなくても家族と位置づけ，同居していない人も含める場合もある．

これらを**“全体性”**の視点からとらえると，システムのどこに働きかけてもその影響はシステム全体に波及するため，システム内の１メンバーを対象としても，その人の変容がシステム内に変化を及ぼすため，効果的といえる．糖尿病をもつ人が抑うつ状態になりサイコセラピーを受けても，その影響は家族システム全体に影響を及ぼすだろう．逆に，家族内の１人が不機嫌であったり，子どもの欠席が続いたり身体症状などが家族全体に多大な影響を及ぼす場合，これらの状態に対し，システム全体に働きかけた方が，システムそのものの回復力や変容力，システム内の力動を活用することが可能となるため，より効果的な場合もある．

4）非総和性（non-summativity）

システムを構成するメンバー１人ひとりの総和は，必ずしもメンバー数を足したものになるわけではない．たとえば，３人が力を合わせた場合，$1+1+1=3$ ではなく，$1+1+1>3$，あるいは $1+1+1<3$ になる可能性をもつ．３人の力を合わせると，３人以上の結果を生む場合と，３人以下の結果になる場合があるということである．たとえば，「一緒に力を合わせて，協力し合っていいものを」と思えば相乗効果が働き，３以上になるが，「他の誰かがやってくれるだろう」「協力したくない」と思うと拮抗作用が働き，３以下の状態になる．ともに**“非総和”**状態である．

家族でみると，メンバーがまとまっていない状態は“放任的”といわれているかもしれないが，それぞれのメンバーがそれぞれのもつものを独自に発揮し合っている場合と，十分に発揮していない場合があるだろう．様々な関係のなかでその人がその人らしく生きているので，相乗効果が高まるようなシステムがより健康的，あるいは機能的といえる．

5）ホメオスターシス（均衡作用；homeostasis）

ホメオスターシスは個体の内的状態を常に一定の安定した状態に維持する働きのことであるが，システムではシステム・ホメオスターシスとなり，システム内の力動的均衡作用をもっている．家族では，家族ホメオスターシス（family homeostasis）となる．ホメオスターシスはフィードバックにより維持されるが，フィードバックにはネガティブなものとポジティブなものの2種類がある．冷暖房のサーモスタット（恒温装置）が身近な例である．設定温度以下あるいは以上になると，冷暖房が調整され，設定した一定の室温が維持され，室温に変化があれば再度冷暖房が調整される．

（1）モルフォスターシス（morphostasis）

ネガティブ・フィードバックをモルフォスターシスと呼び，システム内で現在の構造を変えないようにする傾向(equilibrium)を示す．ネガティブ・フィードバック・ループ内の様々な逸脱状態を回復し，均衡を保ち現状維持をする機能をもっている．

新しいものを取り入れようとする場合，「今までのやり方と違う」「前例がないから」などの理由から拒絶されることがあるが，システムの現状維持の力が働いている可能性がある．

また，たとえば，決められた門限時間に遅れて帰宅した中学生は叱られたり，1週間の外出禁止となるなど，子どもが社会的に決められた，あるいは家族内で規定された行動以外のことを行ったときに，制約が加えられたり，規制を受けたりする．これにより子どもたちはそれまでの門限時間を守る状態を維持する．しかし，常に変化を続けるシステム・メンバーとシステムの成長を無視して強固に規制や制約を加え続けると，システム内での問題を解決するのではなく，変化のない状態を維持しようとする不自然な状態を強めることになる．

さらに，子どもが何らかの問題行動をとるとき，それまでほとんど会話をしなくなっていた両親がこのことをきっかけに会話を始めたり，父親が早めの時間に帰宅したりすることにつながる場合には，各家族メンバーは意識していなくても，非機能的に変化している家族システムを以前の機能的な状態に戻すきっかけを子どもが作っている可能性がある．あるいは，家族システムが崩壊しないような現状維持を試みている可能性があり，システムのそれまでの状態を維持する作用をもつ．

（2）モルフォジェネシス（morphogenesis）

システムがポジティブ・フィードバック・ループにより，現在の構造を変えて新しい形態を作りだそうとする傾向を指す．ループのどの部分も増大するようになるが，ときには逸脱増幅となり自己破壊的メカニズムとなる可能性ももっている．健康的な家族システムは，現状を変更したり増幅作用をもつポジティブ・フィードバックにより成長している．

しかし，実際には，家族システムはモルフォスターシスとモルフォジェネシスの両者が複雑に作用している．従来の家族療法では，問題をもつとされるメンバーがいる場合には現状維持の傾向が強く，柔軟に状況に応じるという順応性に乏しい硬直化した状態となりがちであるため，ホメオスターシスを崩すことで，改善を試みた．しかし現在は，たとえ病的な機能不全状態であっても，モルフォジェネシスにより，システム自身が変化できる“自己（システム）変容力”をもつととらえ，ポジティブ・フィードバックを活用した働きかけを行うようになっている．

6）エントロピー 対 ネゲントロピー（entropy vs. negentropy）

(1) エントロピー（entropy）

“エントロピー”とは数学や物理学の用語で，秩序の高い状態は自動的に崩れて無秩序の状態に移行していく傾向を意味している．無秩序状態（システムの機能不全やごまかし状態）の確率を表現する数値でもあらわされる．

閉鎖されたシステム内では，エントロピーは増大し，秩序が減少し無秩序状態になる可能性が高くなる．そうすると，システムとシステム外との交流が乏しい，あるいは遮断される，あるいはシステム内でのメンバー間の交流が効果的に営みにくくなる．また，システム外からの情報やエネルギーのインプットが不十分になったり，システム外とメンバーの間の交流も効果的に行われにくくなる．さらに，社会的な活動やプロダクティブな活動，また変化や成長のためには，それらに利用できるエネルギーが必要になるが，メンバーの“こころ”のエネルギーも効果的に用いられにくく，システム内で特定の対象に焦点が向けられ過ぎてしまう状態が生じやすくなる．

これを前述の境界（p.56）との関連でみると，境界が円滑に機能せず硬直化した状態で，システム内のエントロピーが著しく高まり無秩序な状態になりやすくなる．エントロピーの亢進状態では，家庭内で不平不満が渦巻き，ネガティブな情動を抱きやすく，被害感や絶望感が生じやすくもなる．これは家庭内だけでなく，入院中のクライエントとその家族，そしてスタッフで構成される病棟内でも同様の状態がみられる．そこでエントロピーを減少させるような働きかけが必要となる．

(2) ネゲントロピー（negentropy）

エントロピーの逆の傾向を“ネゲントロピー”と呼び，開放システムでの適応性や変化に対応できる傾向を指している．家族システムでは，安全で安心できる住居や食物，水，そして愛情や承認などの基本的ニーズを満たしたり，基本的生活習慣を確立していくだけでなく，健康的に，プロダクティブに新しい体験をしていくことにオープンな状態である．

開放システムでは，エントロピーは減少し，最初は秩序が少ない状態から高い状態に変化していく（Bertalanffy, 1968/1973）．閉じられたシステムでは，エントロピー増大の危険性をもち，自分を他のものから距離をとるために，不適切な対応をする可能性が高い．というのも，環境との交換はそのときの状態に応じたほどよさが必要であるが，インプットの不十分さのために十分に交換できない状態になりやすくなるためである．逆に，生体維持のために必要なエネルギーや情報だけを選択的に取り入れているときは，システム内のエントロピーは低下している．これらによりホメオスターシスが維持されている．

7）円環的因果関係（circular relationship/causation）

1つの原因から1つの結果が引き起こされるような直接的な見方ではなく，AがBを引き起こし，BはCを引き起こす，というように，1つのシステムの構成要素が相互に関係をもちつつ，互いに影響し合っているととらえる．このようなとらえ方は，たとえば，学童期や思春期における何らかの問題が，幼少時の母子関係や虐待の目撃などの親との関係から生じている，という直線的因果関係に疑問を投げかけた．また，対人関係において，“話された内容（content）”ではなく，コミュニケーションの**“プロセス（process）”**に焦点を当てるというとらえ方にも影響を及ぼしている．

親が「門限を守りなさい」というメッセージを送ったとき，それを子どもが無視し門限を破る行動をとるとする．親はその子どもの行動やその影響を心配したり，指示に従わない子どもや従わせることのできない自分に対し憤りや怒りを抱き，さらに制限を厳しく加えるようになりがちである．そして，子どもはさらに親の指示に抵抗を強めていくという悪循環に陥りやすい．「親の躾が悪い」「言うことをきかない子どもが悪い」ととらえ,「悪者」の行動を変えることにやっきになりがちである．

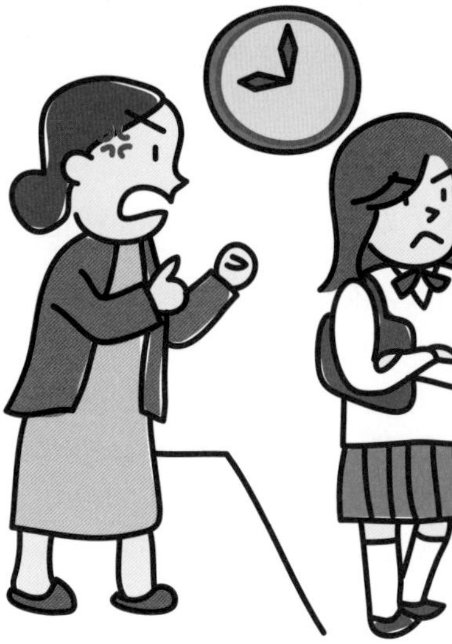

一方，直線的因果関係の例を考えてみよう．「いい学校を卒業すれば，その人は幸せな将来を獲得できる」というとらえ方も，その一例と考えられる．また，保育園や幼稚園に通園を始めたときに，強い分離不安（separation anxiety）を呈し母親と別れることに強い抵抗を示す場合がある．現在はこの分離不安への理解が深まり，幼児に無理強いをしない場合もあるが，この場合,「分離不安があるから，通園拒否をしている」というとらえ方は，直線的因果関係といえる．ヘルスケア領域では,「何度言っても，食事療法を守らないクライエントが悪い」というとらえ方や，あるいはクライエントの心理的側面に焦点を当て，クライエントを「悪者」にすることが含まれる．

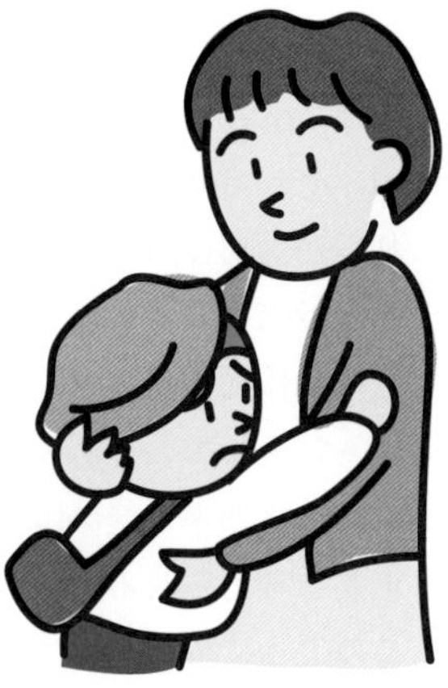

特定の行動をとる人とそれに対応する人との間の相互関係のプロセスのなかで，様々な支障や問題ととらえられていることを理解することが,**“円環的因果関係”**のとらえ方である．たとえば，前述の幼児の場合，泣き叫ぶ行動に対し，抱きしめたり言い聞かせたり，しばらく保育園内の部屋で養育者と一緒に時間を過ごしながら，新しい環境に慣れていく対応を試みてみる．このような周囲の対応で，新

しい環境に適応していく場合がある．しかし一方では，さらに泣き叫び続ける場合もあり，新しい環境に適応するような周囲からの積極的な対応が，期待することとは反対の効果を生じる相互関係になってしまうこともある．後者の場合，他の幼児が通園して園内外で遊んでいる間，同じように通園し，建物内に入らずに外で園内の様子が見えたり聞こえたりする状態で養育者と一緒に時間を過ごしていくと，その子自身が他の子どもたちの様子が気にかかり，準備状態が整うと自ら建物内に入っていく場合がある．幼児の準備状態が整うまで寄り添うことで，登園拒否する子ども自身ばかりでなく，保育園の体制や養育者を「悪者」としないで，悪循環に入り込みにくくすることにもなる．

3 バイオ・サイコ・ソーシャル・モデル (bio-psycho-social model ; BPS モデル)

1) BPS モデルの発展 ―個人レベルからシステムまでの多角的・包括的アプローチ

上述した7つの要素をもつ一般システム理論は非二元論の発展に大きな影響を及ぼしたが，1970年代に精神医学領域でバイオ・サイコ・ソーシャル・モデルとしてGeorge L. Engel（1913-1999）によって発展した（Engel, 1977, 1980）．Engelは，内科医，精神科医，精神分析家であるが，“こころ”と“からだ”の切っても切れない関係に関心を向け，健康と健康障害や病気（illness）を生物的および身体的，心理的，社会的に，多角的に，発達段階から理解する必要性からBPSモデルを提唱した（Shorter, 2005）．BPSモデルは，クライエント中心ヘルスケアや関係中心ヘルスケア，医療文化人類学（medical anthropology），健康心理学（health psychology），家族システム，そしてコンサルテーション・リエゾン精神保健などの発展に大きく貢献した（Epstein, et al., 2003）．

クライエントを単独の生物体としてとらえるのではなく，家族，職場，学校，地域社会など様々なシステム内外との相互関係を力動的にとらえる理論で，システム内外のどのレベルのホメオスターシスの乱れであっても，健康障害の発症から経過，治療やケアに対する反応や予後に影響を及ぼし，かつ健康障害の予防にも関与する要因をとらえやすくするモデルとして提唱された（Engel, 1977）．特に，健康障害や自殺などの死に直面しやすい，あるいは直面した場合には，スピリチュアル（spiritual）な側面を加えることもある．身体面（biological），心理面（psychological），社会面（social）にはそれぞれ，文化面（cultural）や行動面（behavioral），そして発達段階（deveropmental stages）などを含めた理解や対応の必要性を提唱し，これらが適切に行われない場合には，診断や治療，ケアにおいて不適切な結果を引き起こすことも指摘されている（Smith & Strain, 2002）．これらはそれぞれが影響し合っており，たとえば身体面の障害とみられることでも，他の側面の支障の結果である可能性を考慮し，アセスメントしておく必要がある．また，それぞれの側面をスペクトラム（spectrum）として，健康的な状態から健康障害をもつ状態，それも軽症から重症までの連続線上でとらえることも重要と考えられる．

このように現象をシステマティックにとらえた場合，家族メンバーに病気や障害をもつ人

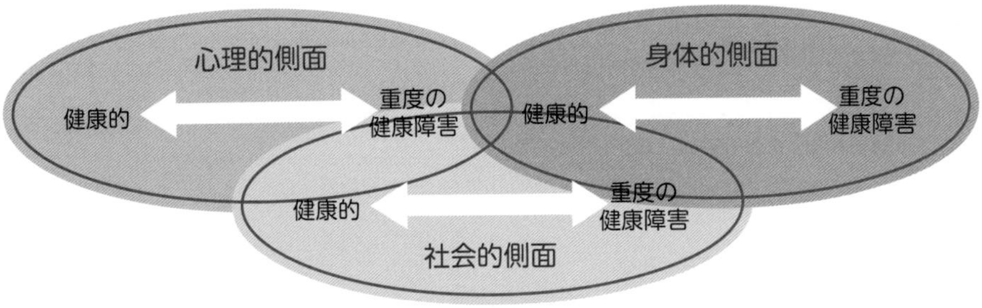

がいるときには，**クライエントや患者とみなされた人（identified patient；IP）**だけが問題をもっているのではなく，IP の所属するシステム，たとえば家族やクラス，企業内の特定の課や 1 つの病棟全体を働きかけの対象とする．IP が問題をもつとするのではなく，IP はシステムを維持するため，あるいはシステム内のサブ・システム内の関係を円滑にするために“問題”行動をしている，ととらえるのである．

疾病利得という現象がある．第 1 疾病利得（primary gain）は，現実では解決できにくい葛藤やストレッサーから回避あるいは逃避する効果をもち，第 2 疾病利得（secondary gain）は，健康障害や症状などにより周囲から愛情や関心を向けられたりケアされることである（末松弘行・小此木啓吾，1991）．健康障害がないにもかかわらず，自分のからだの状態に過度に注意が向けられ，とらわれている状態である心気症（hypochondriasis）や，健康障害の発症やその後の経過や予後に心理・社会的要因が関与し，機能的あるいは器質的障害がある心身症（psychosomatic disorders）も，BPS モデルでは理解と対応がより効果的に行いやすい．“からだ”の症状を呈しながら，心理・社会的側面が影響を及ぼしていない状態は存在しないからだ（五十嵐透子，2001b）．

2）BPS モデルにもとづく情報収集

表 6 は症状に関連した情報以外に，健康障害の回復や悪化防止などに深く関与するヘルスケア・ワーカーとの関係，クライエント自身の情動体験や，クライエントなりに行ってきた健康に関する行動，サポート・システムを含めたリソース状態，教育歴などを含んだものである．これらからも理解できるように，健康障害による症状だけでなく，関連することも含めて理解し，クライエントに合わせた対応をすることが BPS モデルによる実践といえる．

ここでみられがちな落とし穴として，“からだ”の側面ばかりに焦点を当ててはだめで，心理・社会的側面もみていかなければならないということがある．

たとえば，中越地震（2004 年 10 月）以降，阪神大震災の経験を生かして，いち早く“こころ”のケアの導入がなされている．確かに大切なことではあるが，ライフラインが確保されておらず生きていくうえで必要な基本的なニーズ，Abraham H. Maslow の欠乏動機[*1]である生理的欲求や安全が不安定な状態のなかで，“こころ”のケアはどの程度可能になるのであろうか．

“こころ”のケアが，当初から他の基本的ニーズと等しく同列に位置され，必要な人が必要なときに活用できるという点においては大切なことであり，基本的ニーズが満たされない状況での“こころ”のケアも求められるが，心理的側面に過剰に焦点が向けられ過ぎることも

表6 情報チェック（一例）（五十嵐透子，2001d を参考に作成）

生物学的・身体的側面	1．体験している症状や問題「………」（Ct の発言）
	2．症状や問題以外の身体的状態
	1）表現された症状
	2）部位 （1）どの部分から始まったか（直接 Ct に示してもらう） （2）移動があったか
	3）頻度 （1）どのくらい頻繁に （2）どのようなときに増強したり減少するか
	4）生じるとき （1）症状はいつ生じるか （2）1 日のなかでどの時間に生じるのか
	5）持続時間 （1）どのくらいの時間続くのか （2）もし変化があるのであれば，短いとき，一番長いときと通常の持続期間 （3）1 日のなかでの変動と有無と状態
	6）強さ （1）苦痛の度合い（言語的あるいは視覚的評価スケール*を用いる）
	7）発症部位 （1）どの部分から始まったか
	8）症状の変化 （1）変化の有無と時間や内容
	9）関連要因（食生活，環境，姿勢，ホルモン，情動，仕事や家族のストレッサー，時間的プレッシャーなど） （1）Ct 自身が原因をどのように考えているのか （2）Ct 自身が症状に関係する要素があると考えているのか．それは何か （3）症状が出現する前に頻回にみられるものはないのか
	10）増悪させる要素 （1）症状を悪化させるものはないか．それは何か
	11）軽減させる要素 （1）症状を軽減させるものはないのか．それは何か （2）Ct 自身は軽減要因が何と考えているのか
	12）薬物 （1）薬物を用いた後，どのくらいで症状の軽減がみられるのか （2）症状の出現を予測して頻回に内服しすぎていないか （3）症状が強くなくても内服していないか （4）症状出現に対し不安が強いために，内服していないか
	13）症状軽減・消失しない場合 （1）Ct なりに軽減しようとしてその効果が得られないものは何か （2）Ct なりの対応方法 （3）実際に Ct が行っていることをみせてもらう
	14）無症状期間 （1）症状がまったくないことがあるか（時間，いつ，持続期間）
	15）関連した症状 （1）主症状に加え，その他の症状の有無 （2）もしあれば，詳細な情報を得る
	16）過去の治療 （1）過去の心理的治療（いつ，どこで，誰と，受診回数・期間，結果，Ct の思いと認識） （2）リラクセーションなどの対処法の経験（現在も行っているか，いつ行うか，どの部分に効果があると思っているか） （3）効果のなかった治療（治療者，いつ，何を，頻度）
	17）現在の治療 （1）現在の心理的治療（治療者，内容など） （2）現在の医学的治療（治療者，内容など）
	3．抑うつ状態や他の精神症状の有無
	4．神経・認知能力：記憶，集中力，知的能力，頭部の怪我や手術歴など
	5．食生活とその他の摂取：カフェイン，たばこ，アルコール，その他の循環器系作用物質，刺激・鎮静物質，ガム，市販薬物，処方薬，その他
	6．虐待の有無や内容
	7．年齢，性別，外見やボディ・イメージなどの身体的特徴や発達など

心理的側面	1．気分，情動（特に不安）
	2．自尊心，自己イメージなどの自己観
	3．セルフ・エフィカシー，自己コントロール感覚など
	4．対人関係パターン
	5．医療者・治療・症状などに対する思い
	6．現在の受診動機
	1）どうして今？
	2）医学やからだなどに関する知識
	3）症状や問題に伴う ADL の支障の有無と内容
	7．ストレッサー
	1）対人関係：仕事や学校など，家族，友人など
	2）教育，仕事
	3）住居，経済的
	4）社会的資源や資源の人々との関係など（リソース）
	5）犯罪や法的関連状態
	6）自然（災害）や天候など
	8．生活史
	1）家族歴
	2）教育歴
	3）職業歴　など

社会的側面	1．サポート・システム：家族，友人，子ども，趣味，ボランティア，宗教活動，その他
	2．症状や問題による社会的支障
	3．ソーシャル・サポート
文化的側面	1．生活習慣：食生活，子育てや教育システム，経済面など
	2．地域性，隣近所などとの関係のとり方
	3．慣習や習慣，マナーなど
	4．話し方や会話，言語など
行動面	1．上記の各側面でのセルフケア行動：たとえば，食生活，睡眠や休息，排泄，活動，対人関係，治療関連の自己管理や症状コントロールなど
	2．回避・維持・立ち向かうなどのパターン

※Ct：クライエント

*たとえば，主観的障害単位（SUD：クライエントの抱く恐怖感や不安を 1-100 の間で，10-15 ポイントごとにランクづけするスケール），ペインスケール（VAS, NRS, Wong-Baker faces pain rating Scale など）などがある．

望ましくない．

*1 人の動機は欠乏動機（deficiency motivation）と成長動機（growth motivation）の2つに分けられ，優先性をもつこと，食，排泄，睡眠や休息，住などの生理的欲求や安全が，段階（hierarchy）の下位に位置し，上位に所属や愛情，承認や評価，そして自己実現を満たすという優先性をピラミッドに概念化したもの．これらはメンタルヘルスにとって深くかかわることが述べられている．

また，別の場面では，身体的に疼痛があるときに，円滑なコミュニケーションを営むことは容易ではないが，疼痛のあることを的確に把握しないで円滑なコミュニケーションだけに焦点を向けると，その人のパーソナリティや対人関係パターンなどに問題があるとみがちである．しかし，疼痛が軽減したり，効果的にコントロールできれば，円滑なコミュニケーションが営めるようになることも少なくなく，この場合には，身体的側面が大きく影響している（干場佳美・森田真紀子・五十嵐透子，2001）．

加えて，薬物療法には副作用が伴うが，人と人との関係を治療の主要なものとしている心理的援助にも副作用があることを意識しておくことが必要である．ケアの提供者が，不十分でもいいとか，クライエントに役立たないようにして苦しめよう，などとはまったく思っていなくても，コミュニケーションを通してケアが行われるため，クライエントが「わかってもらえない」「傷ついた」「もう二度と行きたくない」と体験するようなことが可能な限り生じないようにしたい．

3）BPS モデルの実践

1977 年に George Engel が BM モデルの課題を指摘し，BPS モデルを提唱した．多角的・包括的にクライエントを理解するためには，熟達したコミュニケーション能力を必要とし，そのためには卒前教育および継続した卒後教育が必要である．特に 21 世紀の健康障害は多面的なライフ・スタイルと健康面にネガティブな影響を及ぼす環境要因の影響を受けるため，各要因だけでなく要因間の関係にも対応する必要があり，それには BPS モデルの枠組みが不可欠である（Jaini & Lee, 2015）．飯島慶郎（2015）は Engel の BPS モデルにもとづき“全人的個人＝社会的個人＋実存的個人（心理学的個人＋霊的個人）＋生物的個人”として，それぞれの専門職の専門分野と立ち位置を理解し，多職種との連携なしには対応できないことを指摘している．

Epstein, et al.（2003）は，「多角的・包括的ケアに関するガイドライン」を提案している（**表7**）．ここでの“病気（illness）”*2 とは，健康障害がなくてもクライエントが病的体験をしているものを含む主観的体験を指している．クライエントが自身のストーリーを語りやすいように働きかけ，積極的に聴くことで関係を築いていくことが多角的・包括的ケアにはまず求められる．そして，クライエントのストーリーから健康状態を多角的・包括的に各専門領域で診断あるいは見立てを行う．診断や見立ては，ケアの方向性をみいだすと同時に，その状態をクライエントならびに他専門職と共通理解がしやすいようにするためにも必要となる．

*2 健康障害に関する用語には，疾病・疾患（disease），障害（disorder），傷病（sickness），病気・病い（illness）などが含まれる（五十嵐透子，2001a）．

疾病・疾患，障害は“からだ”の臓器や組織などの器質的・機能的異常な状態に対するものである

表7　多角的・包括的ケアに関するガイドライン（Epstein, et al., 2003）

1. クライエントの体験している病気や生活状態のストーリーを語りやすくする	・オープン・エンドの質問で始める ・情動的苦悩のサインに対し注意深く聴く ・身体的側面の情報収集をしながら，心理的・社会的・家族関係などの情報を得る ・健康障害や病気，苦痛などの語りを傾聴する ・クライエントの体験している病気や知覚していること（情報）を積極的に，しかし侵入的にならずに聞く
2. 身体的・心理的・社会的側面の統合	・疫学的統計や標準的状態とクライエントの個別性を識別する ・多面的に関連要因を模索する ・状態に命名する ・可能であれば，エビデンスにもとづくケアを用いる
3. 関係中心ケアの中核	・権力や力の共有とクライエントの自己決定などの自律を高める ・誠実に対応する ・関心をもつ ・クライエントとの協働 ・共感的なコミュニケーション ・家族や社会的ネットワークとの関係づくり ・スピリチュアルな側面への気配り ・ヘルスケア・システムでの効果を考慮する
4. ヘルスケア・ワーカーの自己理解	・決定・決定プロセスの自分の志向性を理解する ・ヘルスケア・ワーカー自身の自己認識を高める ・難しい関係を回避せずに取り組む ・ヘルスケア・ワーカー自身の強さや専門性の活用 ・ヘルスケア・ワーカーのケアからの満足感を高める ・価値観の明確化 ・焦点を向ける・内省・その瞬間に存在していることを高める
5. モデルや理論への焦点化	・臨床場面での出会いに積極的に対応する ・優先順位を決めたり，限界を認めて対応する ・修正や明確化 ・待ったり延期することを含め，考えて活用する ・不確かさに対応する ・非効率的さに対応する ・効果的な意思決定を選択する
6. 適度なマネジメントと治療やケア	・クライエントへの適切な情報提供をする ・クライエントが意思決定に参加するように働きかける ・状態に命名する ・時間の効果的な活用 ・クライエントの行動変容の促進 ・“からだ”と“こころ”を同時にケアする ・協働と多職種連携でのケアを培う ・スピリチュアルな側面への気配り

が，WHOは障害をimpairment（機能・形態障害），disability（能力低下），handicap（社会的不利）の3つに分類している．

傷病は統計処理や法的手続きなどに関し用いられ，病気・病いはADLや職業的，社会的に何らかの支障を体験し円滑に営まれていない主観的な体験で，疾病や障害がない状態でも体験したり，疾病や障害があっても無自覚段階であれば体験しない状態であったりする．

関係のなかでコントロール感覚を維持したり状態をマネジメントするときにみられやすいものに，**力関係の葛藤（power struggle）**がある．政権争いの表現がイメージしやすいかもしれないが，これは政治や企業などのトップになっていくために争う状態だけではない．家族メンバー間やクライエントとヘルスケア・ワーカー間，ヘルスケア・ワーカー間など，対人関係が営まれる多くの場面でみられるものである．ヘルスケア領域におけるBPSモデルでのアプローチでは，クライエントとヘルスケア・ワーカーは意思決定などの力を共有し合い，ヘルスケア・ワーカーはクライエントの自律性を高めるようにも働きかける．また，クライエントに対し関心をもち誠実に対応することに加え，チームでの対応の可能性や効果を考慮し，自分1人で抱え込まないことも求められる．加えて，対人援助であるヘルスケアでは，ヘルスケア・ワーカーが自身の自己理解も求められる．

モデルや理論への焦点化とは，臨床活動に求められるものである．モデルや理論にクライエントを当てはめていくことは望ましくないが，クライエントのストーリーや個別性への理解を深めるために既存の理論やモデルと照らし合わせ，修正をしたりしてより効果的なケアに結びつけることである．適切な理論やモデルは，困難や問題になっている現象や状況を理解したり概念的に理解しやすくしてくれたり，対処するのに可能なアイディアや新しい方法を提供してくれる（Lewin, 1952）．状態に命名することで，キーワードを明らかにして文献を調べることが可能になる．加えて，多領域の専門家との話し合いを深めやすくする．このプロセスにおいては，明らかにならないことや順調に進まないことも少なくなく，ときには不明瞭な状態や効率的でない状態に居続けることや待つこと，そして明らかにしていく試みを続けることが求められる．

適度なマネジメントと治療やケアには，クライエントの自己決定権を最大限尊重しながら，それを実際に行動に移し，多角的・包括的ケアを行うことが含まれる．

4 マネジメント（management）

多角的・包括的ケアの実施において，様々な**マネジメント（management）**が含まれるが，谷藤友彦（2005）の経済・経営学の16領域を参考に医療における専門領域の場合を挙げてみた（**表8**）．これらは，日常生活でのマネジメントになるが，気候危機を含めた自然災害や事件，感染症や伝染病の発症と拡大，多様な表現型での怒りや攻撃的言動，自殺などは，組織にとって**危機管理（crisis management）**として，対応のマニュアル化が進んでいる．加えて，危機には犯人が捕まっていなかったり，特定の地域での感染症や事件，他者が被害を受けている状態などが自分にも起きるのではないかと知覚した場合（perceived crisis）も，危機的体験に位置づけられ，不安や緊張を過度に高めず非理性的反応を低減する対応が求められる．**危機（crisis）**には，ターニング・ポイントの意味もあり，成長する可能性も含まれるため，危機管理はリスクをゼロにすることではなく，対応可能な状態にリスク・レベルを下げて，リターンを最大化することが求められる．しかし，限られた人的，物的，経済的資源のなかで，適切な理解と分析なしには効果的な対応は行いにくく，関係者は過度に疲弊するリスクを高めることにもなりやすい．

表 8 経済・経営学の 16 領域に当てはめたマネジメントにおける医療の専門領域

領域＜経済・経営学＞	医療の専門領域
理念・ビジョン	健康観，人生観，死生観，自己観など
戦略	学派や理論の選択
マーケティング	広報・啓発活動
イノベーション	新しい治療法やアプローチの開発
組織	多職種連携
人材マネジメント	新人・中堅・ベテランなどのキャリア・ラダーや発達モデルの開発と実践
アカウンティング・ファイナンス	医療経済学に基づくコスト・パフォーマンスの視点と実践
新しい資源（情報・知識）	研修システム
意思決定	個人レベルと組織レベルの意思決定
リーダーシップ	リーダーシップ
コミュニケーション	コミュニケーション（協働関係形成・アセスメント・援助・社会的関係作り）
生産性	各専門性のパフォーマンス（量および質）
制度	拘束力をもつ資格関連法律，組織内規則など
評価・フィードバック	利用者からのフィードバックや評価結果
教育と学習	自己研修
成長と変化	成長と変容

5 リフレーミング（reframing）

円滑に進んでいないことや腹が立っている状態などについて，クライエントや職場，家族関係など様々な場面でのとらえ方を変えてみることを**リフレーミング**と呼び，包括的理解と対応の 1 つである．

人は十人十色といわれるように，1 人ひとり考え方や好み，見方，感じ方，価値観，信念，態度などが異なる．われわれは各自，独自のフレーム（frame；枠や枠組み）を通して毎日の生活を体験しているが，そのフレームを変えてみると，今までみえてこなかったものがみえてきたり，今までとは異なるコミュニケーションの仕方になったりする．しかし，円滑に進んでいないことや「問題」ととらえたことに対しては，ネガティブで固定的なとらえ方になりやすい．

1 つの出来事を 1 枚のコインにたとえてみると，少なくともコインには表裏という 2 面がある．外食先をなかなか決められない人のことを「優柔不断」とも，「いろいろ考えて物事を決める」ともとらえることができる．「気配りがいい人」は「周囲を常に気にしている」とも,「頭が固い, 頑固な人」は「信念をもっている人」ともとらえることができる. ネガティブにとらえると, その後に生じることもネガティブになりやすく, ポジティブにとらえると, ポジティブなことにつながりやすくなる.

リフレーミングとは, とらえ方の枠組みを変えることであり, フレームが変化すればその後の言動や関係, コミュニケーションにも影響を及ぼす効果があるため, 効果的に活用してみてほしい.

リフレーミングは家族療法の複数のシステム論的アプローチで用いられる方法である. システム論的家族療法の問題解決セラピー（problem solving therapy）や戦略的家族療法（strategic family therapy）の Jay Haley, 短期集中療法（brief therapy）の Paul Warzlawick, コミュニケーション派の Virginia Satir, 体験的アプローチの Carl Whitaker, 構造的家族療法（structural family therapy）の Salvador Minuchin などが, それぞれリフレーミングをより効果的に活用するために, リフレーミングの内容ややり方などをさらに発達させて用いている.

これらに共通しているのは,「問題」とされていることそのものを変えようとするのではなく,「問題」が起きている状況を観察したり理解することで, **「とらえ方」や「対応」などに働きかけること**である. システム・メンバーが問題をもつのではなく, システムに問題があり, それの表現形として個人が症状や問題行動を呈しているととらえる. つまり, システムが問題を作っているという考え方であり, 個人に向けられた問題の原因を, システムとしてとらえ直すことになる.

これは出来事などが生じる前ではなく, 生じた後に, 今までとは異なるフレームでとらえることで, 状況のリフレーミング（context reframing）と意味のリフレーミング（meaning reframing）がある.

状況のリフレーミングとは, たとえば, 腹が立って家の窓ガラスを割るのは, 怪我をしたり, 修理を必要としたりと様々なネガティブな情動を自他共に抱きやすく望ましくないが, 何か物を壊してもその人のからだが傷つかず, 周囲もネガティブな情動を抱かない場所を考えてもらう, ということだ. また, 1つひとつ事細かに言って整理整頓を求める場合, 求められた相手は嫌気がさしたり腹を立てるが, 職場の机や機械の整備などにおいて, 1つひとつ事細かに整理することで気持ちがよかったり, 事故が生じにくくなると考えてもらうような状況である. これらは問題とフレームされている状況を変えて, 問題が問題とならないだけでなく, 望ましい行動としてリフレーミングすることになる. 状況のリフレーミングを Bandler & Grinder（1982/1988）は, リフレーミングには「よい／悪い」の価値判断はないため, どのような行動や経験も, ある状況のあるフレームでは適切なものとなると強調している.

「いくら言っても, 言うことをきかない」と文句を言う母親や上司がいたとすれば,「自分のやり方を主張しているのであり, 自分の考え方をもっていることは大切なことではないか」ととらえ直すことは, **意味をリフレーミング**していることになる. 意味のリフレーミングをするために,「特定の出来事や行動に対しポジティブにとらえるものはないか」「別の見方ができないか, 今考えていること以外に出来事や行動に意味がないか」「出来事や行動を異なるように描写してみる」（Bandler & Grinder, 1982/1988）などが1つのやり方である. イメージのなかでのことかもしれないが，イメージのなかで異なるとらえ方をしたものを，現実に置き換えていくことも可能である．

別の見方の一例として「衝動的」は「活発・活動的・抑え込まない」，「受身的」は「協調性が高い・他者の意見を尊重する」，「反抗的」は「自分の意思表示ができる」などが挙げられる．加えて，**選択理論（choice theory）**に基づき，自分の発言を自分の意思や選択として言い換えることにより，自身の言動を変化しやすくする場合もある．「（わたしは）○○をできない」→「（わたしは）○○を行うことを選ばない」，「何も言ってくれなかったじゃない」→「わたしは，そのことを明らかにしなかった」，「耐えられない」→「（わたしは）これ以上の我慢をしない」，「Rは心配ばかりかける」→「（わたしは）Rの心配ばかりしている」などが挙げられる．自分の発言をこのように自分を主体に言い換えてフレームを変えてみることで，対応を変えて変容しやすい状態にできる場合がある．

しかし，次のような点に留意する必要がある．自分の言動に対するリフレーミングの際，たとえば「またこんなに食べてしまった」という状況を，「からだが欲しているものを食べた」ととらえたとしても，その人の食生活に改善はみられにくいだろう．「私は意志が弱いから」や「私はダメな人」と原因を自分の内側に位置づけ，**内在化（internalization）**しているのではなく，「からだ」として**外在化（externalization）**しているととらえることもできるが，その人にとっての「からだ」のとらえ方にもよるだろう．

加えて，クライエントに対し，リフレーミングしたものを一方的に押しつけることも効果はない．クライエントはリフレーミングしたものを理解し納得しないと，受け入れたり，活用したりしないからである（Bandler & Grinder, 1982/1988）．

6 ナラティブ・アプローチ（narrative approach）

1）ナラティブ・アプローチ

ナラティブ・アプローチは，エビデンスにもとづく医療や医学（evidence-based health care, evidence-based medicine；EBM）などに対し誕生したもので，家族療法の一手法であるナラティブ・セラピー（narrative therapy）が医療や医学，看護，社会福祉などに広まり，“物語”や“語り”が注目されている（野口裕二, 2002）．家族療法におけるナラティブ・セラピーは，オーストラリアのMichael WhiteとニュージーランドのDavid Epstonが1989年に家族療法の1つとして発展させた（White & Epston, 1990/1992）．人の様々な問題を“認識による拘束状態”（binding）ととらえ，認識にもとづくストーリーの修正を試みるため，新しいストーリーを提示することで解決することを提案している．**“拘束”**には，文脈や意味，時間，関係など様々なものがある．

2）ストーリー

これは前述したリフレーミングとも重なる部分がある．われわれは無限のストーリーを作る可能性をもっているが，特定の，限定されたストーリーを作りやすく，さらに，作るだけでなくそれに拘束されやすい．たとえば，「あの人は気分の変動が激しい人」や「言うことを聞かず，勝手なことばかりしている」「私は何をやってもダメだ」など，ネガティブなストーリーを作りやすく，一度作るとそれを裏づける出来事により，さらにストーリーの信頼性を高めるようにしていく．そして，これらに拘束される．

さて，これらのストーリーで「問題」とは何だろうか．気分の変動が激しいことや勝手なことをしていることだろうか．あるいは言うことをきかないことだろうか．「私は何をやってもダメだ」の問題は何だろう．これらは「問題」であるのか，「問題発生の原因」であるのか，あるいは「問題により生じる影響」であろうか．「困っている」と語る人がいるが，何が困っているのかわかりにくいことが少なくない．

3）限定した浅く狭いストーリー

人が作り上げるストーリーは，多くが1つのものである．「いじめられた」「無視された」「厳しいことを言われた」「がんと言われて，何をしていいのかわからず，もうダメだと思った」など1つひとつの“出来事に対する怒り”や不安，喜びなどの情動，その出来事に対する“自分の状態に対する情動”（たとえば，「独りぼっちで寂しい」「何もできないように感じる」「前向きに取り組んでいる自分が好き」，そして「Jさんにわかってもらえず，距離を感じる」「突き放されたように感じる」などの“関係の情動”に基づく主に3つのストーリーが作られやすい．このストーリーがその人にとって納得できたり，受け入れやすいものであったり，1つのストーリーから別のストーリーを作ったりしやすいものであれば支障は生じにくいのかもしれないが，その1つのストーリーにより，辛くなる，苦しい，考えたくないなどの状態になるようであれば，別のストーリーが作りにくくなる．

「自分が○○をしたから嫌われ，最近距離をとられているのか」というストーリーであれば，自分の行動をネガティブにとらえており，罪悪感を抱いていることから生じているストーリーかもしれない．逆に，「厳しいことを言われた」というストーリーであれば，自分よりも相手に対し怒りを抱いている状態でのストーリーの可能性がある．出来事に直面しにくかったり受け入れにくい状態では，自分をみつめることは容易ではない．そのため，相手の不十分さや不満を中心としたストーリーを作り，対応している状態かもしれない．

4）豊かなストーリーの効果

面接法を学んだ人は，質問法のオープンエンド・クエスチョン（open-ended questions）とクローズド・クエスチョン（closed questions）*の2種類の質問を知っているだろう．“オープン・エンド”とは，閉じられているのではなく，開いている状態で，次のものや新しいもの，異なるものが入り込む状態と考えることができる．

*オープンエンド・クエスチョンは，“はい”/“いいえ”や一言，あるいは単純な事実で返答できにくいもので，いつ，どのように，どのくらい，どこで，何を，なぜ（when, how, how long, where, what, why）が用いられる．

クローズド・クエスチョンは，“はい”/“いいえ”や一言で，あるいは短い事実だけで返答できる問いかけである．しかし，オープンエンド・クエスチョンのような問いかけでも一言で終わる場合もある．

オープンエンド・クエスチョンであっても，クローズド・クエスチョンであっても，さらに新しいことや異なることなどが今まで共有されていることに加わることで，それまでのストーリーがさらに深まったり，新しいストーリーが作られたりしやすくなる．たとえば，苦しい状態にあるというストーリーに，この苦しさに対して別の体験が語られたりすると，そんなにも苦しい状態にあったのかと深まったり，苦しさに加え，怒りも体験しているという新しいストーリーになったりする．これらのストーリーは，わかり合うことが深まることにも，多角的・包括的理解にもつながる一例といえる．

しかし，なかなかこのような豊かなストーリーにつながりにくいこともある．その1つに健康障害の発症や治療がある．

がんの発症と心的外傷後ストレス（cancer-related post-traumatic stress disorder）の研究が進められている．PTSDの症状と類似する症状であるショックや不安，無力感や恐怖感などを体験しやすく（National Cancer Institute, 2015/2017），Cordova et al（1995）は，乳がんの早期段階で診断を受けた女性では，発症年齢が早く，収入や教育歴の低い状態ではPTSDの発症がみられやすいことを報告している．Gurevich et al（2002）は，早期ステージの診断を受けた人の3～4%が，治療を終えた後には35%がPTSDの基準を満たしている一方，PTSD基準は満たさないが高い苦悩状態にある割合は，早期ステージの人の20%，再発の場合は80%を占めることを明らかにした．東南アジアでがんの診断を受けた469人の4年間追跡調査（Hsien, et al., 2017）では，診断6カ月後の発症率は21.7%で，4年後には6.1%がPTSDを発症しており，乳がんを発症した女性は診断後6カ月の時点で，PTSDの発症率が他のがんの発症よりも3.68倍高く，時間的経過に伴い，全体的にPTSDの発症は減少するが，悪化する人も約1/3いることも示されている．これらの状態に対し，診断名を伝えた後にスクリーニングをしてPTSD様症状の発症予防をするとともに，PTSDの治療である危機介入やリラクセーション，心理教育やサポート・グループを通し，とらえ方や情動体験の変容のために認知行動療法やナラティブ・アプローチなどが活用されている．

また，Petersen, Bull, Propst, Dettinger & Detwiler（2005）はがんの診断を受けた人々にナラティブ・セラピーを用いている．今日，がんの診断イコール死の宣告ととらえられる状態から変化し，早期発見により初期段階での治療によって，健康障害と共に生活を送る慢性疾患の1つとしてとらえられるようになったが，いまだがんの診断は多くの人々にとって死をイメージしやすい健康障害の1つであろう．危機的状態であり，過去，現在，そして将来が揺さぶられる出来事として体験されやすい．診断を伝えられる前，そして検査結果を伝えられるとき，そしてその後の治療経過のなかで体験した様々なトラウマティックな出来事などを語ることは，最初のショッキングな体験や治療に伴う不安や苦痛などを様々に**再評価（re-appraisal）**することになる．

再評価がネガティブであれば，特定のことが頭から離れない状態になったり，回避する対処法をとりがちになったり，心理的苦悩が高まりやすくなる（Creamer, Burgess & Pattison, 1992）．一方，とらわれやすい状態であっても，ポジティブな再評価によって出来事に対する意味を見いだしたり，混乱した状態から現実や健康障害を受け入れやすく整理し，自分のものと位置づけやすくする（Redd & Jacobsen, 2001）．

これらを踏まえ，Petersen, Bull, Propst, Dettinger & Detwiler（2005）は，がんからの回復プログラムとしてナラティブ・セラピーをグループで実施した効果を報告している．体験を語ることで，落ち着きを取り戻したり，一時的な安堵感を得たり，不安や恐怖感を軽減したりするだけでなく，がんを発症した体験に新しい意味をみいだすことにもつながりやすくなっていた．これらの認知行動療法やナラティブ・セラピーを用いて豊かなストーリーを作るケアは，がんだけでなく他の健康障害にも適応可能なものであろう．

5）家族の６つのネガティブなストーリー

野嶋佐由美ら（1997）は，臨床経験４年以上の看護師，保健師，助産師30名の面接から，対応困難と体験する家族の類型化を試みた．18種類を６つに類型化したものには，① 看護職に専門性を発揮させない家族，② 看護職の専門的なテリトリーに侵入する家族，③ クライエントに望ましくない影響を及ぼす家族，④ 問題家族，⑤ 援助関係形成困難な家族，⑥ 援助方法がみいだしにくい家族が含まれている．

20年あまりの時間が経過しているが現在でも同様の状態はみられるため，看護職をヘルスケア・ワーカーに置き換え，そして相互関係のストーリーでこれらの結果を考えてみよう．

(1) ヘルスケア・ワーカーに専門性を発揮させない家族

専門性を発揮させない状態とは，クライエントに特別に対応することを家族が求め，満足できないと攻撃的な態度で接してきたり，不満をスタッフに直接伝えるのではなく，師長や主治医など他のチーム・メンバー，それも社会的に力をもつとみられているメンバーに訴え，権威を振りかざしたりすることである．このような対応には，家族の教育歴や知的レベルの高さ，社会的地位の高さも関与している場合もある．学校の場合，保護者が担任教師に話すのではなく校長や教育委員会に訴える，知っていることをひけらかし担任教師や学校関係者を下にみる，クラス写真撮影時に自分の子どもがどうして真ん中にいないのかなどと不満を訴えてくるなど，様々な場面で同じようなやりとりがみられ，専門家は対応しにくい状態ととらえやすい．

ヘルスケアはクライエントや家族とヘルスケア・ワーカーであるあなたとの相互作用であり，あなたの専門性を発揮することを，ケアの受け手であるクライエントや家族が尊重してくれる関係で成り立っている．あなたにとっては，２章で述べたネガティブな情動を体験しやすい場面の１つとして，威厳，尊厳，尊重や自己価値を無視されたり，軽視されたり，自由度やコントロール感覚が制限されたり，思いに反した行為をとらされる場合があり，これらの視点でのストーリーが作られやすい．一方，クライエントと家族はそれぞれ別々の，あるいは同じようなストーリーをもっている．

家族はクライエントのことを心配し大切に思うからこそ，特別に対応してほしいし，少しでも，そして１日でも早くよくなってほしい．脅したりしているとは意識していないが，ほしいものを手にすることだけに焦点が向けられるという視野の狭さによるストーリーが作られているのかもしれない．冷静になりにくい状態で生まれるストーリーかもしれない．このような状態において，専門職に専門性を発揮してもらうことはクライエントや家族にとって得することである，というストーリーを作りにくいが，そうした状況で専門性の発揮を求めようとしても，行動の結果はその逆になる関係に陥りやすい．

(2) 専門性へ侵入する家族

専門的なテリトリーに侵入してくる場合には，病状や検査，治療，ケアなどについて１つひとつ事細かに質問してきたり，ケアのやり方を特定の方法で行うように指示してきたり，あなたの一挙一動を監視しているような場合である．これはクライエントや家族の態度が，ヘルスケア・ワーカーであるあなたにお任せしますというものから，自己責任をもつように変化してきたことにも影響を受けている可能性もある．また，たとえば，在宅療養中に家族がクライエントや家庭生活に即した対応をしている方法を，そのまま入院中にも続けてほしいと希望しているような場合もあるだろう．

人はそれぞれの状況で何らかの対応をするもので,「何もしない」ということは逆に容易ではない．「無視する」「考えない・考えないようにする」なども1つの対応であり,「何もしないこと」とは異なる．また多くの場合は，その人や家族なりに何らかの対応をしている．ヘルスケア・ワーカーであるあなたからすると，否認したり，拒絶して何もしないように思うこともあるかもしれないが，否認や拒絶するというのもクライエントと家族の対応の1つである．

健康障害の診断を受けたり，再入院になっても，クライエントの態度や行動に何も変化がみられなかったり，健康に留意した生活を送らないと，家族は何度も注意する．しかし，クライエント自身は小さい変化かもしれないが何かを変えていることもある．しかし，家族が期待するようなものではない可能性もあり，ここでも別々のストーリーが作られている可能性もある．あるいは，クライエントが苦しがったり嫌がるので治療継続を中断したり，クライエントが自分で行うのではなく，周囲が手を出してしまう場合もある．この場合，家族は「つい手を出してしまう」というストーリーはなかなか提示しにくく，「クライエントが苦しがる，嫌がる」を中心としたストーリーを語りやすい．このようなときには，クライエントにクライエント自身のストーリーを語ってもらうことが必要となるだろう．

また，クライエントと家族が協力し合って実践するストーリーもある．これらに対し，専門家からみると効果的な方法でないかもしれないが，クライエントや家族が独自のストーリーを築いてきたため，まず，そのストーリーを理解し，尊重することが求められる．しかし，クライエントや家族のストーリーを鵜呑みにして従うということではない．より効果的な手順が専門家からみてある場合は，クライエントや家族が行ってきたことを理解したうえで，話し合い，より効果的な方法をみつけていくという，クライエントや家族とヘルスケア・ワーカーであるあなたとの協同作業によるストーリーづくりが求められる．クライエントや家族とヘルスケア・ワーカーが別々の目的をもち歩んでいくのではなく，3者が1つの同じ目的に向かって歩んでいくことであり，これが協同作業といえる．

加えて，強い不安を抱くなか，医療事故の報道により一層不安を強めている可能性も否定できない．自己責任をとるために，わからないことをアサーティブに明らかにしようとしているのかもしれない．あるいは，強い不安を抱いているので，事細かに質問してきたり，あなたの一挙一動を監視しているのかもしれず，(1) のあなたに専門性を発揮させにくい状態になる可能性もある．あなたは監視されているように思うと，ネガティブな情動を抱きやすく，ベッドサイドに行きにくくなったり，接することを避けたり，家族に関するネガティブなストーリーを作りやすくなる．

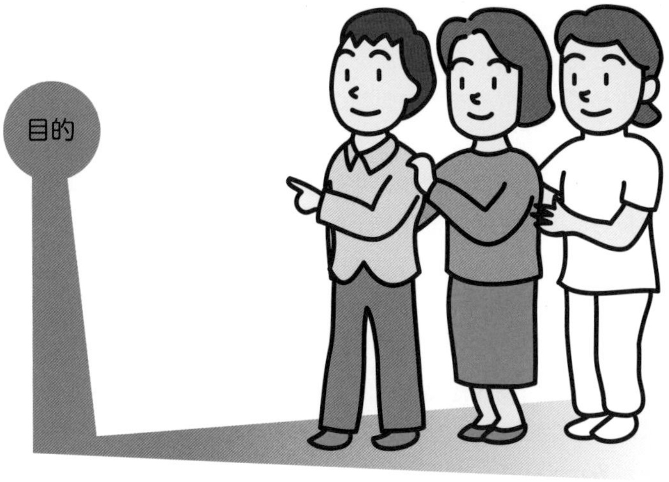

try

このような状態の場合，あなた（ヘルスケア・ワーカー）はたとえば次のようにリフレーミングするとどうだろう．家族はクライエントにどのようなケアをしているのかに関心を向けており，滅多に面会に来ないのではなく，その場で必要最低限のことだけをして，「泣いてしまう」「辛い表情を浮かべてしまう」姿をクライエントに見せたくない，とリフレーミングする．そして，リフレーミングすることにより，信頼関係も築きやすくなるだろう．

一方，ケアを受けることは専門家に世話をしてもらうことであり，適度な“退行”を伴うことも必要となる．ケアの提供者に依存することが自然な営みであるにもかかわらず，適度な退行をしないようにするクライエントや家族にあなた（ヘルスケア・ワーカー）は違和感や不快感を抱いているかもしれない．あるいは，ヘルスケア・ワーカーはクライエントを「○○様」と呼んでいても，家族やクライエントに対してはケアの提供者に従うことや上下関係をどこかで期待しているのかもしれない．あるいは，クライエントや家族からの対応によって，専門家として不十分さを意識する状態になり，ヘルスケア・ワーカーのあなた自身が強い不安を抱きやすいのかもしれない．

(3) クライエントに望ましくない影響を及ぼす家族

家族がクライエントに望ましくない対応をしたり，家族としての役割を担わなかったり，家族とクライエントが適度な距離をとりにくく，過剰に密着した状態などがある．

食事療法中のクライエントに食べ物の差し入れをしないように依頼していても，クライエントに言われるともってきてしまったり，洗濯などをもち帰らなかったり，入院費を支払わなかったり，クライエントへの配慮に欠けた発言をしてクライエントの不安を高めてしまうなどが一例として挙げられる．さらに，クライエントに問いかけても，家族が代わりに発言をしたり，クライエントの言うままに従ってしまったりする状態も含まれる．

このような場合，家族がクライエントの状態や予後などに強い不安を抱いているのかもしれない．「病気だから可哀想だし」と，家族がクライエントの回復プロセスを支えきれない不安の高さのストーリーがあるのかもしれない．家族としての役割を担いにくい状態は，それまでの家族関係から意図的に役割を担うことを拒否している，家庭内にクライエントがいないために多忙さが影響しているなど，それまでの家族関係や入院などによるシステム内の変化の影響を受けている可能性もある．それまでの家族関係が機能的でない場合には，メンバーの1人が健康障害を発症した場合，家族システムがより機能的に変容する機会となることもあるが，変化が生じていても今までの関係を維持し変化することをしない状態が続く場合も少なくない．

一方，ヘルスケア・ワーカーは，このような背後のストーリーを理解するよりも，ヘルスケア・ワーカーの視野に入ってくる情報と，クライエントの回復を中心とした視点からストーリーを作ることが多く，期待する状態と異なると，クライエントや家族に関しネガティブなストーリーを作りやすい．

(4) 問題家族

ヘルスケア・ワーカーや医療保健福祉機関などに対する不満や噂を他のクライエントや家族に話し，病棟というシステムの他の部分にネガティブな影響を及ぼしたり，頻回なナース・コールなどの訴えが多く，これらの訴えに対しすべて応じることを求めたり，自己決定などが行いにくく待てない状態になると，ヘルスケア・ワーカーが代行せざるを得ないなどの状況が含まれている．このようなとき，クライエントや家族は，何らかの要因で，不安や不満を自分で抱えることができにくく，第三者を自分の側に置いて安定感を得ようとしているのかもしれない．他のクライエントや家族と組んで，ヘルスケア・ワーカーや医療保健福祉機関などが悪いという三角関係を築くことで，安定感や自分たちが正しいことを確認しようとしている可能性もある．

一方，ヘルスケア・ワーカーは，1人のクライエントだけでなく他の人々へのケアにも同時に対応することが求められ，思うように対応できない状態になったり，他の家族との関係を調整するために追加した時間を費やしたりと，特定のクライエントとその家族と同時に，他のクライエントやその家族という複数の人々への2つ以上のストーリーを作りやすい．また，その内容もネガティブな内容になりやすい．

この状況がより明確な場面が学校の教室であろう．2019年の平均クラス人数は小学校で23.3人，中学校で27.2人と年々減少傾向がみられるが（文部科学省，2019），1人の保護者が自分の子どもに特別の対応を求めてきたり，他のクラスメートの保護者と仲間になり担任教師に不満の改善を求めてくるような場合である．その子も大切であるが，残りの児童生徒も大切であり，どのようにこのバランスをとっていくかの課題に直面しやすい状況といえる．

(5) 援助関係づくりが困難な家族

ヘルスケア・ワーカーを比較したり，スタッフの少ない時間を選んで面会してすぐに帰宅したり，話をしてもあまり語ろうとしないなど，“つながり”を拒絶したり，疑惑を抱いている状態が含まれる．たとえば，自分の身長が高いのか低いのかは，標準値や他の人と比較することで判断できる．満足していたり，特に問題を抱いていない場合には，比較することはあまり行わないため，比較する場合には，何らかのネガティブな情動を体験しているために行うことも少なくない．たとえば，自分は世話をしてもらっている弱い立場にいる，ヘルスケア・ワーカーにネガティブに思われると自分にとって不利になる，などと不安を抱いている場合には，表面的には感謝をしていてもこころからの感謝ではないため，ヘルスケア・ワーカーは違和感を抱き，関係の築きにくさを感じる場合もある．

一方，あなた（ヘルスケア・ワーカー）が「いい人」と位置づけられた場合には，これが他のスタッフとの表立った比較によらないものである場合には受け入れやすい．しかし，「あの人よりもいい」と他のスタッフとの比較によってポジティブに位置づけられた場合には，あなた自身の職場での対人関係や自分に対するとらえ方にもよるが，嬉しく感じたり，逆に受け入れにくさを体験するかもしれない．

これが顕著にわかりやすいのが，4 月に学校の担任が決まったときである．「今回も経験のあるいい先生になった」「今回の先生は新卒だから大丈夫かな」「今回の先生は評判も悪いし，担任になってほしくなかった」などと比較したり，あるいは気にかけないなど，子どもを任せる人に対して養育者は様々な思いを抱き，それぞれのストーリーが作られる．

病棟は交代制のチーム医療だけでなく，看護実践もアメリカで考案されたチーム・ナーシングやプライマリー・ナーシングに加え，日本独自のモジュール・ナーシングのシステムが採用されている．複数で 1 人のクライエントを担当する場合と 1 対 1 で担当する場合があるが，学校と同様に，「B さんの方がよかったな〜」と比較されることがあるかもしれない．一方，作業療法士や理学療法士は担当制で，1 対 1 でかかわる関係が多い．クライエントや家族はどのようなストーリーを作っているのだろうか．

また，ヘルスケア・ワーカーとの関係を避けたり話そうとしない場合は，家族には家族なりのストーリーがあるが，それを理解することが困難である状態のなかで，ヘルスケア・ワーカーは独自の，通常はネガティブなストーリーを作り上げやすい．

(6) 援助方法をみいだしにくい家族

ヘルスケア・ワーカーにとって対応が難しい家族を挙げてきたが，(1)〜(6) のすべてに共通していることは，クライエントや家族とヘルスケア・ワーカーの間のコミュニケーションがうまくいかず，共通理解がしにくく，それぞれがストーリーを作る点である．そして，さらに関係が円滑に営まれにくくなるという**悪循環**が生じていることが考えられる．悪循環とは，システム内で問題を解決しようとする人々によって作られており，ネガティブな側面にしか視点が向けられにくくなり，システム内には悪循環ととらえている人がいる状態である（楢林理一郎，2000）．

われわれは，生活や治療，ケアに支障が生じている状態に対し，原因を明らかにして問題解決しようとする．胃部不快感や胃痛がみられ，その原因がピロリ菌による潰瘍であることが明らかになれば，ピロリ菌への対応と潰瘍状態が回復するような薬物療法や生活改善が行われる．

しかし，対人関係では，原因を明らかにすることで対応が可能になる場合と，逆効果につながる場合がある．前者の場合には，A さんのある発言により B さんが気分を害した場合，A さんにとっては想像だにしない B さんの反応であったが，特定の発言で気分を害したことを謝罪したり，互いの思いを話し合うことで問題解決が可能となる．しかし，B さんの気分を害した状態がなぜ（why）生まれたのかという原因が明らかにならない場合には，解決の糸口がみつからないために，疎遠な関係が続き，時間の経過のなかでさらに関係が悪化し，解決しにくい状態になっていく．

後者の例で援助方法をみいだしにくい家族を考えてみよう．糖尿病を発症した人がかなりの量の間食を摂取する状態に，家族が間食をしないように言う．つまり，血糖値のコントロール不良な状態の原因を間食として，その原因を取り除こうとしている状態である．しかし，残念ながら，家族が間食をしないように言っても，この状態に変化は生じにくい．家族が言えば言うほど，変化のない状態に家族メンバーもいらつき，口調も厳しくなったり，“怒り”を抱くようになる．クライエントはうるさく言われることに嫌気がさし，間食を摂り続ける，つまり，間食の量をさらに増やす状態になる．原因ととらえた「間食」をなくそうとすればする程，状態は悪化することになる．このような場合，**どのように（how）**血糖値のコントロール不良状態が維持されているのかという視点から，家族関係やクライエントの反応などをとらえてみると，悪化や改善のない状態がどのように**維持**されているかが明らかになりやすい．このように相互関係でのストーリーでみてみると，血糖値コントロール不良状態に関する様々な見方ができやすく，1つの狭いストーリーが作られている状態に気づきやすくなる．

加えて，がんや神経発達症，うつ病や統合失調症などを発症した親や同胞をもつ子どもたちや兄弟姉妹も忘れてはならない家族メンバーである．同胞ががんの診断を受けた兄弟姉妹の60％が中等度から重度のがん関連心的外傷ストレス症状を呈し，22％がPTSDの診断基準を満たしていたことをKaplan, et al（2013）が報告している．子どもたちの場合には，同胞の治療に親が時間を費やす状態や同じ学校で他児童生徒からネガティブなことを言われることをはじめとして，家庭内外で様々な体験をしており，ケアの対象に含める必要性が指摘されている．岩崎みすず・水野恵理子（2009）は統合失調症を発症した8人の兄弟姉妹の語りから，平均罹患年数が31年余りのなかで，同胞の病気そのものと同胞を受け入れることにアンビバレント*な感情や負担感を抱きながらも，他者配慮を高め，同胞中心になりすぎずに，自分自身のニーズを満たし，生き方や価値観を見出している状態を明らかにしている．このようなプロセスにおいて，何らかの健康障害を発症した同胞の兄弟姉妹も孤立化することなく，ピアサポートや社会的資源の効果的な活用への支援を行う必要性が示唆されている．

*アンビバレント（両価的：ambivalent）：1つの対象に対し，2つ以上の相反した感情や態度などを抱き，これらの相反したものが統合されていない心理状態を指す（たとえば，愛情と憎しみ，保護したい思いと拒絶したい・破壊したい思い）．

6）関係中心ヘルスケア（relationship-centered health care）

それぞれのストーリーが共有され，クライエントや家族とヘルスケア・ワーカーがパートナーシップ（partnership）を組んで協同しながら，ヘルス・プロモーションや健康障害予防，健康障害からの回復や治癒のため，あるいは積極的な治療法がない場合など，どのような状態でも必要なことを相談しながら決めて一緒に歩むことが関係中心ヘルスケアである，とWilliams, Frankel, Campbell & Deci（2003）が指摘している．関係中心ヘルスケアは，クライエント中心のケア（client-centered health care）に加え，クライエントとヘルスケア・ワーカー間の関係の重要性に焦点が向けられている．

Epstein, et al.（2003）は，文献レビューからクライエント－主治医間の関係をまとめているが，関係中心ヘルスケアは，他のヘルスケア・ワーカーにも同じように求められるものである（**表9**）．

これらのなかで，クライエントとヘルスケア・ワーカーが共感的で，協同的な関係で，クライエントの自律性をサポートする関係が望ましいが，ときには権威的であったり，距離をとったり強制力を用いたかかわり方が必要なことも指摘されている．

表 9　クライエントとヘルスケア・ワーカーの関係（Epstein, et al., 2003）

密　接（closeness）	⟷	疎　遠（distance）
共感的（empathy）	⟷	無関心・つながっていない（detachment）
自律的・自由さ（autonomy）	⟷	権威的・支配的（authority）
家族や地域社会中心（family/community focus）	⟷	個別中心（individual focus）
協働的（collaboration）	⟷	威圧的（coercion）
関係中心（relationship-centered）	⟷	診断中心（diagnosis-centered）
深いかかわり（involved）	⟷	冷静に（equanimous）

注）オリジナルの英語では名詞の表現が多いが，日本語に合わせて，表現を形容詞的に変えている．

表 10　本人のやる気を阻害する可能性のある対応（Gordon, 2001）

行動	実施頻度
命令，指示，注文	よくする・ある程度する・滅多にしない・しない
警告，脅し	よくする・ある程度する・滅多にしない・しない
アドバイス，示唆，解決法の提供	よくする・ある程度する・滅多にしない・しない
論理で説得，議論，講義をする	よくする・ある程度する・滅多にしない・しない
義務について道徳的な説明，説教，教える	よくする・ある程度する・滅多にしない・しない
判断，批評，異論を唱える，非難する	よくする・ある程度する・滅多にしない・しない
同意，是認，称賛	よくする・ある程度する・滅多にしない・しない
恥をかかせる，あざ笑う，罵倒する	よくする・ある程度する・滅多にしない・しない
解釈，分析する	よくする・ある程度する・滅多にしない・しない
元気づける，同情する，なだめる	よくする・ある程度する・滅多にしない・しない
質問する，探りを入れる	よくする・ある程度する・滅多にしない・しない
引き下がる，注意を逸らす，機嫌をとる，話題を変える	よくする・ある程度する・滅多にしない・しない

try

さて，あなたは，クライエントに対し，7 つの関係のとり方でどのような傾向があるだろうか．それぞれにおいて，**“ほどよい”**状態が求められる．疎遠な関係は望ましくはないが，逆に過剰に密接になり過ぎていると，クライエントと自分自身の境界が不明瞭になったり，同一化してしまう可能性もある．冷静なかかわりも重要であるが，距離がとられ過ぎてしまう可能性もある．かかわっていくことは大切であるが，かかわり過ぎてしまっては，クライエントのためにはなりにくくなる．“ほどよい”距離での関係のとり方が重要といえる．

表 10 は，Gordon（2001）が“ロードブロック（roadblocks）”として挙げている，聴くことを妨げる生じやすい 12 の反応である．これらの反応は悪くはないが，話し手の語りを中断し，話し手自身が語りたいことを語るために言い続けたりあなたと話すことを避けるようになる．

7）ストーリーの共有

Fukui, et al.（2000）は，欧米で発達し効果が検証されているがんを発症した人々への心理教育的グループが日本人にも適応できるか否かを検討した．国立がんセンター東病院で乳がん治療を受けている44名を6つのグループに区分し，90分／回，計6回の6週間プログラムを行った．対象となった医療機関が1つであったり人数の少なさなどを考慮して結果をとらえる必要があるが，多くの示唆が得られている．

そのなかでも，ストーリーに関するものは，心理教育的グループへの働きかけのなかで，ヘルスケア・ワーカーなどからのアドバイスを受けるよりも，自分の体験をグループ内で語り共有することを求めている傾向のあることが示されている点である．自分のストーリーの語りは，ピア（peer；仲間）である同じ健康障害をもつ人々同士だけでなく，ヘルスケア・ワーカーにも聴いてもらいたいであろう．また，サポート源として，欧米ではパートナーが主な存在であるのに対し，日本人の女性クライエントは同性の家族や友人を求めやすく，1人の人としてよりも，女性として家族内における母親や主婦としての役割の大きさとの関連性が指摘されている．

ストーリーの共有やサポート源としての家族との関係の違いに加え，この研究では欧米との社会・文化的差異の可能性も示唆されている．たとえば，情報提供に関して，生存率などの統計結果は関心の高いものであっても，統計データの数字を明確に知ることを求めず，参加者の質問に応じる形態が求められ，事実を直接伝えないコミュニケーションを求める傾向がみられた．これはインフォームド・コンセントや自己責任が普及し，クライエントの自己決定にもとづき治療やケアが尊重される動きに呼応していないと考えることもできる．Fukui, et al. はクライエントの「先生にお任せします」や「仕方がない」の発言にみられるように，父系性（paternalism）を主治医やヘルスケア・ワーカーに求め，指導的あるいは権威的指導スタイルやリードされる形態を好んでおり，受け身的な態度をとりやすい傾向のあることをわが国の社会・文化的特徴として取り上げている．

しかし，社会・文化的影響のみならず，健康に関するビリーフや動機，コントロール感覚などが影響していることも考慮しておく必要がある．というのも，欧米でも，寝たきり状態ではなく自分で移動可能なクライエントの4人に1人が自分の健康障害に対し，自ら積極的に取り組むことを求めず，主治医に治療方針の決定を任せたい，治療関係を継続したくないこと（Levinson, Kao, Kuby & Thisted, 2005；Swenson, et al., 2004）も明らかにされているからである．

8）豊かなストーリーへ

5）-（6）の例（p.77～78）のクライエント自身が間食を止めるようにするためには，間食を食べ続けていることに関連したパターンの把握が必要になる．たとえば，間食は何をどのくらい購入し，どのくらいの量を何時間や何日で摂取しているのか，間食は誰が購入しているのか，クライエント自身が購入しているのであれば，いつ，どこで，そのお金はどこから得ているのか，家族はどのように言っているのか，そのときのクライエントの状態は，そして家族から何か言われた後のクライエントはどうだろうか．もし，間食をしないように言っ

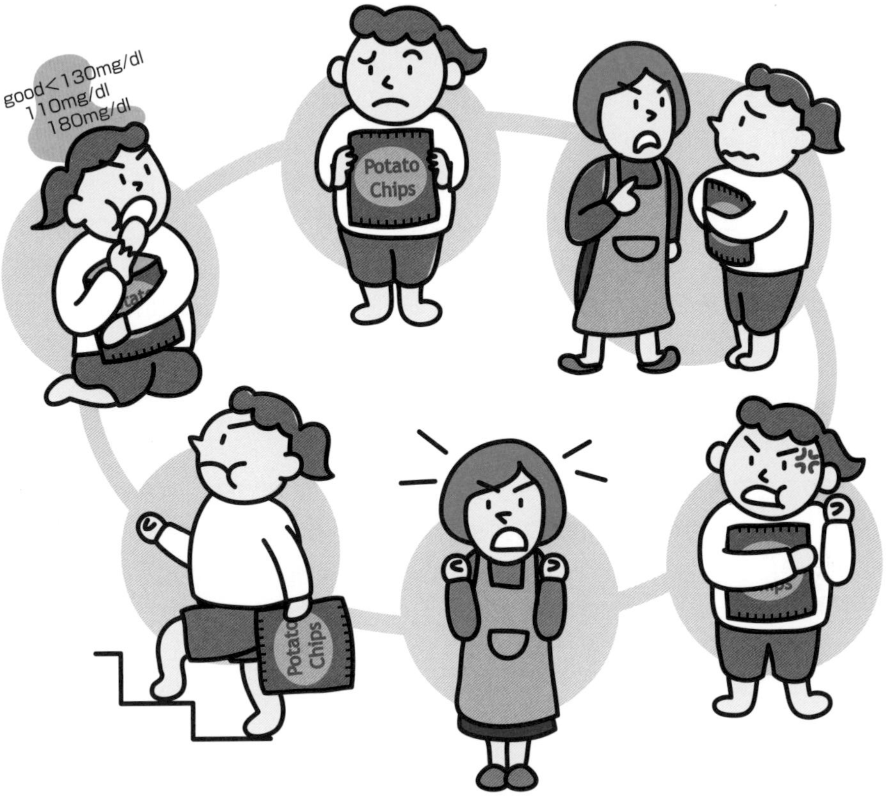

ている家族が購入しているのであれば，それを家族はどのように思っているのか，どうしようと考えているのか．

これらの一例を挙げよう．

「購入してはいけない」と思う → コンビニエンス・ストアの前を素通りするが，「もしおなかが空いたらどうしよう」と不安になる → コンビニエンス・ストアに戻りお菓子を購入 → 家族に見つからないように，保存 → 食べてはいけないと思いつつ，いらつくとお菓子の摂取 → 家族の注意や小言 →「わかっているけど，つい手が出るんだ」と思いつつ，何も言わずにいる．あるいは，「うるさい」と怒る → 家族はさらに言い続ける → クライエントは別の部屋に行く → 静かになったら間食する．

という状態である．つまり，これが円環的になっている状態である．

「購入してはいけない」と思うことと，「家族に見つからないように，購入した間食を隠す」行為は，クライエント自身が間食をしない方がいいと理解している証である．しかし，空腹に対する予期的不安のために間食を購入してしまうため，クライエントが間食を購入してはいけないと思っていることを家族が理解することや，クライエントへの空腹対応の方法を話し合うことも１つの働きかけであろう．加えて，「いらつく」ことがどのような状態であるのかを明らかにして，より健康的な対処法を家族のサポートを得て話し合うことも１つの働きかけといえる．また，心理・社会的側面に視点が向けられやすいが，より包括的な理解と働きかけにおいて，身体的側面も考慮し，活動量と摂取量のバランスなども併せて理解しておくことが望ましいと考えられる．これらの対応により，間食をしているクライエントを見たときに，家族の対応は異なる可能性が生じる．さらに，クライエントがいらついたときに新しい対処法を行うと，間食を摂取しにくくなるかもしれない．その結果，家族が注意や小言を言う場面も生まれにくくなる．そして間食をしないクライエントを家族が認めることも，クライエントにとっては大切なことである．

円滑に進まないことがあると，われわれは特定の人を「悪い人」と位置づけがちである．円滑に進まないことの原因を特定の人に求めることで，自分が悪くないように位置づけようとする．これは人として自然なことでもあり，かつ自分を適宜守っていることでもある．しかし，人は１人で生活をしているわけではなく，数えきれない人々との関係のなかで毎日の生活を送っている．

scene

職場でのことである．Ｇさんはスタッフ数の少なくなる夜勤でも，なかなか巡回が終わらず，業務の手順も悪く，他のスタッフから指摘を受け続けている状態であった．

指摘を受けても改善がみられず，さらに指摘される状態で，Ｇさんは退職を考えるようになっていた．出勤も遅刻をするため，病棟師長がどうにかしないといけないと思っていた．

Ｇさんは「今日もまたうまくいかないのかな」と憂うつな気分を抱きながら，出勤した → 挨拶をしたが，他スタッフが明るく挨拶をしてくれなかった（ととらえた）→「よく思われていないんだ．ダメなんだ」と考えた → 表情がすぐれないＧさんに，スタッフは「仕事をする気があるのかしら」と不満や怒りを抱いたが何も言わずにいた → ベッドサイドでのク

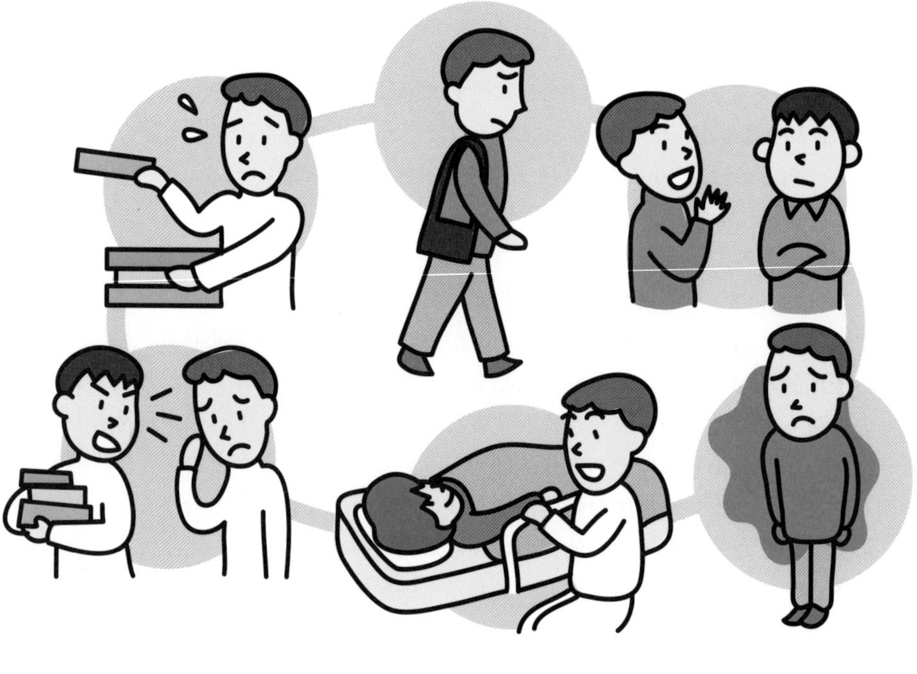

ライエントとの会話にホッとするので，ベッドサイドで過ごす時間が長くなる → 他クライエントへの対応が遅れていることをスタッフが指摘をする → G さんは，さらに緊張と不安，怒りなどを抱きつつ，多くの業務をやりこなすために小走りで動いたが，業務が残った → 周囲は，「仕事をてきぱきとこなさないでベッドサイドで話し込んでいて」と不満を抱きつつ，「手伝うことはない？」と問いかけ，業務が早く終わるように働きかけた → G さんは，何を頼んでいいのかもわからず，「大丈夫です．後は私がしないといけないことなので」と返答した → 周囲は，明らかな片付けなどは行って帰宅した → 夜勤のスタッフが多忙に動き回るなか，G さん 1 人だけ数時間残り，遅い時間に帰宅した．

職場も 1 つのシステムであり，様々なシステム・メンバーで構成され，それぞれがサブ・システムをもっている．1 つのシステム内には，上位システムと下位システムがあり，家族では世代間の境界により，親あるいは夫婦が上位のサブ・システムとなり，子ども同士の下位のサブ・システムとに区分できる．他にも世代や性別，興味や機能などでサブ・システムが形成されている．職場内の同職種のシステムであれば，上位システムは管理職で，下位システムはスタッフで構成される．異なる職種から成るチームであれば，治療サブ・システム，看護サブ・システム，医療事務サブ・システムなどが職種別でみられたり，性別や経験年数，趣味などの特定のことでサブ・システムが生じたりする．これらは，メンバーの変化があるため，家族のサブ・システムほどには安定しておらず，長く続きにくいサブ・システムといえる．

サブ・システムの状態は，他のシステム・メンバーにも影響を及ぼすが，G さんの例は，看護職のサブ・システムに焦点を当てている．周囲が G さんの行動に問題の原因があると指摘をすることが，G さんのうまくいかないことをさらに悪化させることに関与している可能性がある．生死にかかわる業務でもあるため，不十分さを放っておけず，どうしても指摘をせざるを得ない状態にもなりやすい．しかし，円環的にとらえると，G さんではなく，効果的でない指摘が続けられている状態に着眼し，指摘をすることや指摘の仕方の工夫について周囲で話し合い，異なる方法を用いてみることが対応の 1 つになるかもしれない．このとき，スタッフ全員が共通理解して同じように対応することが必要となる．

さて，あなたの身近で「問題」になっていることはないだろうか．「問題がないこと」は「ない」だろうから，それを前述した円環的に関与している豊かなストーリーでみてみると何がみえてくるだろうか．問題が問題解決しないにもかかわらず，リフレーミングや豊かなストーリーで「問題」が “解消” してしまうかもしれない．

7 解決志向的アプローチ（solution-focused approach）

解決志向的アプローチ（solution-focused approach）は問題を解決することに何が役立つかをみつけていく短期療法（brief therapy）の 1 つの方法で，1980 年代から Steve de Shazer や Insoo Kim Berg らが開発したが，Milton Erickson*の考え方に基づいている．人は問題解決を行うことに必要となる強さや成し遂げる力，将来に向けて成長していく力をもつ “変容する存在” であることを信じ尊重したかかわりを行う．機能していないものはそれを変えようとしないで，少しでも効果がみられることをもっと行い，効果的でないことは別のことを実際に行動にとってもらう．

* Milton H. Erikson（1901-1980）アメリカ人で心理職から精神科医になり，現代の催眠療法の父と位置づけられ，家族療法家でもある．“今－ここで”の問題を解決することに焦点をおき，メッセージのダブルバインドを活かした催眠誘導（例えば，「窓が開いていますね」というメッセージは，「窓を閉めたほうがいい」というメッセージを含んでいる）を行い，神経言語プログラム（neuro-linguistic programming；NLP）や解決志向アプローチの発展につながっている．有名な言葉に「治療に抵抗するクライエントなどいない．柔軟性に欠けるセラピストがいるだけ」がある．

人は立ち往生をしていたり，困難さを体験しているとき「全部ダメ」「何をやってもうまくいかない」など，「すべて」「絶対に」「何１つ」と考えやすい．しかし人の状態には必ず波があり，まったく同じ状態に居続けることはない．小さいかもしれないが，少しの変化や例外は必ずみられる．これらに視点を向け，それを行うことが解決につながるため，視点を向けるための質問スキルを高めることが求められる．

try

表 11 の問いかけをペアになりそれぞれが何らかの困りごとを選んで返答してみると，これら２つの差異を実感するとともに，上述したようにその人のもつ変容力を信じ，その人がこれまでと今行っていることで効果的なことを意識し，その人自身が解決していくことを促す効果の得られることが体験できる．

加えて，解決志向的セラピーではミラクル・クエスチョン，例外探しの質問，スケーリング・クエスチョンなどが用いられる．その人が手に入れたい状態（＝相談をしてどのような状態になりたいのか）を明らかにしてもらうために，**ミラクル・クエスチョン（miracle question）**を用いる．クライエントが考える“問題のない生活”で「今夜Ｌさんが寝た後で奇跡が起きたとします．Ｌさんは眠っているので，何が起きたのかは知りません．奇跡が起きて，Ｌさんがここに来るようになった困っていることが解決されています．Ｌさんは，これまでとどのような違いがあることから奇跡が起きていると思いますか？」と問いかける．イメージしにくい場合には，起床時から時系列で語ってもらったり，いつ，どこで，誰が，

表 11　問題中心と解決中心の質問（一例）

問題中心の質問	解決中心の質問
「何にお困りですか？」 「お困りなことをおきかせください」	「困ったことがないときはありますか？　どのようなときですか？」 「困ったことがないときは，何が違いますか？」
「そのことは，どのくらい続いていますか？」 「一番最初に，このことに気づかれたのはいつ頃ですか？」	「そのとき，困ったときが起きないのはどうしてだと思いますか？」
「どんなときに，ひどくなりますか？」 「どのくらいの間隔（頻度）で起きますか？」	「その（困らない）状態を続けるために，何をしたらいいでしょうか／何をしますか？」 <もし「わからない」「知らない」との返答があれば> 「もしわかったとしたら，どう考えますか？」
「その問題は，○さんの生活（仕事，家族関係など）にどのくらい影響を及ぼしますか？」	「困っていることがなくなったら，○さんの生活は何が違いますか？」

何を，どのようにという5W1Hの質問をしていくと具体的に明らかにしやすい．達成したい状態のイメージの明確化を促す問いかけには，次のようなものも用いられる：

「もしわたしが，魔法の杖をあなたの頭の上で振ると，Lさんの問題がこの場でなくなってしまうとします．問題がなくなった生活の中で違うこととして，どのようなことに気づきますか？」

「今から1年後の自分を想像してみてください．ここで一緒に取り組み，Lさんがここに来ることになったことがうまく解決したとイメージしてみてください．どのような状態になっていますか？」

「Lさんが，これ以上ここに来る必要がないと思うとき，毎日の生活の中で今とはどのような違いがあると思いますか？」

「もし今よりもほんの少しだけうまくいったら，どのような状態でしょうか？」

「Lさんが，その問題により効果的に対応したときは，どのような状態になるでしょうか？」

「Lさんのご家族（上司・同僚・友人・先生など）の接し方にどのような違いがあると思いますか？」「この方たちのどのような点からこれまでと違うと思うでしょうか？」

といった問いかけである．

これらは**ウェル・フォームド・ゴール（well-formed goal）**として手に入れたい状態を明らかにしてから，「最近（あるいは，これまでの生活のなかで），この状態に近いことがありましたか？」といった，**例外探しの質問（exception question）**を問いかける．これにより，まったく手にしていない状態ではなく，近い状態があったことを意識するとともにそれを強めたり手に入れたい状態を少しでも長くしていくことに取り組みやすくなる．特定のことに強い恐怖感を抱き，不安や苦痛状態で視点を変えることが容易ではない場合には，**コーピング・クエスチョン（coping question）**を用いることができる．これまでの生活の中で大変な状況をどのように乗り越えてきたのかを問いかけるもので，たとえば，被災しているなかでも「問題ない」「考えたくない」と援助を拒絶するような状態の場合，「このような大変ななかで問題がなく過ごされているのに，どのような工夫をされているんですか」と問いかけたり，「これまでにも難しい状況があったと思いますが，どのようなことがありましたか？　そのときは，どのように対応して乗り越えられたんですか？」と，クライエントが自分の生活の専門家で，もっている回復力を援助者が信じて，再活性化することへの問いかけを用いる（De Jong & Berg, 2013/2016）．

加えて，**スケーリング・クエスチョン（scaling question）**として「1－10」のスケールのなかで，「10」は奇跡が起きて全部変わった状態のとき，「0」は今までの中でもっとも悪いときと設定し，「今のポイント」を評価してもらう．「ポイント2」や「ポイント3」に対し，「すごいこと／目を見張ること」と伝え，「どのようなことをして，『3』になっていますか？」と問いかける．「何もできない」「絶対」と発言していても，今－ここでの状態を「0」と評価することは少ない．次に「では，ポイントが『4』になったとき，ポイント『3』でしていないことで，行っていること，違いは何でしょうか？」と問いかけ，ポイントを上げるために行うことを具体的に明確化していく．自己評価や変容に対する意欲や意思，自信の状態，前回会ったときから今回までの変化などにも用いることができる（De Jong & Berg, 2013/2016）．

4章 できる
自分の抱く情動との調整と様々な対応

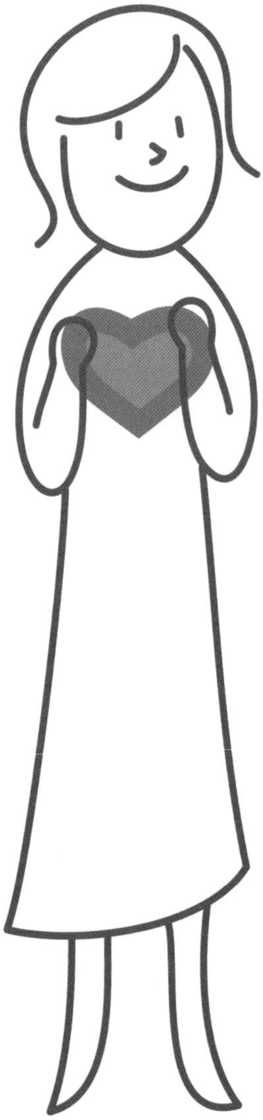

人と人の間で営まれるコミュニケーションでは，その人独自のパターンをもちつつ，各場面での独自性がみられる．どのような相手，場所，話題であっても，特定のコミュニケーション・パターンがみられる一方，相手や相手との関係によって，あるいは話題によって異なる点があるということである．1人ひとりが自分の傾向やパターンを意識し，メッセージの送り手になったときと受け手になったときのそれぞれを考えてみたい．

1 メッセージの送り手と受け手

講義や研修などで，1人の人が話し続ける場合には，メッセージの送り手か受け手かどちらか一方の役割を取り続けることになる．しかし，そのような場であっても，質問を出し返答を得たり，終了前にアンケートを記入することにより，間接的ではあってもメッセージの受け手が送り手になったりと，逆の役割をとる．われわれは，一方向性のコミュニケーションよりも，双方向性のコミュニケーションを求める．コミュニケーションがキャッチボールにたとえられるように，互いにメッセージを送ったり受けたりしながら会話がなされているということである．CMC（computer-mediated communication）の発達により，メッセージの送り手と受け手の双方向性のコミュニケーションが可能になり，遠距離に住んでいる人との間でも，メッセージの役割交代をしながら容易にコミュニケーションを営むことが可能になっている．

本章では直接的対話において，それぞれがメッセージの送り手と受け手の役割交代をしながら相互交流を営んでいるコミュニケーションを整理しながら，留意点をみてみよう．

表12の場面1～6は，ヘルスケア・ワーカーが主導権（イニシアチブ）をとり，クライエントは同意していても，提供されることを“受

表 12　ヘルスケアにおける対人援助場面（一例）

場　面	ヘルスケア・ワーカーの立場	クライエントの立場
1　入院オリエンテーション	入院後の現病歴などの把握やオリエンテーションをする	現病歴や関連情報を共有して，入院生活に適応しやすいようにオリエンテーションを受ける
2　理学療法や作業療法の開始	主治医からの指示で，理学療法や作業療法を開始する	主治医からの治療の説明に同意し，理学療法や作業療法を始める
3　検査や手術前のオリエンテーション	検査や手術前のオリエンテーションを行う	円滑に検査や手術を受け，順調な回復になるようにオリエンテーションを受ける
4　訪問設定	健康増進研修会の後に，ヘルスケア・ワーカーからアプローチをする	健康増進研修会の後に，ヘルスケア・ワーカーに相談する
5　指　導	ヘルスケア・ワーカーがクリティカル・パスに合わせて指導する	クリティカル・パスの（食事）指導を理解し同意する
6　内服指導	院外処方を渡すときに，薬剤師が内服法や副作用などの指導をする	薬物療法の説明を求め，わからないことを明らかにする
7　利用者からの要望	利用者の求めに合わせて対応する	自ら受診したり，特定のサービスを求める
8　相談や訪問	利用者からの連絡を受け，電話での相談や家庭訪問をする あるいは医療機関で時間をもつ	連絡をして，電話での相談や家庭訪問を依頼したり，来院希望のアポイントメントをとる

ける”立場に立ちやすい．一方，場面 7 と 8 はクライエントがイニシアチブをとり，ヘルスケア・ワーカーがクライエントの求めることに合わせていくという違いがみられ，その関係や場面設定の違いとして区別できる．

しかし，ほぼすべての場面で，メッセージの送り手と受け手は常に役割を交代しながら，クライエントを中心に営まれることが，ヘルスケア領域における対人援助である．だがクライエントは，「知識がない」「ヘルスケア・ワーカーに任せている」「面倒だ」「したくない」「どうでもいい」など様々な理由から，メッセージの受け手として受け身的になる場合も少なくない．しかし，ヘルスケア領域の対人援助は，クライエントが主体的，かつ積極的に健康的な行動を新しく学んだり，今までの行動を変容していくことへの働きかけであり，クライエントの自己変容力（桑原知子，2006）を高めることに焦点を当てている．

try

表 12 のそれぞれの場面で，あなたはどちらの視点でとらえる傾向があるだろうか．前者の場合は，ヘルスケア・ワーカーであるあなたが行うことの視点から，後者は自己変容するクライエントの視点からのものである．

scene 1

断薬しがちで，症状悪化により入退院を繰り返すクライエント（Zさん）に，断薬せずに薬物療法を継続するようヘルスケア・ワーカー（Yさん）が働きかけたい場面

Y：「Zさん，体調はいかがですか？」（薬のことを伝えたいけど，どうしようと思いながら，ゆったりした口調と穏やかな表情で問いかける）

Z：「まあまあです」

Y：「だるさとかなかなか眠れないのも，いくぶんいいんですか？」

Z：「11時くらいには寝てるし」

Y：「寝る前の薬は効いていますか？」

Z：「……飲まなくても眠れてます」

Y：「飲まずに眠れますか…」（困った．何て言っていけばいいんだ）

これをすれば必ず内服行為が続く，という働きかけは存在しないが，Zさんが断薬しないように，少しでも効果的に働きかけるにはどうしていけばいいのだろうか．

2 メッセージの送り手─①メッセージを送る前に

ケアのなかでも，診療や治療でも，そして日常生活でも，メッセージを確実に相手に伝えたいものである．相手のため，自分のため，関係づくりのため，仕事のため，家族のため，社会のためなど様々な目的があるだろう．

1）メッセージの目的の明確化

日々の生活では，特定の目的をもたずにコミュニケーションをもつ場合もあるかもしれないが，ほとんどは意識していないだけで，診療時の体調などの確認や話しやすい雰囲気づくりをはじめとして，何らかの目的をもっている．家族療法の1つのコミュニケーション派は“あらゆる人間の行動は，すべてコミュニケーションになりうる”（Watzlawick, Beavin & Jackson, 1967）ととらえており，行動は何らかの対人関係での意味をもつといえる．この目的を自分自身で明確化していた方が望ましい場合があり，特にトレーニング中であったり経験の短い人にはより求められる．

ヘルスケア・ワーカーに何を目的としてクライエントや家族にかかわっているのかを尋ねると，明確な返答が得られることが多いが，心理・社会的側面においては，目的の不明瞭さがみられる場合がある．家族関係や健康障害に関する思いについて，何となく聞いて把握しようとすることも少なくない．

たとえば，あなたから「いかがですか？」という1つの問いかけをする場合，体調の確認，今日の状態のチェック，相手が話しやすいような導入としてなど，様々な意図や目的があるだろう．そして，受け手も送り手の意図を感じとり対応してくれるものである．最初は「いかがですか？」の問いかけに「変わりありません」と体調について返答していても，毎回会う折に繰り返すことで,「いかがですか？」が話すきっかけとして用いられていることを感じるようになり，変化することもみられる．

しかし，メッセージの送り手自身が不明瞭なままにメッセージを送ろうとしていては，そのメッセージは伝わりにくい．1章のスタッフ・ナースと主任のやりとり（p.3）が，その一例といえる．メッセージの送り手が目的を明確にもつことと，それを相手に誤解や聞き間違い，勘違いが生じにくいように伝えることが求められる．

一方，scene 1のような場合で，Zさんが断薬により入退院を繰り返すことへの働きかけとして，明確に「Zさん，お薬のことについてお話をしたいんですが，よろしいですか」と伝えると，Zさんは「また，薬のことか」「飲めって言われる．飲みたくないのに」などと思い，正直に語りにくくなったり，その場で拒否する可能性もある．しかしながら，薬物療法はクライエントが自己管理しているものであるため，薬物療法の継続についてオープンに話し合うことが求められる．

クライエントや家族から「聞き出す」と表現するような場合，相手が同意なしに話すようなことにはならないようにしたい．

また，送り手自身がメッセージの目的を明確にすると同時に，その目的をクライエントと共有し，クライエントから同意を得ることも必要不可欠である．これは前述（p.49～50）や後述（p.99～100）する**インフォームド・コンセント**の**プロセス・モデル**の必要性でもある．このとき，ヘルスケア・ワーカーが目的をそのまま伝えて了解が得られる場合と，クライエントの状態に合わせて表現を変えたり，後述する，包括的に全体をみながら，今，全体のなかのどこに焦点を当てるのかを伝えることもある（p.157～160）．ここには，二者間の関係性が深く影響を及ぼすだろう．しかし，目的達成にとらわれ過ぎてしまっては，クライエント中心ではなくヘルスケア・ワーカー中心になってしまう．

また，あなたは「どこまで聞いてもいいだろうか」「こんなことを質問してもいいだろうか」「プライベート過ぎるのではないだろうか」など，質問することを迷ったり躊躇することはないだろうか．「クライエントが言いにくいことかもしれない」と配慮することは大切であるが，これらの思いは，「気分を害するのではないか」「話してくれないのではないか」「こんなことを質問すると，これから話してくれなくなるのではないか」「失礼な人と思われるのではないか」など，あなた自身の不安によるものが多い．自分に焦点化（self-focus）した段階から，クライエントに焦点を向ける（other-focus）段階（p.144）に移行したり，配慮をしながらも，クライエントに役立つために確認することが必要である．

2）“話しやすい雰囲気づくり”と“話し合うことに集中できる場面設定”（五十嵐透子，2003）

初対面を苦手としていない人であっても，初対面の場合は多少の緊張や不安を抱いている．特に，話題が自分の健康状態や生活，家族などの重要なことであれば，「悪くないだろうか」「怒られるのではないか」「原因がわからないのではないか」など，いくつもの不安材料を抱えがちである．

try

どのような場合であっても，話し合いをする場合には，話しやすい場面設定が必要不可欠である．これは，直接会うときから始まるのではなく，クライエントや家族が予約の電話をしてくる，あるいはヘルスケア・ワーカーがアポイントメントを設定するため電話や電子メールを送るなどの場面から，既に場面設定が始まっていることを意識する必要がある．そして，会ったときには，迎えに行く，あるいはクライエントのそばに行くときの動き，挨拶などの接近行動，そして話し合いを始めるための言葉かけや表情，声のトーン，視線のとり方など，ここでも言語的および非言語的行動すべてが話しやすい雰囲気づくりに影響を及ぼすため，あなたに対し他者が抱く印象を意識しておきたい．また，話しやすい雰囲気には，あなたの非言語的行動の占める割合が大きい．ゆったりした動きや態度，笑顔，口調や話し方などにも留意したい．

ここにおいて，クライエントも緊張や不安を抱いていることが少なくないが，あなた（ヘルスケア・ワーカー）自身が強い緊張状態であったり，特定のことを話さなくてはいけないなど“とらわれ”ている状態，「クライエントに嫌われるのではないか」「嫌われないようにしないといけない」「専門家として不十分だと見下されてはいけない」「次にしないといけないことを考えている」など，あなた自身の内的状態が不安定で，話し合いに集中できにくいことがないように整えて臨む必要がある．

初対面では互いに，何が行われるのか，何を言われるのか，どのような反応をするのかなどが特にクライエントは予測できにくく，不安や緊張状態であることを，あなたは意識しておくことが必要である．ヘルスケア・ワーカーで医療機関などに慣れている人でも，クライエントの立場になったときに，これほどの緊張感や不安感があるのかと意識することは少なくない．

そして，何となく会話を始めるのではなく，まずヘルスケア・ワーカーは自己紹介をすることが求められる．職業や役職，氏名を述べるだけでは不十分で，どのようなことをするのか，専門は何か，組織内での役割などをクライエントにわかりやすく伝えることが必要である．また，「何年目ですか？」とクライエントが質問してくれば，「○年目です」と応えるのではなく，この質問の背後にあることを理解することも必要である（p.109～110）．「若いけど，経験があるんですか？」「頼りなさそうだけど，大丈夫ですか？」といった不安を抱いていて，このような質問をする場合と，クライエントも検査や治療，ケアにおける自己責任が求められるため，相手を理解しておこうとしている場合もあるかもしれない．加えて，守秘義務とその限界や話し合いの目的の共通理解などをしておくことも必要となろう．

しかし，会話の最初に自己紹介以外にヘルスケア・ワーカーが伝えたいことを伝えることに時間を費やし過ぎたり，一方的に話すことも望ましくない．簡単に自己紹介や時間などの説明をし，クライエントに語ってもらうことを中心にして，今後の見通しやスケジュール，次回以降のこと，守秘義務など，伝えておく必要のあることを会話の流れのなかで説明したり，終了前に伝えるなど，ケース・バイ・ケースの柔軟な対応が求められる．

これらはすべてマニュアル化されたものではなく，クライエントやそのときの状況などで柔軟に変更されるテーラーメイドであることが求められる．初学者や経験の浅い人，緊張の強い場合には，「これとあれを言わないといけない」と思い，抜けないようにしようとしがちである．この状態はテーラーメイドではなく，マニュアルやヘルスケア・ワーカーの準備したシナリオに沿ったことをしようとしていることになりがちである．このような状態は，後述する（p.143～144）専門職として成長していく途上で誰もが体験するものともいえる．

外的な要素として，中断をされたり騒音が聞こえる，他の人の話が聞こえるなど話し合いに集中しにくかったり，話し合いの内容が他の人に聞こえる場所は避けたい．ただ，待合室やロビー，デイルームなどで他のクライエントがいる状況でも，多床病室よりはプライバシーが保護されやすい空間であることも少なくない．訪問時にテレビの音が聞こえ続けている場合もあるが，消すことをしない行動から，「この話し合いに対するクライエントの態度が拒否的である」「いつもつけているので気にしない」など様々なストーリーが考えられる．

さらに，話し合う時間や今回以降の頻度や時間，ときには経費に関しても取り決めをしておくことが必要になる場合もある．

3）メッセージに関する共通基盤のアセスメント（Clark & Marshall, 1981）

夫婦間でのやりとりで，「それ」「あれ」などの指示語や抽象的な言葉によって，メッセージの送り手の求めているものが何であるのかをメッセージの受け手が的確に受け止めることが少なくない．それまでの長年の夫婦生活のなかで，夫婦間に共通した物理的，あるいは心理的状態にもとづくもので，他の人々との会話でも「あのことだけど」で，“あの”の指すことを共通理解して，会話が進むことも少なくない．日常場面でみられやすい略語も同様で，現在では“セクハラ”がセクシャル・ハラスメントの短縮した表現であるという共通基盤を多くの人がもつが，30年前はどうだったであろうか．このような言葉を用いる際は，自分の身近なグループ内だけでしか通じない表現である場合があることを意識し，それぞれの場で使い分けることが必要になる．

専門用語

ヘルスケア・ワーカーにとっては専門用語がそのような言葉の1つといえる．しかし，実際には略語しか知らないことも少なくなく，適切に言葉を理解していない場合もある．

また，昨今は小学生が「変質者」や「不審者」といった言葉について大人と同じ共通基盤をもつようになっている．子どもたちが自分で自分を守るという危険に対する行動に関する言葉の使用は，社会・文化の変化や影響を受けており，そしてその影響は“からだ”にも影響を及ぼすことをわれわれ大人は敏感に知っておく必要がある．“ことば”のもつ“こころ”への影響は大きいのである．

共通基盤をもつか否か，そして，その理解度に関してアセスメントすることは，メッセージの目的にも深く関連していることでもある．たとえば食事療法に関してまったく知識がない場合と，教育入院を経験し外来でも食事療法を何年も行っている場合とでは，クライエントや家族とヘルスケア・ワーカーの間の食事療法に関する共通基盤は大きく異なる．初回入院と入院歴をもつ場合でも異なる．

しかし，経験の有無や期間，頻度などで決めつけてしまうことは望ましくない．経験をもっていても，独自の枠組みでとらえており，一般的に推測できることと異なる場合も少なくなく，この場合には共通基盤が小さいといえる．まず，クライエントが目的とすることに関し，どのように思っていたり考えているのか，どのような経験をもつのかを確認し，共通基盤をどの程度もつのかを判断，確認しておくことも必要であろう．

scene 2

A ：「糖尿病の食事療法について，どの程度ご存知ですか？」

B1：「…どの程度知っているかと言われても…」

B2：「食事療法が必要だとはきいていますけど，食べ過ぎたりしなければいいのかと…」

B3：「もう病気になってから5年も経っていて，入院も3回，外来の教室にも通いましたから，わかっています」

scene 1（p.88）も scene 2 も，クライエントが薬物療法や食事療法に関し，どのように思っていたり理解しているのかを確認し，共通基盤を作っていくことが前提として必要となるだろう．scene 1では，薬物療法の話題に抵抗感のあることを推測し，体調の確認から開始している．scene 2での A さんの質問の仕方は，B さんの健康障害と治療の1つである食事療法の理解状態を把握しようとする質問で，共通基盤の状態をアセスメントするものであるが，返答しやすい問いかけではない可能性がある．そのため，B1 では返答しにくい発言がきかれている．B2 では A さんに協力的に対応してくれている．B3 は十分に理解していると発言してはいるが，このような場面に至っているということは年数と回数は経験していても，なかなか望ましくは実施されていないのかもしれない．食事療法のカロリー計算や，食事で気をつけていること，外食時に気をつけていることなどを具体的に質問した方が，B さんは返答しやすいかもしれない．

scene 3

「あの先生の言うことは，よくわからない」とあるクライエントが語った．「説明しようとしてくれているのはわかるけど，質問すると失礼になるし，気分を害されてよく診てもらえないと心配だから，何も言わない」．

このようなやりとりは可能な限り生じないようにしたいものである．

4）共有する時間をもつことへの理解や働きかけ

クライエントや家族が“どうして，今（why now）”受診や訪問を求めてきたのかを理解していくこと（共通理解）が「主訴」や「行動変容に関する動機」「共通基盤の状態」を明らかにすることにもつながる．

健康に関する様々な行動は，**プロスペクト理論（prospect theory；見通し理論）**＊にもとづくと，① 健康障害の有無を調べて早期発見するため（detective behavior），② 健康障害を予防し発症しないようにするため（prevention behavior），そして③ 健康障害に対する治癒や回復のため（recuperative behavior），の3つに区分できる（五十嵐透子，2001c）．

＊プロスペクト理論は，結果が不確かな状態において，人の行動のとり方を理解し，健康の維持・促

進，あるいは早期発見などへのより効果的な働きかけをすることに関する理論である．

(1) 主訴の確認と共通理解

「頭が痛い」「食欲がない」「下痢を毎日している」「動悸がある」などの身体症状の場合には，特定の健康障害の有無や原因を調べ，治療を受けて楽になることを求めやすい．一方，「学校に行きたがらない」「人とうまくつきあえない」など，心理・社会面で生活に支障がみられる場合には，その人自身がこれらの状態を問題視して，身体症状のように調べてもらい，適切な対応を一緒に考えていくことを求める場合と，周囲が問題視して受診や相談を勧めたり強要する場合がある（**表 13**）．

仮にクライエント自身が問題視して自ら受診している場合でも，必ずしも前向きに改善していく状態にあるとは限らない．「周囲からうるさく言われるので，1 度受診あるいは相談をして周囲に受診したことを示して，これ以降言われないようにするため」「困っているが，どうしていいのかわからないから」「このままにしておいても変わりはないし，とりあえず」，あるいは，1990 年代からのやさしさの変化（大平 健，1995）のように，身近な人に相談すると迷惑をかけるので，関係のない専門家に相談することを選ぶ，などが一例として挙げられる．

どのような状態であっても，主訴の共通理解が必要となる．特に心理・社会的側面でのアプローチの場合には，「わからない」「ちょっとは」など困った情動を漠然と抱いている状態から，「問題ない」「別に」など認めようとしていない状態，そして「○○で困っています」「×× なんです」などの明確な状態までみられる．漠然と抱いていたり，認めようとしていない状態であれば，現実に直面したり，認める**準備状態（readiness）**が整っていない可能性もある（芳川玲子，2005）．このような場合には，主訴を明確にすることそのものが対人援助になるため，この点のアセスメントを的確に行うことが求められる．

表 13 ヘルスケア・ワーカーと関係をもつ場合の様々な状態（一例）

受診者	状 態
クライエント自身	・主体的，積極的な状態 ・周囲から勧められ，クライエント自身も不安を抱いている ・周囲に勧められ，周囲を納得させるため ・身近な周囲には迷惑をかけたくないため　など
クライエントと家族	・クライエントと話し合い，同意のもとに ・クライエントと話し合ったが，同意は得られず無理やりに ・クライエントと話し合いなく，無理やりに ・クライエントは同意と抵抗感の相反する思いを抱えた状態で，同伴した ・それぞれが相手が悪いことを専門家に指摘してもらいたいために　など
家族や周囲の人々	・クライエントに伝えても，同意が得られない ・家族がクライエントが来ても大丈夫な場所かの見極めのために ・クライエントに伝えることに抵抗感があり，クライエントではなく周囲でできることがないかを「教えてもらう」 ・家族や周囲が悪いことがないことを保証してもらうために　など
ヘルスケア・ワーカーの訪問	・新生児訪問や介護判定など ・虐待通報などを受けて ・家族メンバーから依頼を受けて　など

(2) 来談者

❶ クライエントと家族が一緒の場合

家族と一緒に受診や来談した場合には，クライエントが同意して受診した場合もあれば，「来たくないのに無理やり連れて来られた」「だまされて来た」のかもしれないし，「うるさいし，とりあえずどんなところか見てみるか」など，受診した方がいいと考えつつも抵抗感を抱いている状態で受診に応じているのかもしれない．ときには，クライエントと家族それぞれが，悪いのは相手と思っており，ヘルスケア・ワーカーに相手の悪さを指摘してもらうことで相手の行動変容を期待している場合もある．

scene 4

子どもの場合

A ：「今日はどういうことで，ここに来たのかしら？」

B1：「………」
B2：「ぼくが行きたいと言ったから」
B3：「わからない」
B4：「ケンカばかりしているから」
B5：「ファミレスに連れて行ってくれるからって」

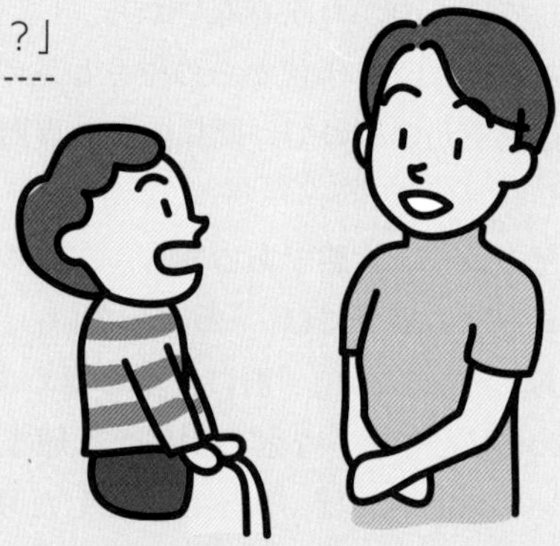

大人の場合

A ：「今日はどういうことで，来られましたか？」

C1：（クライエント自身ではなく，同伴した家族が）「具合が悪いっていうのに，自分で病院行こうとしないので」
C2：「妻（夫）が，どうしても行けって言うので」
C3：「最近だるさがあって」

だまされて連れて来られたB5以外の，B1〜B4は，積極的ではないにしても，一応同意している．C1〜C3も不本意ではあっても，ケンカになることやこれ以上小言を言われないようにするためかもしれないが，来ることに応じており，その人自身が連れて来られることを選択している．そのため，「連れて来られた」と発言していても，この機会を効果的に生かしたいものである．特にこの最初の出会いがその後の関係において大きな影響力をもつ．

加えて，親子やカップルとの共通理解をするとき，2章で述べたように，親子やパートナー同席の場で，様々な可能性から親が子どもの代わりに語ったり，パートナーが「問題」となっているパートナーの代弁をすることがある（p.30）．このような場合に，「お子さんから，お話を伺わせていただきたい」と，親や代弁するパートナーに制限をかけて，子どもやもう1人のパートナーの発言を促す働きかけをする場合もある．システマティック・アプローチで**ジョイニング（joining）**を用いて，「問題」として語られている状態に変化を生じるように働きかける場合には，子どもや話さないパートナーに問いかけをするが，親や代弁するパートナーからの発言を待つ態度で接することもある（吉川 悟・東 豊，2001）．つまり，過保護や過干渉な関係や先取りししてしまうコミュニケーション・パターンと思われるものであっても，その相互のやりとりに加わる（ジョインする）アプローチである．

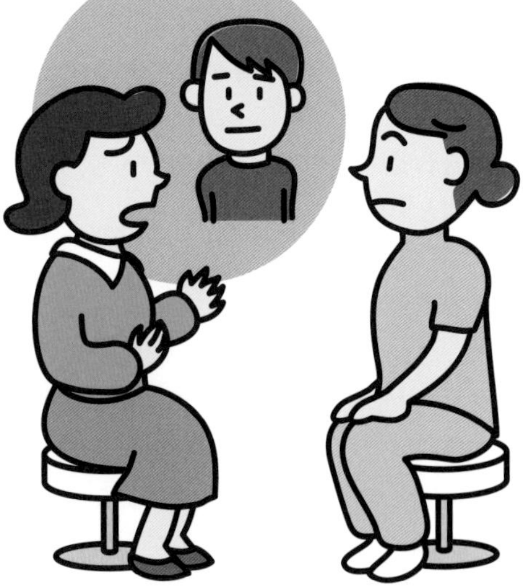

❷ 家族や周囲の人だけの場合

クライエント不在の状態には，欠席が長期に及んでいたり出席が安定しなかったり，就職活動をしないで自宅で過ごしている，何か苦しんでいる様子であるが何も話さない，断薬をする，危険運転を止めないなど様々なことを**心配している重要な他者（concerned significant others；CSO）**が「問題」として相談に来る．これらの状態を変えるために「アドバイスが欲しい」という場合，相談に来た人が自分のかかわり方を変える動機づけへの働きかけが重要となる．「○○さんがかかわり方を変えることで，お子さんが就職活動をはじめるとお考えなんですね」「お子さんの登校に○○さんの接し方が影響を及ぼしているとお考えなんですね」といった言葉かけと同意を得ることで，その人自身が自身のかかわり方を見直し，必要に応じた新しい対応を行うことの基盤を作りやすい．

さらに，クライエント不在で周囲の人々だけである場合には，「問題」となっていることが周囲の人々が困っているだけでクライエントは困っていない可能性もある．さらに，「話すと，そっぽを向いて，黙り込んでしまう」「喧嘩になる」「波風を立てたくない」「傷つけたくない」など様々な思いを抱いていることが多く，話し合いがなされていないことも少なくない．周囲が「問題」としていることを，クライエントとどのように話し合うかということも，話し合いの重要なターゲットである．

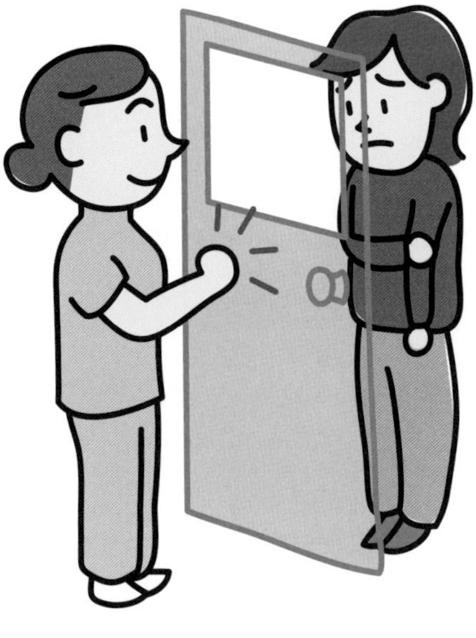

❸ ヘルスケア・ワーカーから，クライエントや家族を訪れる場合

クライエントや家族は求めていないが，法的に定められているためにヘルスケア・ワーカーが訪問する場合もある．近所からの虐待を疑う連絡を受けたり，別の部署から連絡を受けて訪問することなどが含まれる．このような場合には，訪問に対し拒絶的で受け入れてもらえない場合も多い．「問題」とされていることが家族内で話し合われない，話し合われても聞き入れてもらえない場合，クライエ

ントが自室にひきこもり，対応に困っている場合なども一例として挙げられる．

このような場合は，クライエントや家族は防衛的になりやすい．望ましくない状態と自覚しているからこそ，防衛的になりやすい場合もある．いかにこの防衛的な状態をゆるめてもらえるか，そして関係を築いていくかが必要不可欠といえ，まず相手の自分を守っている状態に合わせていくことが大切である．3章の開放性と境界との関係でのアセスメントも1つの見方といえる（p.55～56）．

来談者はこれらのように様々な状態にあるが，クライエントの同意が得られていない場合には，急がば回れのように，時間を共有することにクライエントから同意を得る，信頼関係を築くことに時間を費やすことが大切である．ヘルスケア・ワーカーの「問題解決には？」との質問に対し，「もう子どもを叩きません」「相談するようにします」と返答したとしても，解決にはつながりにくい場合が少なくないだろう．

相談に来ても2回目には来談しないこともあり，1回のみの出会いになることもある．1回でできることや，継続につながるような働きかけ，あるいは将来，相談しやすいような印象を抱いてもらうことなども念頭にしておくことも求められる．

3 メッセージの送り手―②メッセージを送る

1）相手がメッセージを受け取れる状態か否かの確認

メッセージを一方的に伝えても，相手には的確に伝わらない．たとえば，相手が他の人と話している，何らかの業務をしている，発熱や疼痛がある，睡眠不足である，気分が落ち込んでいる，他のことが“こころ”を占めている（たとえば，送り手に好かれているだろうか，また怒られるのだろうか）などの状態であれば，送られたメッセージを的確に理解しにくい．

加えて，送り手も相手のためというよりも，自分のため，自分の不安のためにメッセージを送ることも少なくない．

scene 5

グループのなかで，ある人（Gさん）が不十分な点を指摘された．

G：「………」

メンバー1：「Gさんは，△△（指摘を受けた不十分な点以外のこと）は効果的にできているよね」

メンバー2：「わたしもそうだった」

メンバー3：「若くて，経験がないとそうなりやすいよね」

G：「………」

メンバーの発言はGさんを擁護したり，「自分1人ではない」というメッセージであろう．Gさん自身が「自分だけじゃないんだな」と思い，過剰に落ち込まないようであれば効果的かもしれないが，指摘を受けたことに同情したり，Gさんができていないということや指摘を受けたことに耐えきれずに，「落ち込まないように」と発言したり，一方的にその場をとりつくろおうとしている可能性もある．効果的にできていないことはGさん自身が悩み，解決していく必要がある．

しかし，多くの場合，このような状態にもかかわらず，メッセージを送り，その後誤解を生じたり，的確に伝わらなかったりして，対人関係がこじれたり問題が生じることも少なくない．**“聴く”**こととは，音に出されたことを理解することではなく，音になったことの背後にある思いや情動も含めて理解することである．そして，メッセージの受け手が業務の手を止めたり，こちらを向いてくれるだけでなく，心理的にもメッセージが受け取れる状態であるのか否かの確認が必要である．準備状態の確認やアセスメントともいえる．

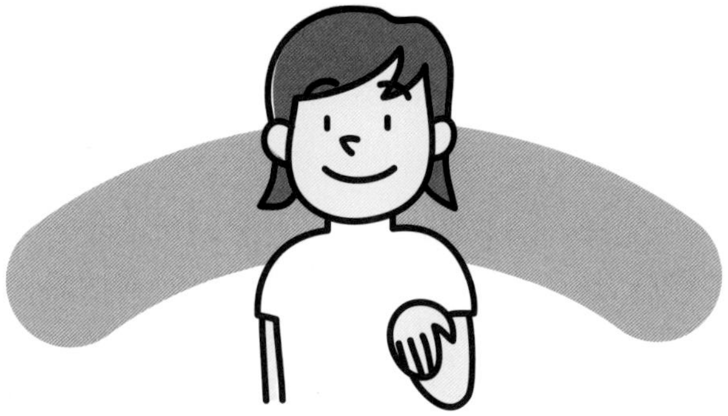

中高生が呼び出しを受けて教師の前に来て，うつむいている場合はどうだろうか．このような場合でも，開口一番に叱るのではなく，話しやすい雰囲気づくりをして，それからメッセージを送ることも大切かもしれない．クライエントも検査結果がいいニュースであるか悪いニュースであるのかが気にかかり，顔を上げて医師の一挙一動を見ている場合と，うつむき加減になっている場合がある．正面で向き合うことができる体勢でも何らかの理由で向き合わない状態であれば，メッセージを受け止められる状態ではないのかもしれない．

受け取れる状態でないにもかかわらず，「今，大丈夫ですよ」と返答されることは少なくない．「今はダメ．聴けない」ということを，「No!」と相手を拒絶するようにとらえてしまいがちであるため，率直に対応しにくいことも生じやすい．質問した相手が気分を害したり，嫌ったり，「もう話さない」と思うのではないかなど，強い**評価懸念**（p.31）を抱いているかもしれない．これは，「申し訳ないけど，今時間がない」と伝えることによる結果を一方的にネガティブであると決めつけている状態で，対人関係における不安により生じることが多い．そのため，メッセージの受け手が無理をして返答したことを送り手が知ると，「そんなこと気にしないで，言ってくれればよかったのに．別の時間にすればいいんだから」と思うことも少なくないだろう．相手を尊重し，確認をとることがどれだけ大切かということである．

ところが，このような確認は時間を要し，いちいち面倒なことのように思いがちでもある．しかし，メッセージが的確に伝わらないことで生じる支障への対応に費やす時間や労力と比べると，かなり少ないものではないだろうか．また，スマートフォンで便利になっているからこそ，今会話ができる状態であるのか否かの確認がより求められるといえるかもしれない．

さらに，相互協調的自己観が優位なわが国では，いちいち確認をとらずに相手のニーズを感じとり満たすことも求められ，いちいち確認すると，「みずくさい」「他人行儀な」「そんなこといちいち」と受け止められる可能性もある．関係が築かれた後で，毎回のように確認されると，距離感を感じる場合もある．確認の仕方も，「今，いいですか？」と一言で確認するなどの柔軟な対応も必要だろうし，電話に関しては後述するネチケット（p.116）を大切にしたいものである．

相手がメッセージを受け取れる状態でなくても，そのときにどうしても伝えておかなければいけないこともある．この場合には，説明をして同意を得て，短時間でもメッセージを受け取れる状態になってもらう，あるいはメモを活用するなどの工夫が必要になる．メッセージの内容によっては，場所を変える必要もあるかもしれない．さらに，相手がメッセージを受け取れずに今の状態を続けると，非常に望ましくない状態が生じたり，生命の危機的状態になる場合さえある．できる限りのメッセージを伝えたうえで，メッセージの受け手が受け取れない状態であれば，送り手は伝わらない状態を受け入れることしかできないだろう．

2）メッセージの送り方

メッセージを受け取ってもらえる状態が整ったら，次はどのようにメッセージを送るのかが問題になる．健康障害を発症していない人には，健康維持・増進などのヘルス・プロモーションへのメッセージが，健康障害ではないかと不安を抱いたり疑っている人には，その不安を確認するための方法を選択することや検査結果に対する理解，そして不安そのものへのメッセージが求められる．そして，健康障害を発症した人には，回復のため，症状コントロールのため，治療を維持したり，治療に伴う副作用や苦痛を少しでも軽減するために，様々なメッセージを送る．

メッセージには，伝えたいメッセージの内容（情報意図；informative intention）と，伝えたいという思いや意図があることの伝え方（伝達意図；communicative intention）の２つがあり（Sperber & Wilson, 1995/1999），２つが的確に伝われば，メッセージは受け手に伝わりやすい．しかし，２つとも明確に意識しないでメッセージを伝えていることが多い．ということは，伝えたいことが伝わりにくい結果が生じやすくなるということである．

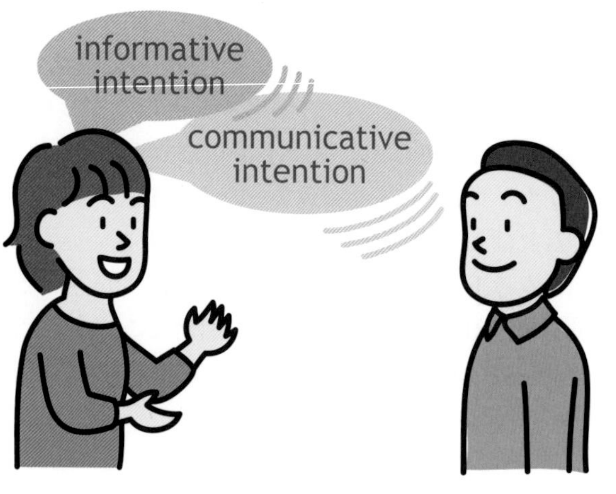

(1) メッセージの受け手が理解できる表現を用いる

ヘルスケア・ワーカーがクライエントや家族に対し専門用語を用いて説明し，クライエントたちには理解できないことがある．このようなとき，ヘルスケア・ワーカーが，専門職としてクライエントや家族などの“上”の立場にいるべきだと不安を抱いている場合には，自分の専門性を誇示するために，専門用語を用いている場合もある．健康ブームやメタボリック・シンドロームという言葉の一般化にみられるように，健康に関する自己管理の普及に伴い，対象となる人々の知識が非常に豊かなときもある．また，健康を害してその症状を体験しているのはクライエント自身であり，このこと自体をヘルスケア・ワーカーは体験できないということも意識しなくてはならない．

p.91 の共通基盤でも専門用語を取り上げたが，ヘルスケア・ワーカーは日々専門用語やその略語を用いているが，それらをわかりやすく説明することが求められると，説明できない場合がある．ということは，理解していないともいえる．他者に「教える」ということは，教える内容を十分に理解していないとできない．理解していれば，伝えたいことやクライエントにとって必要なことをクライエントに合わせた表現を用いた説明も可能になるため，専門用語や略語を理解しておく必要がある．また，クライエントは専門家ではないと意識していても，つい日頃使っている専門用語や略語を使ってしまう場合もある．送り手が緊張していたり不安を抱いていれば，ことさらこのようなことが起きやすい．

言葉や表現を柔軟に使い分けることで，相手に合わせて平易な表現と専門用語を使い分けられる．たとえば，健康障害を発症して様々なことを経験している，検査を何度も受けているクライエントはヘルスケア・ワーカーと共通基盤をもつが，初めての検査や発症して時間が経っていない場合には，共通基盤がないために対応が異なる．

インフォームド・コンセントを強調し，誰にでも同じように説明をして同意を得ないといけないと思っていると，共通基盤をもちクライエントが理解しているにもかかわらず，共通基盤をもたないクライエントに接するように説明することも生じる．さらに，インフォームド・コンセントは，クライエントが自律した主体的な存在で，クライエントの人権尊重という相互独立的自己観にもとづくものであるため，相互協調的自己観が優位なわが国では，必ずしもクライエントや家族とヘルスケア・ワーカーとの関係を円滑に築くことにつながらない場合があることも理解しておく必要がある．

加えて，インフォームド・コンセントは，検査や治療などの特定の出来事に関し同意を得るもの**（イベント・モデル；event model）**だけでなく，経過や話し合いのなかでその都度生じることに対し，絶え間なく確認していくことが必要になる場合**（プロセス・モデル；process model）**もある（Appelbaum, Lidz & Meisel, 1987/1994）．検査や治療内容に関する同意は，イベント・モデルの代表的なもので，説明により開始され，クライエントの意思決定（同意あるいは拒否など）で終了する．**表 14** に Appelbaum, Lidz & Meisel（1987/1994）を参考に 2 つを比較してみた．特に心理面での働きかけにおいては，エビデンスにもとづくアプローチが用いられていても，経過や結果に 100％の確信がもてるものではなく，プロセスのなかで絶え間なくインフォームド・コンセントをとり続けることが多い．

相手が理解できる表現は，たとえ知的能力が低い人に対しても繰り返すことが必要かもしれないが，その人が理解できるように説明をすればほとんど理解してもらえる．そうした場

表14 イベント・モデルとプロセス・モデル

	イベント・モデル	プロセス・モデル
クライエントとヘルスケア・ワーカーのかかわり	特定の出来事に関する1～数回と限定されたかかわり	クライエント-ヘルスケア・ワーカー間の絶え間ない営み
ヘルスケア・ワーカー	一方的に知的情報を説明しがち	説明をして，クライエントの反応に応じ，相互に情報交換を行う
クライエント	消極的に，説明内容から選択し意思決定（同意・拒否など）をしがち	積極的なやりとり：質問をして，不明瞭な点を明確にしたり，ヘルスケア・ワーカーに求めることを伝える
かかわる時間	短時間で可能である	時間をかける ・関係を築く ・問題の抽出と共通理解 ・ゴール設定 ・行動（治療）選択 ・フォローアップ
教育的要素	出来事に関する説明として少ない場合がある	クライエントに合わせ，必要に応じて繰り返される
場面の特性	緊張や不安が高まりやすい状態	最初は緊張や不安を抱いていたとしても，相互関係のなかで変化していく

（Appelbaum, Lidz & Meisel, 1987/1994 を参考に作成）

合，言語以外の方法を用いるなどの工夫をすれば可能となることも多く，ヘルスケア・ワーカーのクライエントの状態理解と創造性が求められる．そのメッセージが受け手のためにどれだけ必要で大切なものであるのかを考えながら，そしてそれを一方的ではなく，相手の受け止めやすい表現で提示したい．

(2) メッセージの伝え方

メッセージの伝え方には，メッセージのフレームとして特定の行動の結果が得をするか，損をするかの内容（reflection effects）と，その提示の仕方（framing effects）の2つを考慮しておくと効果的なメッセージを送りやすい場合がある．

「食後に歯磨きを確実にしないと，虫歯になります」か，「食後に歯磨きを確実にすると，歯医者さんのお世話を受けることが少なくなります」か，あるいは「食後の歯磨きを確実にすると，食事がおいしくいただけます」と伝えるかで，受け手のとらえ方は異なる．結果の不確実性が低い場合には，ポジティブで望ましい結果が得られるととらえるとリスク行動をとりやすく，ネガティブで望ましくない結果になるととらえるとリスク行動をとりにくい傾向が示されている．一方，結果の不確実性が高い場合には，ポジティブで望ましい結果が得られるととらえるとリスク行動をとりにくく，ネガティブで望ましくない結果になるととらえるとリスク行動をとりやすい傾向が示されている（Salovey, Schneider & Apanovitch, 1999；Tversky & Kahneman, 1981）．

特にわが国は，間接的表現や自分を“下”に置いた受け身形となる「○○させていただいた」の表現が多い．これもコミュニケーションにおけるメッセージの伝え方の１つとして大切なことだが，場に合わせて能動形の表現，いわゆる自分が主体となって，「○○をさせていただいた」ではなく，「○○をしました」と自己責任が伴う表現も適宜使い分けられるようにしたい．

3）メッセージが受け入れにくい状態

一方，通常の言語的メッセージの理解に問題がない知的レベルであったとしても，あるいは知的能力が高い人でも，メッセージが的確に理解しにくい，受け止めにくい場合もある．

・理解できない，「わからない」，あるいはどう質問していいのかわからない．
・メッセージを受け入れると，自分が負けた，自分がダメな人になる，存在感がなくなるなどの不安を抱いている．
・今まで価値を置いてきたものを覆すことになるため，どうしていいのかわからなくなり混乱している．
・メッセージが自分の考えと異なっているが，自分は正しいと思っている．
・自分の不十分さや不完全さを受け入れにくく，指摘をしてくれた人からのネガティブな評価を受けたくない．

こうしたことが背後にあるのかもしれない．メッセージの送り手が工夫をしても，どうしても伝わりにくい場合もある．これは主訴の明確化（p.93）とも関連している．

(1）メッセージの受け手が，送り手以上に知っている

３章の「ヘルスケア・ワーカーに専門性を発揮させない家族」（p.73）として位置づけられるかもしれないが，クライエントや家族の知的レベルや情報の豊かさに対し，ヘルスケア・ワーカーが不安を抱きやすい状態である．

自分が知らない状態には不安が伴いやすいが，このような場合には，ヘルスケア・ワーカーのクライエントに“教えてもらう”という姿勢が必要不可欠である．クライエントとヘルスケア・ワーカーは対等の立場であることは既知のことであり，それが関係の基本でもあり，そう考えて業務をしている．しかし，そのように考えている人であっても，より知識をもっているクライエントに教えてもらうことがためらわれる場合には，専門家としての責任や誇りから生じていることもあるだろうが，どこかで“上下関係”としてとらえていたり，自分が知らないことを受け入れにくい状態があるのかもしれないことをみつめる必要がある．

しかし一方では，クライエントはヘルスケア・ワーカーには豊富な知識をもち専門性が高く，より質の高いケアを自分に提供してくれることを期待している．ときにはヘルスケア・ワーカーが「知らない」ことを伝えると，頼りなく思ったり不安を高める人もいる．自分を任せる人には，しっかりした専門家であって欲しいと願うのは自然なことであろう．

❶ ヘルスケア・ワーカーの「知らないので聴かせてください」「教えてください」の発言に対し，クライエントが進んで語ってくれる場合

・少しでも理解を深め，適切なケアにしてほしいと願い語ってくれる．
・専門職を前にしても，自分が知らないことや劣っていることを受け入れにくい場合には進んで語り，優越感を抱く機会にしている場合がある．この場合には，ケアを受ける立場がそれまでの自分の立場と異なり，無力感を抱いたり存在感が揺さぶられる体験をしている

可能性もある.

・ケアの不十分さに不満を抱いていたり，専門職の知識の乏しさに不満や怒りが背後にある場合にも，ネガティブな情動を抱きながら積極的に語ることが考えられる.

・ヘルスケア・ワーカーの率直な発言に，自分の存在が認められ，尊重されていると体験した場合には進んで語ってくれることもある．など.

❷ ヘルスケア・ワーカーの「知らないので聴かせてください」「教えてください」の発言に対し，クライエントが語ることを躊躇したり，語らない場合

・どのように伝えていいのかわからない：語りたいが，どう語っていいのかわからない.

・語りやすい状態ではない：疼痛や発熱などの身体状態や，抑うつ気分や混乱などの心理状態の影響.

・語りたくない：「そちらが専門職であり，どうして自分が教えないといけないのか」「そんなことわかってないとおかしいではないか」など，不満などを抱いている.

・不安を抱いている：語ると自分にとって不利になるのではないかと考えており，その背後には不安を抱いている場合もある．自分がより知識のあることをヘルスケア・ワーカーが知ると，嫌われたり十分なケアをしてもらえないのではないか，という不安も抱きやすい.

・どうせわかってもらえないし，関心も向けてもらえないと思っている.

・過去に，語っても理解してもらえなかったり，嫌な体験をしている.

・自己表現することはヘルスケア・ワーカーに対し失礼なことで，よくないこと，自分中心的なことと考えている．など.

以上はヘルスケア・ワーカーの働きかけに対し，「進んで語る」と「語ることに躊躇したり，語らない」場合の背後にある情動や思考の一部であるが，目の前のクライエントの理由を理解したうえでそれぞれに合わせた対応が求められる．そして，このようなクライエントの状態をより的確に理解するためには，ヘルスケア・ワーカー自身が，「こんなことを質問するとダメな人と思われはしないか」などの不安を抱いていては，クライエントの状態を的確に理解することはもとより，適切な対応としてのメッセージの送り方の工夫もできない.

(2) 受け手の質問のしにくさへの対応

クライエントは，たとえヘルスケア・ワーカーとの1対1の関係であっても，今まで聞いたことのない言葉で説明を受けたり，ショックなことを言われたり，あるいは特定のことに疑問を抱いたりしたとき，質問しようと思っていてもできないことが少なくない．診察や指導，ケアを受ける場面でヘルスケア・ワーカー側が話しやすい雰囲気づくりなどを考慮していても，なかなかオープン・コミュニケーションをとりにくい.

古いデータであるが，外来の診察を対象に行った研究で，待ち時間が長いとコンプライアンスが低下する傾向が示されている（Davidson & Schrag, 1969）．30分以内であればコンプライアンスの低下は生じにくいが，待ち時間が1時間以上になると30分以下に比べ，コンプライアンスは40%以下に低下していた．また，診察中に医師から伝えられたことの理解状態を調べると，診察後10〜80分で約40%しか覚えていなかったり，直後でも60%以上で誤解していたり，50%以上が医師が覚えていてほしいことを的確に思い出せない結果が出されている（Feist & Brannon, 1988）.

これらが生じないように，予約制が取り入れられ，医学教育においても，診療面接や医師面接などの講義が必修科目になっている．scene 3 (p.92) のようなことが起きないためにも，次のことに留意して対応したいものである．

・質問がないかを問いかける．
・考える時間を十分に提供する．
・指導内容や伝えたことなどをクライエントに自分の言葉で語ってもらい，理解状態を確認する．
・必要に応じて，日常生活で疑問を抱いたことなどをメモしておくよう伝える．

4) メッセージを送りながら，受け手の理解を把握し，調整する

言葉や非言語的行為のキャッチボールをしていると，メッセージの送り手は相手が理解しているものと思いがちであるが，必ずしも共通理解していない場合も少なくない．そして，受け手は送られたメッセージがわからなくても，なかなかオープンに「わからない」と言いにくい．そのため，メッセージが伝わっていることを確認しておく必要があるが，その際，決して「わかりました」という返答をそのまま受け止めず，メッセージの受け手自身の言葉で語ってもらい，共通理解されていない場合には，修正を加える．

その場でクライエントや家族に質問の有無などを確認することも必要であるが，その日，あるいは数日後，次回の受診や訪問時に 2 回目の時間をもってフォローアップすることを強く勧めたい．人は話し合いの後にいろいろなことを考える．そのときには気がつかないことを考えたり，わからなかったことが明らかになったり，新しい質問が出てきたり，言いたいことがあったりするものだからである．

scene 6

胆のうに異常があり，検査結果によっては摘出する可能性のあることをわかりやすく説明し，その場で質問を受けたりして理解が得られたとヘルスケア・ワーカーは思っていた．

後日，クライエントから「胆のうをとるかもしれないと説明を受けましたけど，妊娠には問題ありませんか？」と，ヘルスケア・ワーカーにとっては意外な質問が出された．

クライエントにとっては，胆のうの状態だけではなく妊娠も大事な関心事であったことを，ヘルスケア・ワーカーの知識からはあまり関係のないことであったため，疑問すら抱くことがなかったのだろう．胆のうの異常に対する認識が異なるものであったことにより生じた場面である．

また，運動療法や食事療法に留意した健康的な生活や行動などを「やってください」と伝えることにも留意したい．実施内容を的確に理解しているのか，実施する準備状態や動機は高いのか，実施に関し疑問や心配事，不安を抱いてはいないか，できると思っているのかなどを確認し，実施しやすい状態や確実に実施することにつながる働きかけをしておきたい．たとえば，クライエントに食事の内容を 1 週間記録する，睡眠状態や日常の生活，運動を記

録する，指導したことを実施してみるなどのホームワークを提示することがある．そして，クライエントがホームワークをしてこない場合がある．このような場合への1つの見方として，メッセージをクライエントが理解できるように伝えていないことが考えられる．その場では「わかりました」と発言していても，本当に理解したかの確認も必要である．

メッセージの受け手が誤解をする状態とは，受け手は送り手のメッセージを受けることに参加しているが，異なって伝わってしまう状態である．メッセージの送り手は受け手がわかってくれていると過大評価する傾向のあることが実験研究で明らかにされている（岡本真一郎，2006）．この傾向は，自分のことが過度に相手に伝わってしまうと考えたり，不安を抱くことにもつながることになる．

ここまでは，意図した内容（情報意図）とその伝え方（伝達意図）の2つが一致していることを前提としてきたるが，なかには情報意図と伝達意図が異なる場合もある．たとえば，「下手だ」と思っていても，「上手だ」と言うときである．この場合の背後には様々な情動や考えがあるだろうが，嘘をついたり，ごまかしたり，皮肉を言ったり，お世辞を言ったり，ユーモアで対応したりと，様々な言語および非言語的メッセージを出している．そのため，2つの意図が不調和なメッセージは可能な限り送らないようにしたい．

4 メッセージの受け手—相手のメッセージを受ける

1）今，メッセージを受け取れるか否かを伝える

コミュニケーションは常時メッセージの送り手になったり受け手になったりと，役割を交代しながら営まれているため，メッセージの受け手にとっても，前項で述べた送り手側の留意点などは共通している．

クライエントや子どもたちがメッセージを送ったとき，受け手が背中を向けていたり，他のことをしながら聞くことがある．看護師が病室に顔や上半身だけ出して，“からだ”は廊下にあるような状態もある．このような状態でも聞けるのかもしれないが，今，メッセージを受け取れる状態か否かを判断する1つとして，“正面で相手の話を聞けるか否か”を考えてみればわかりやすい．何かをしながら，他のことを考えながらなど，相手に対面できない状態であれば，メッセージを受け取れる状態でないことは明らかである．

前述したように，メッセージを今受け取れない場合，これをメッセージの送り手に伝えにくいことが少なくない．「集中できないが話を聞く」行為には，何らかの目的があるだろう．相手に嫌われない，相手の気分を害さない，いい印象を抱いて欲しい，いい人・やさしい人と思われたい，などが例として挙げられる．そしてこれらの背後には相手からネガティブにみられることに対する不安がある場合が少なくないだろう．相手にネガティブな情動を抱かれた結果，どのようなことになると考えているのだろうか．確かに，1つの出来事で気分を害し，もう二度と話してくれない選択をする人がいるかもしれないが，逆の立場に立ったときはどうだろうか．「申し訳ないけど，今は話せない」と言われたら，あなたは相手と二度と話さない選択をするだろうか．逆に，悪いタイミングで声をかけてしまったと罪悪感を抱いたりしないだろうか．仮に悪いタイミングだったとしても，相手は1回で気分を害し，二度

と話さない選択をするだろうか．

このようにあなた自身の不安を意識し，その恐れていることを考えてみると，非理性的で現実的ではないことが決して少なくない．このように非理性的，非現実的考えに支配された結果，疎遠な関係になり，より一層距離のある関係になっていきがちである．

2）送られたメッセージを自分の言葉で伝える

送られたメッセージを自分の言葉で伝えることは，言い換えや要約などのコミュニケーション・スキルとして位置づけられる．しかしここでは，スキルではない視点からみてみよう．

音として聞こえていたとしても，必ずしも伝えたいメッセージが伝わっているとは限らない．“聴くこと”は，全身的行為（鷲田清一，1999）であるため，他のことをしながら送られているメッセージを的確に聴くことは，かなりのトレーニングなしには習得できない．聴いているようにみえて聴けていない状態ではあるが，音は聞こえているため理解しているように思う（思いたい，あるいは思い込んでいる）ため，メッセージの送り手も受け手もメッセージは伝わっていると思い込んだままコミュニケーションが営まれている．

メッセージの受け手も，送られたメッセージを大切にすればする程，的確に理解しようとする．しかし，「また何か言われるのか」「何か大変なことを言われるのではないか」などと不安が高い場合には，メッセージの受け手は視点がメッセージおよびその送り手に向きにくく，音として聞いていてもメッセージの内容はほとんど伝わっていない状態から誤解して受け止めるまで，様々な状態が生じる．検査結果や診断を伝えられるときが不安の高まりやすい場面の１つである．「どうせたいしたことないだろう」とメッセージを大切に位置づけていなければ，表面的にはメッセージを受け止めたようにつくろっても，理解されていない．このことから，メッセージの受け手もコミュニケーションに責任をもつといえる．コミュニケーションは相互関係であり，互いに責任をもっている．

そのため，送られたメッセージをどのように理解したかを自分の言葉で伝えて確認したい．毎回このように確認することは，必ずしも円滑なコミュニケーションの営みとなりにくいこともあるが，メッセージを誤解したり不十分に聞くようなことは起きないようにしたい．

3）様々な場面

メッセージの受け手の立場から，それぞれの場面でみてみよう．

scene 7

高校３年生の子ども（あるいは，あなたの妹，友人の妹など）が「もう学校に行きたくない．学校をやめたい」と言ってきた．あなたの対応は？

メッセージの送り手は，あなたならわかってくれる，受け止めてくれるかもしれない，受け止めてくれるだろうと期待し，あなたを信頼して話してくれているだろう．この点を大切にしたい．「やめたい思いであること」を“わかってほしい”ということである．

「学校に行きたくない」ことと「学校をやめたい」ことがどのように結びついているのかを

理解したい.「学校は続けたいが，嫌がらせを受けて，毎日苦痛でしかないので，そのような状況から距離をとりたい」のかもしれない.「親が自分をわかってくれないので，その腹いせにやめて反抗したい」のかもしれない.「自分が何のために勉強しているのかわからなくなった」のかもしれない.「中学まではトップでいたが，進学校の高校では小中学校時代と大きく異なる中間の位置になり，この状態に耐えられない」のかもしれない.

この状態への理解を深めようと「どのくらい，やめたいと思ってきたの？」「やめたいと思うほどだから，よほど辛いことがあったんだね」「入学したかった高校なのに，それをやめたいとはよほどのことがあったの？」などを問いかけ，話し合うきっかけを作ろうとしたり，わかろうとする.

それぞれ,「学校に行きたくない．やめたい」理由が異なるため，それぞれに合わせた対応が求められる.

一方，次のような対応も考えられる.

あなたがわかってくれるのではないかと思っていても,「やめるなんて言わないで．せっかく入学したし続けたら」「高校だけは出ておいた方がいい．中卒になったら，就職もなかなかできないよ」「バカなことを言っているんじゃない！」「ここまできて，後1年もないじゃないの」など，やめないように言ったり説得しようとする.

「行きたくないこと」と「やめたいこと」の結びつきを理解しようとするが，「何があったの？」「どうしてやめたいの？」など，原因追及をしてしまう.

あるいは「別にやりたいことができたの？」「やめて何をしたいの？」など，やめた後のしたいことや希望を確認する.

「じゃ，○○さん（先生や親，友人などの第三者）に相談する？」「××さんに相談してみた？」と，その人とあなたの間に別の人を加えようとする場合もある．あなたに聴いてほしい，わかってほしい，と思い話してくれたが，あなたは別の人に任せる，責任をとってもらおうとしていると受け止められる可能性がある．第三者に相談することは望ましいことかもしれないが，2人で十分に話し合ったうえで行うことにしたいものである.

あるいは，どう対応していいのかわからず，黙っている.

これらの対応は，メッセージの送り手は期待を裏切られ,「やっぱり言ってもわかってくれない」と，“こころ”を閉ざすことにつながりやすい.

try scene 8

勤務経験3年目のCさんが，上司であるあなたに「今年12月で辞めさせてください」と言ってきたときの，あなたの対応は？

この場面は，「やめたい」点では，scene 7と共通しているが，scene 8ではあなたはCさんのことと同じように，管理している職場全体のことも考慮する立場にある．さらに，年度途中での退職希望であるために，ことさら難しくなりやすい．また，あなたを信頼して言ってきたというよりも，管理者であるあなたに伝えることが必要であるから言ってきた点でも異なるかもしれない.

しかし，まずCさんの退職理由を理解したい．不満があったり，もう続けられない体調や心理状態にあるのかもしれない．年度途中であるが家庭の事情で対応すべきことが生じたためかもしれない．あるいは，理由を共有できない状態なのかもしれない．

しかし，年度途中での退職であれば，よほどのことがあるように思われ，「退職することを決めるきっかけがあったのかしら？」「確かこの仕事は好きだし，一生続けたいと言ってたけど，何かあったのね」など，Cさんのこの決断をわかろうとしたり，話し合うきっかけを作ろうとすることが大切である．そのうえで，Cさんの退職希望と職場の状況との間での調整が必要となるだろう．

一方，「辞めるなんて，3年続けてきていて，どうして？」「12月なんて，どうして？」「辞めるなんて困るわ！」「（意外であり，ショックを受けたため）これからのことを期待しているのに」と，辞めないように説得したり，情動的に反応してしまうことも少なくないだろう．

「他にしたいことができたの？」「別の職場に移るのかしら？」と，Cさんにとってはなかなか返答しにくい質問をしてしまうこともある．しかし，退職後のことを理解することで，Cさんの決意の強さを判断する材料となる場合もある．

try

scene 9

同期就職のRさんと廊下で会ったときに，「今日，大変なミスをしちゃって」と言われたときの，あなたの対応は？

出会ったときが，あなたが昼休みや帰宅するときと業務中の場合では，メッセージの深刻さが異なる可能性がある．Rさんの表情や口調，様子などからも，ミスに伴うRさんの直面している悩みの強さが判断できるかもしれない．あるいは，Rさんは些細なミスでも毎回のように「大変なミス」と表現しがちなため，今回もたいしたことがないのかもしれない．しかし，この場合には，Rさんが些細なことでも「大変なミス」ととらえているのか，あるいは表現の仕方が独特であるのかなどを判断しておくことが必要かもしれない．

Rさんのミスの内容やその影響を語ってもらうことをあなたは求めるだろう．そのためには話す時間を要するため，そのときに可能であるのか否かをRさんに伝える必要がある．

一方，「大丈夫？」と確認するような発言をしたとする．大丈夫ではないからあなたに言ってきているとすると，この「大丈夫？」の問いかけはあまり効果的ではないだろう．また，「大丈夫？」と問われると，日常用いやすい問いかけではあるが，本音で語りにくくなり，「大丈夫！」や「大丈夫だけど」と仮面をかぶってしまうことをしがちな場合も少なくない．

「またやったの！」「今度は何したの？」と発言する場合には，あなたは前提として，“失敗ばかりしているRさん”というラベルをつけている．ユーモラスな対応でもありRさんのミスに対するとらえ方が変わるかもしれず，これが望ましくないということではないが，もし今回は大変なことであったとしたら，Rさんは信頼しているあなたの言葉に，二重に辛い思いをすることになるのかもしれない．

try

scene 10

K さんが担当クライエントのケアで悩んでいて，同僚のあなたに相談してきた．

<パターン 1>

K：「○○さんのケアのことで，相談したいんだけど…」
あなた：「ごめん．今，別のことをしていて，明日じゃダメかな？」
K：「(今聴いてほしいが) ごめんね．じゃ，いいわ」

<パターン 2>

K：「○○さんのケアのことで，相談したいんだけど…」
あなた：「ごめん．今，別のことをしていて．でも，ケアのことって何？」
K：「ケア計画を明日までに仕上げないといけなくて」
あなた：「○○さん，大変だもんね．一緒に考えてあげたいけど，どうしても時間がとれないんだ」
K：「ごめんね．無理なこと言って．もう 1 度やってみる」

<パターン 3>

K：「○○さんのケアのことで，相談したいんだけど…」
あなた：「ごめん．今，別のことをしていて．明日じゃダメかな？」
K：「明日，ケアの検討会があって．いろいろ 1 人で考えたんだけど，なかなかまとまらなくて」
あなた：「そうか」
K：「ギリギリの今日になって，こんな相談してもダメだよね．もう 1 度考えてみる」
あなた：「……．3 時間くらい待ってくれる？　どうにかするから」(K さんを手伝わないことに罪悪感を抱き，無理をする)

3 つの対応を一例として挙げてみたが，あなたはどのように対応するだろうか．K さんは何らかの要因で，時間的余裕をもってあなたに相談できずにいて，ギリギリになって思い切ってあなたに相談してきたようである．また，あなたにも予定が入っていて，K さんを手伝いにくい状況にある．

パターン 1 の場合であれば，あなたは今すぐに出かけなければならないため，メッセージの受け手というよりも，メッセージを聴いて対応できないことを伝えているのかもしれない．あるいは，毎回のように K さんは締め切り間近で同様の行動をとりがちなため，「またか」と思い拒否しているのかもしれない．K さんのタイミングの悪さもあるかもしれないが，ギリギリになって困って焦っており，冷静に考えたりあなたへの配慮などを欠いてしまった状態で言ってきているのかもしれない．K さんは，自分の行動を顧みるよりも，拒否されたことで罪悪感を抱いたり，手伝ってくれないあなたに怒りや不満を抱くかもしれない．

パターン 2 のあなたは，別のことがあると発言しながらも，K さんのメッセージを聴こうとしているようである．概要だけを聴いてから，手伝えないことを伝えている．そのため，

K さんはあなたに迷惑をかけたと自分の行動に罪悪感を抱いているようである．

パターン 3 のあなたも，K さんのメッセージを聴いているようである．K さんがあなたの「明日では？」という提示や K さんの状態を理解してくれていることで，K さんは自分で再度考えてみることを決めているようだ．しかし，今度はあなたの方が今手伝えないことに罪悪感を抱き，無理をして手伝おうとしている．

パターン 1 とパターン 2, 3 とで異なる点は，K さんの送ったメッセージをまず聴こうとしているか否かである．K さんの状況を理解するために，どのくらいの時間を要するだろうか．あなたが 30 分後にアポイントメントがあり，その場所に出かける状況であれば 5〜10 分の時間をもつことはできないだろう．しかし，K さんがどこに困っているのかを一緒に整理してあげると，後は K さんが対応しやすくなるかもしれない．一方，困っている K さんは，5〜10 分で困っていることを的確に表現できにくい状態かもしれない．さて，あなたはどのように対応するだろうか．

さらに，特に多忙化する日々のなかで，目的達成のためにはどの程度の時間が必要になるのかも考えておく必要がある．5 分や 20 分という時間制限がある場合には，その時間内に「話し合える」ことは何かを考えておくことも必要である．話し合うのに十分な時間がないと，ヘルスケア・ワーカーはクライエントに伝えたいこと，知っておいてほしいことなどを一方的に伝えてしまうことが生じるが，これは「話し合い」にならず，一方的にメッセージを伝えることになってしまいがちである．クライエントのことを思ってのことであり，メッセージの受け手は，これらの一方的なメッセージを考える材料にしてくれる場合もあるが，受け手によっては一方的に非難されている，説教をされているように感じたり，わからないことを言われているだけと思ったり，疑問を抱いたとしてもそれを明確にする機会も与えられないと思うなど，ネガティブな情動を抱きやすくなる場合もある．このようなことが生じないようにするためにも，時間と「話し合える」内容，緊急度などを考慮して，メッセージを送る目的を明確化しておくことも必要だろう．

5 クライエントから質問を受ける―聴くこと

統合失調症の人々からの質問に対し，看護師がクライエントの質問や理由をどの程度聞き，説明をしているのかという山根美智子（2006）による研究結果をみると，「常に」聞く・説明するは 50〜70％程度で，急性期の入院 1 カ月以内ではそれ以降よりも行われやすく，経験年数 5 年未満よりも 5 年以上の方が有意に対応していた．精神科や健康障害，医療機関の特殊性などを考慮する必要があるが，あなたのヘルスケア領域ではどうだろうか．「わたしの病気は何？」「いつまで薬を飲み続けないといけないんですかね」と質問されたとき，あなたはどのように対応しているだろうか．

1）まず，質問の背後にあるものに関心を向ける

質問に返答する前に，クライエントがどのような思いや情動から質問をしているのかを理解しようとしているだろうか．

「いつまで薬を飲み続けないといけないんですかね」の質問には，「もう飲みたくない」「飲

まないといけないのはわかっているけど，副作用があるのでやめたい」「どうせ治らないのなら，飲んだって変わりない」「薬は飲まない方がいいと思うし，飲みたくない」「やめられないのではないか．癖になるのではないか」など，質問の背後にはいくつもの情動と思いがある．

「もう飲みたくない」は，薬物療法に対する不十分な理解や，十分な説明なく処方をした主治医への怒りや不満などが考えられる．

「飲まないといけないのはわかっているけど，副作用があるのでやめたい」は，内服の必要性は理解していても吐気や眠気などの様々な副作用の苦しさに耐え難い苦悩の訴え，必要との説明を受けているが内服はしたくはないという不満や怒り，副作用のない薬がないのかという主治医や現状に対する不満，誰も責めることはできないのを理解しつつ苦痛から解放されたい願望などが考えられる．

「どうせ治らないのなら，飲んだって変わりない」は，無力感や絶望感など，そして「薬は飲まない方がいいと思うし，飲みたくない」や「飲むと癖になってやめられなくなるのではないか」は，薬物に関する適切な理解に欠けていたり，誤解していたり，あるいは薬物に対する恐怖感などを抱いているのかもしれない．あるいは，本当は内服期間を知りたいということなのかもしれない．

1つの質問でも，その背後には様々な思いや不安，葛藤状態がある可能性がある．これを明らかにしないで，「いつまで薬を飲み続けないといけないんですかね」の言葉に対して，「○カ月くらい」と明確な期間を伝えられないために不安になり，「どんな風に返事をしよう」「困った．どうしよう」と戸惑い，困惑し，それをクライエントに伝わらないように発言してしまうことが生じやすい．

このように質問の背後にあるものを理解しようとすることが **“聴く”** ことである．

2）必要に応じた対応

質問の真意や背後にある思いや情動を理解していくと，クライエントは必ずしも質問に対する返答を求めていないことも少なくない．そのような場合には，怒りや不安，不満などの情動体験と関連していることを理解することの方がより求められる．そしてこれらを理解し共有したうえで，質問に対する返答をすることが求められる．

6 不満や怒りを向けられる

クライエントや家族から，ケアの不満を言われたり怒りを向けられるときがあり，ときには医療訴訟につながる可能性もある．ヘルスケア・ワーカーは医療や福祉などの様々なシステムのメンバーであるが，システムは「訴えられたら困る」と防衛的になり，どのような内容であっても謝ること，言われたことに従うことをシステム・メンバーに強要することも少なくない．さらに，責任の所在やとり方が深く関与しており，何らかの要因で責任回避をしてしまう場合も生じる．

言われた内容が納得できる場合には，対応しやすいが，言われた内容が一方的で理解しにくい場合には対応が容易ではない．たとえば，ヘルスケア領域でもクライエントからのハラスメントが問題に挙げられるようになった．様々なハラスメントは，あくまで受けた人の主観的体験にもとづくものである．しかし，ときには偏ったとらえ方になっている場合もある．ネガティブな情動を抱いていることが多い場面であるため，特に歪みやすい状況ともいえる．そのため，ハラスメントの場合には，両者のやりとりの場面に同席している周囲の人々にサポートしてもらうことも必要になることが少なくない．

1）ケアの提供者に直接言われる

不満や怒りを直接表出されたときは，クライエントや家族は直接的コミュニケーションを選んでくれており，オープン・コミュニケーションでもあり，間接的に言われるよりも，不満を体験したことにも直接調整を行いやすい．

しかし，言われ方にも強く影響を受けるが，言われた側は，不安を高めたり，焦ったり，怒りを体験したりと，ネガティブな情動を体験しやすい．また，「自分が専門職としてダメだと言われた」「頼りにならないと思われている」「嫌われた」など，専門家としてだけでなく，人としての能力や知識，技術の不足を指摘されたと受け止めやすい．加えて，「これが周囲に知れたら，ネガティブな評価を受ける」といった，周囲のネガティブな反応に対する不安を抱く場合がある．そのため，伝えられたメッセージを受け止めにくくなりやすい．

(1) クライエントや家族の発言の途中で発言したり，弁解する

弁解したくなる状況であり，「そうではない」と言いがちである．「そんなつもりではない」「私は○○と言った」と，途中で言葉をはさんでしまい，クライエントや家族の体験を否定したり，発言を中断させ，クライエントや家族はそれ以上の発言をやめてしまう．あるいは，クライエントや家族が口調をさらに荒げ，メッセージを再度伝えようとすることが生じるかもしれない．調整可能な場合でも，平行線のままに進んでしまいがちな対応の1つといえるだろう．

(2) すぐに謝罪をする

すぐに謝罪してしまう場合は，形だけの謝罪になってしまう可能性があり，クライエントや家族にとってはメッセージが伝わったとは体験しにくいかもしれない．不十分さや不手際を認め謝罪することは大切なことではあるが，このような場合，「謝ってほしくて言ったのではない」とクライエントや家族から言われることもある．

不満などを相手に伝えることは決して心地のいいものではない．しかし，何らかの目的でクライエントや家族は発言しているのだろうから，ここでもクライエントや家族からのメッセージを的確に理解していない状態といえる．

(3) 何も言えず，あるいは何も言わず，沈黙状態になる

どのように対応していいのかわからなかったり，何か言うと逆効果になることへの不安を抱いていたり，思いや情動を言葉で表現しにくかったり，信頼を裏切られ対応に困惑し，何を言っても無駄，ダメと諦める状態など，様々な状態がある．

あなたが言語的反応をしないと，クライエントや家族はあなたを困らせてしまったと罪悪感を抱くかもしれないし，あなたはそうみられたくないにもかかわらず，より頼りなく受け止められるかもしれない．しかし，どのように対応していいのかわからない場合には，クライエントや家族の話を非言語的行動では聴いていることを伝えて，言語的行動では黙ってい

ることが1つの対応となることもある．

さらに，クライエントが急変したり，十分に説明をしていても亡くなったときに，家族はその現実が受け止められず情動が溢れ出て，その場にいるヘルスケア・ワーカーを責め非難することもある．このような状態では何も言えないだろう．一方的に責められることは苦しいが，そのときの家族の苦悩を受け止め，その場に黙って居続けること（being with）でしか対応できないだろう．

(4) クライエントや家族からのメッセージをどのように理解したのかを要約し，共通理解をする

まず，クライエントや家族がどのような体験をしていたり，思いを抱いているのかを聴く．そのうえで誤解を修正したり，ズレた点を明確化したりすることをする．

これらのうち（4）の対応が望ましいであろうが，一方的に不満や怒りを攻撃的に言われると，どうしても防衛的になりがちである．理不尽な対応をされたときには，抵抗しようとするのが自然であり，抵抗しなければ言われたことをそのまま認めることにもなる．

なかには，クライエントや家族からの発言はヘルスケア・ワーカーへの人権無視や嫌がらせのようなハラスメントになるような場合もある．このような場合の対応において，ケアの受け手と提供者の関係のなかで不均衡さが生じやすく，一方的にクライエントや家族が上下関係を作りあげ，“下”の位置にヘルスケア・ワーカー自身が応じてしまうことも起きがちである．さらに，クライエントや家族が精神疾患をもつ場合もある．これらの場合には，1人で対応しようとせず，他のシステム・メンバーにサポートを求めることも必要となるだろう．

2）管理者や外部機関などをとおして，間接的に言われる

前項のように直接言われても円滑に対応できにくいこともあるが，管理者や外部機関などをとおして，間接的に伝えられるときには，「どうして，直接言ってくれないのか」と思うことが多く，「どうして．何が」「そんなことはしていないのに」「周りからもできない人，ダメな人とネガティブに思われる」など，不満や怒り，羞恥心，不安といった様々な情動が湧き上がってきやすい．ヘルスケア・ワーカーであるあなた自身の評価が下がることに関する自然な情動であると同時に，ネガティブな情動を抱きやすい状況といえる．

一方，担当者であるあなたに直接伝えるのではなく，間接的にメッセージを送る場合，メッセージの送り手には次のような様々な理由が考えられる．

① 不満などを抱くとき，直接相手に伝えることには抵抗感が強い．
② 今まで何度か直接伝えてきたが，効果がなかった．
③ 管理者などの力を使って，現状を変えたい．
④ クライエントや家族が問題への対応に通常用いる対人関係のパターン．など

相手に対しては，「どうして，直接言ってくれないのか」と思うが，あなたが不満を抱いたときはどう対応しているだろうか．「不満を言うと，ケアを十分にしてくれなくなるのではないか」と不安を抱くことは多い．そのため，変えてほしいが，直接話し合うよりも回避しが

ちになったり，あるいは第三者を自分に引き寄せて，2対1の力関係で自分の求めていることを手に入れようとわれわれはしがちである．確かに間接的に伝えられた場合には，様々なネガティブな情動を抱くが，直接言いにくいことを理解し，そしてそれまでの関係を振り返るきっかけとしたい．

というのも，最初から管理職などに訴えることは，よほどのことがない限り起きにくいと考えられるからだ．それまでに変化を求める試みがなされている場合が多く，ヘルスケア・ワーカーはそれらのサインをキャッチしてこなかった可能性が考えられる．しかし，なかにはクライエントや家族の日頃の対人関係と同じように対応している場合もあり，ときには“力”を使って現状を自分の希望するように変えようとする場合もある．このような場合に求められるのは，ヘルスケア・ワーカーとシステムがクライエントや家族のパターンに巻き込まれないようにすることである．次々に手を替え品を替えるように訴えてきても，自身の不安に動じず，システム・メンバーが「できないことはできない」などの統一した対応が求められる．ここでも重要なことは，日頃からの関係づくりといえるだろう．

7 記録をする

メッセージのやりとりは，**記録**に残しておく必要がある．記録類も医療領域ではコンピューター入力が主になっており「○○指導済み」という記録だけになっているかもしれない．しかし，対人関係をベースにしながらクライエントに合わせたケアを行い，そして，1回きりではなく継続したケアが必要な場合には，指導における留意点や実施後の状態などの情報共有が必要不可欠である．特に，医師，看護師や保健師，臨床薬剤師，管理栄養士，作業療法士，理学療法士，社会福祉士，公認心理師，教師などの多職種がチームとしてかかわりをもつことが増えている．カンファレンスで関係者が全員集まって話し合うこともあるが，日々のケアにおいては情報共有のための別の方法が必要となり，記録の共有により，それぞれの専門職の専門性から行われていることを理解したり学んで，一貫性のある，より効果的なケアが急務である（p.124〜125参照）．

ヘルスケア領域では，記録に残すことは一般化しているが，教育や福祉，司法などヘルスケア以外の領域の人々も含んだチームとなる場合には，ヘルスケア領域のようには記録したり，紙面上で情報共有することが習慣化されておらず，ほとんど行われていない場合もあることを理解しておく必要もある．担当者が変わると，今まで何をしていたのか，どのような点に留意して接することが望ましいのかなどがまったくわからない状態が少なくない．効果的に記録に残すことの必要性を共通理解し，実施する工夫が求められる．

8 その他

メッセージの送り手と受け手という以外でのコミュニケーションにおける留意点を考えてみたい．

1）基本的マナーを学んできていない

scene 11

ある病棟で新人を対象とした研修会が開かれた．

「緊張しないで聞いてください．わからないことがあれば，遠慮なく質問してください」と説明がなされて，研修会が始まった．

医師や経験のある看護師が病棟のこと，治療内容などを説明している間，ある新人看護師（Aさん）は頬杖をついてメモもとらずにいたり，適当にメモをとっているように見えた．この姿を見た周囲は，Aさんに対し，「何とひどい態度か」「真剣に説明を聞いているのか」「今年の新人はひどい」という怒りや不満を抱いた．しかし，この点には触れることなく，研修会は続けられた．

scene 12

scene 11 に続く場面である．

全体の前でAさんに注意をすると傷つくことを考慮して，終了後に研修担当者の1人が個別に時間をとり，注意した．

翌日，Aさんは勤務を欠席した．

scene 13

A医師から交通手段の関係で診察時間に遅れてしまうと連絡が入った．A医師の外来をB医師が担当することに同意し，B医師は多忙な午前中を過ごしていた．

途中，遅れて出勤してきたA医師は，カバーしてくれたB医師には遅れたことと外来をカバーしてくれたことに関して一言も言わずに，急いで遅れている外来の診察を始めた．

さて，このような場面では，どうしたらいいのだろうか？

新人看護師の頬杖をついてメモをとらない，あるいはとっていても真剣さが感じられないと周囲がとらえると，新人看護師に対しネガティブなとらえ方をしがちになる．ストーリーとしては，「ダメな新人」という狭い1つの見方が作られやすくなる．

scene 12 の研修担当者は，新人看護師のことを考慮したうえで注意したが，翌日の欠席に対しても，「注意され，ふてくされて休んでしまう新人看護師」というストーリーが作られやすい．scene 13 の外的要因である交通手段により遅刻したA医師が，外来をカバーしてくれたB医師に何も言わないことでも，「非常識な医師」というストーリーが作られるかもしれない．

たしかにこれらのストーリーは1つの見方であるが，scene 11の場合は，「今まで，自宅で頬杖をついて食事をしても何も言われることなく，他の場面でも誰にも何も言われずに過ごしており，まったく気づいていない」という可能性もある．あるいは「今まで頬杖をついていることに注意を受けたが，どうしていけないのかを理解しておらず，注意をうるさいこととととらえてきた」可能性もあるかもしれず，若い人が「考えない」と言われていること（p.33）と共通しているかもしれない．あるいは「前日の睡眠不足や体調不良のために」頬杖をついていたのかもしれない．どの時点から頬杖をついたのかはわからないが，「研修内容が退屈であるため」に，頬杖をついたのかもしれない．

scene 12の研修後注意を受けた翌日の欠勤の場合も，「初めての勤務のなかで，緊張状態から体調不良になり，欠勤になった」のかもしれない．

scene 13の遅刻したA医師は，「自分は遅れないように最大限の努力をしたがどうしようもなかった．不可抗力であり，交通機関が問題で自分の責任ではない．どうしようもないことなので，カバーしてもらうのは当然のこと」と思っていた．あるいは「遅れてしまい悪いことをしたと思っていたが，それを言葉にすることに抵抗感があった」のかもしれない．あるいは「遅れた診察をすぐに始めないといけない」と焦っていたなど，いくつもの可能性が考えられる．

これらに共通することの1つに，行動している本人は，基本的マナーを学んでおらず，“気づいていない”“知らない”ことである．知らなければ，ストーリーを作る前に「学ぶ」必要があり，周囲は「教える」必要があろう．

2)「わからない」「知らない」

ここで1つ留意しておきたいことに，**“わからない”**や**“知らない”**状態を，どの程度その人が受け入れているのかということがある．わからないとき，自分で調べたり考えないで，他者に聞いてくる場合もある．一方，“わからない”や“知らない”状態を許容できず，何も言わずにいたり，知っているふりをしたりして隠そうとしたり認めようとしない場合もある．家庭や学校で，「わからないと言わないで，自分で調べて考えなさい」と言われることがある．このように言われると，わからない・知らない状態を「悪いこと」とラベルを張って，率直に自己受容しにくくなってしまうこともある．

真摯に“わからない”ことや“知らない”ことを受け入れることも，知らないことを「学ぶ」ためには必要なことであろう．

try

さて，あなたは，基本的マナーをどの程度習得しているだろうか．われわれは多くの場合，しなくなると忘れていくものである．1度習得したものは，長い間行わなくても再度行う機会があれば，初めて取り組むこととは異なり，ある程度はできるものである．しかし，多くのものが早くかつ便利になっていく毎日の生活のなかで知らず知らずに忘れたり，失っていくことは少なくない．よほど1つひとつを意識していないと失っていきがちである．

あなた自身は“わからない”や“知らない”状態を，どの程度率直に認め，知識や体験を深めていけるだろうか．また，マナーは“相手に対する思いやり”にもとづくものともされるが，あなたの他の人への思いやりはどうだろうか．

3）ネチケットや挨拶，接客態度

ネチケット（netiquette）とは，インターネットの利用者が守ることが求められるエチケットやマナー（network etiquette）で，その原則は他者に迷惑をかけないことである（高橋邦夫，1997）．匿名性が高い状態でのメッセージを発信する一方，個人情報保護の視点から自他共にプライバシーを尊重し，対面で発言しないことは書き込まず他者が不快に思うことは行わないなど（警視庁，2019），様々なサイトで強調されている．

電話の場合，その場で営まれていることに割り込んで侵入するが，特にスマートフォンが固定電話に取って代わっているなかで，この侵入性は著しく高まっている．しかし，この侵入のなかで，緊急性の高いものは必ずしも多くないであろう．確かにそのときに対応すれば，待つこともなく便利で，時間も無駄になりにくいのかもしれないが，人は1つのことしかできないので，そのときに営まれていることは中断されてしまう．

また，核家族が一般的となり，夫婦間でも親子間でも，そして学校などでも，**挨拶**は上下のタテの関係での「いってきます」「いってらっしゃい」ではなく，友だち同士のヨコの関係のように「じゃ，またね」や「バイバイ」となっている．拡大家族で年上の人に対し**敬語**を用いて接する機会に毎日何度も触れている状態に比べ，核家族で両親共に働いている場合にはそのような機会に触れることも少なく，"同じ事柄の述べ方を変えることによって敬意あるいは丁寧さを表すための専門の表現"（菊池康人，2005）である敬語もなかなか効果的には学びにくい．

文化審議会が2005年3月から敬意表現の検討を重ね，2007年2月に「敬語の指針」を提出し，それまでの尊敬語（いらっしゃる，ご両親，召し上がるなど），謙譲語（させていただく，申し上げるなど），丁寧語（です，ますなど）の3種類を，敬語の機能と適切な使い方をより理解しやすくするために5種類*に分類した（文化審議会答申，2007）：尊敬語（いらっしゃる・おっしゃる），謙譲語Ⅰ（伺う・申し上げる），謙譲語Ⅱ（丁重語：参る・申す），丁寧語（です・ます），美化語（お酒・お料理）．

文化審議会が強調しているのは，現代社会における互いの感じ方や意見，思いを対等に尊重し認め合うことを前提にして，敬語や言葉づかいはその場や関係性などに応じた相互的で相対的なもので，言語による自己表現の1つという点である．つまり，コミュニケーションを営む相手に対し，自分の情動体験に添った自己表現をするということである．

*尊敬語は「いらっしゃる・おっしゃる」型で，コミュニケーションの相手や第三者の行為（召し上がる，ご説明），ものごと（お名前，ご住所など），状態（お忙しい，ご立派）などを立てる表現で，従来の尊敬語と同じと位置づけられている．

謙譲語Ⅰは「伺う・申し上げる」型で，相手や第三者に向けた行為やものごとを立てるもので，相手を立てて自分をへりくだる場合，相手を尊重する場合など，相手を高く位置づける表現である．「伺う」「差し上げる」「お目にかかる」などが含まれる．尊敬語と謙譲語Ⅰは，自分を立てることはなく，相手を立てることが原則とされている．

一方，謙譲語Ⅱは丁重語で「参る・申す」型で，自分や「ウチ」の人の行為などを相手に対し丁寧に礼儀正しく表現するもので，「出張で京都に参ります」「母は，所用で京都に参ります」「明日はここにおります」などが含まれる．

丁寧語は「です・ます」型で，自分や「ウチ」の人だけでなく，様々なことを丁寧に表現するもので，「です」や「ます」が用いられる．

そして，美化語は「お酒・お料理」型で，相手を立てたり，相手に丁寧に表現して敬意を表するものではなく，現象を美しく表現することと分類している．

また，滝浦真人（2005）は敬語を用いることにより，対人関係における複雑さが安定かつ明確に表現され，その状態は安心という対人関係における不確定性がない状態につながることを指摘している．相手が自分を立ててくれるという場合には，「○○をさせていただきます」「×× でよろしいでしょうか」というように，それが明確に表現される．

勤務中に外部の人との会話で，自分の組織内の人についてはへりくだったり，「さん」や「職名」で呼ばないことがマナーである．しかし，敬称を略してへりくだっても「△△にしていただいたことについて…」など，謙譲語と混在した発言をする場合もみられる．敬称を略していることだけに焦点を当て過ぎると，的確に話せていると自己判断してしまうことも少なくない．

一方，“丁寧さ”を表す**ポライトネス（politeness）**（菊池康人，2005）は，対人関係の複雑さを軽減するための間接的な方略で，賞賛や同意などのポジティブ・ポライトネス，謝罪や曖昧化，敬語などのネガティブ・ポライトネス，そしてほのめかしなどが含まれる（滝浦真人，2005）．敬語のように明確ではなく，他者に何かを依頼するときにも，直接「○○をしてほしい」と伝えずに，「○○があるといいね」と，受け手によっては不満や不十分さの指摘として受け止めかねないような曖昧なもので，不確定性をもつ表現である．敬語は相手を尊敬していなくても，仮にネガティブな情動を抱いていたとしても用いることができ，その二者間の対人関係での安心につながるが，ポライトネスは明確ではないため，相手がこれを受け止めてくれるであろうという相互の信頼関係により成立するといえる（滝浦真人，2005）．

ヘルスケア領域においては，様々な検査や治療マニュアルはあっても，サービス業のチェーン店のような接客マニュアルはまだ存在していないだろう．しかし，もしヘルスケア・ワーカーの日本語の語彙数や使用能力が低下してきた場合，どのようになるのであろうか．基本的マナーは社会人になる前に学んでおくものと社会人になってから学ぶものがあり，健康障害別の治療やケアにはマニュアルやプロトコールがある．しかし，個別性を尊重した対人援助のケアにおいては，ケアの提供者自身の価値観や生き方，個性などが大きな位置を占めるため，マニュアル化できるものではないだろう．

4）使える語彙の少なさ

コミュニケーションは言語的メッセージや非言語的メッセージが相手に伝わって成立するものであるが，ここでは言葉に関して焦点を当てる．

情動に関し用いる語彙数の減少の著しさが様々なところで指摘されているが，身近な人と話す頻度や読書や社会的関心が高い方が語彙力が高く，種類により異なるが **SNS** を使用している方が語彙力の高いこと，そして幸福感の高い傾向も示されている（朝日新聞＆ Benesse, 2016）．また，成田善弘（2005）は，思春期・青年期の臨床場面で，不安症などのクライエントは以前は「恥ずかしい」の訴えが多かったが，「怖い」の表現に変化し，この傾向は既に 1960 年代後半に指摘されていたことを述べている．

さらに 2 章で情動への文化的影響に触れたが（p.28），日本語としての二重構造をもつ言葉を使い分けることも語彙数が少なければ行いにくくなる．異なる情動でも同じ表現が用いられる場合もあるが，語彙数が乏しくなると，表現力だけでなく，思考力そして対人関係でも豊かさに欠けてくることが生じやすくなる．感じることや「喜怒哀楽」の語彙などを，現代言語セミナー編（1996）と山口 翼編の日本語大シソーラス（2003）を参考に，**表15**に一例を挙げた．自分が体験した表現として記述したが,「喜怒哀楽」も情動ではあるが明確に識別しにくく，同じ言葉でもアクセントやイントネーション，言い方で情動が異なる場合もある．特に「喜び」と「楽しみ」は，「怒り」と「悲しみ」よりも区分しにくい．

さて，これらと次のような若者言葉とを比べてみると，喜び：〈ハマる〉，怒り：〈キレる〉〈逆ギレ〉〈ムカつく〉〈最低〉，悲しい・哀しい：〈へこむ〉〈殺される〉，楽しい：〈天然〉〈おいしい〉（桑本裕二，2006；峰 純生，1999）など，拡大解釈をして区分したが，若者における語彙数の少なさとしてはみてとれる．

家庭や教育機関，そして社会での教育に対する問題提起もされるが，1章の羞恥心で触れたように，羞恥心は理想とする自己像と異なる自分を体験することで抱く情動である（p.18～19）．青年期の人々は，心身および社会生活のなかでの発達過程において，自分の限界や他者との違い，不十分さに直面し，そのうえで現実との折り合いをつけた自己理想像の形成が必要である（成田善弘，2005）．しかし，ポストモダン期にある現在の青年期の人々は，この形成が不十分であったり尊大な自己像（grandiose self）を抱き続けるために，自己内外の出来事や変化などに対し「怖さ」を抱き，過剰にコントロールしようとする傾向があり，そしてこれが二極化し，コントロール不能状態としての「キレる」や「ムカつく」状態と，社会生活を著しく制限する「ひきこもり」状態になっている可能性を成田善弘（2005）は指摘している．

たとえば，「ダメなやつ」と言われ続ければ，「自分はダメな人間」という自己像を抱き自尊心が低くなりやすいように，言葉と“こころ”は相互に深く関係し合っているため，単に語彙数を増やすことだけでは不十分であるかもしれず，過剰になったり一方に偏ることなく，ほどよい状態でありのままにとらえられることも必要であろう．

表 15　情動に関する言葉

感じる	(こころが) 通い合う，気がする，ぐっとくる，こころが動く，こころが奪われる，こころに響く，情が移る，衝き動かされる，肌で感じとる，胸に沁みる，胸を突く，目がいく，揺さぶられる　など
感じない	感じない，気づかない，こころに響かない，こころを打たない，通じない　など
快	味わいがある，意に添う，うきうきする，旨味がある，面白い，会心の笑み，会心の思い，顔をほころばす，気が晴れる，機嫌がいい，気持ちがいい，小気味がいい，心地よい，こころが軽い，こころが弾む，こころが和む，好ましい，冴える，爽やか，すっきりする，そわそわする，ぞくぞくする，晴れやか，表情を崩す，吹っ切れる，朗らか，微笑ましい，惚れ込む，満足する，満ち足りる，胸がすく，眼鏡にかなう，わくわくする　など
不快	荒れる，いい気持ちがしない，いけ好かない，居心地が悪い，嫌みたらしい，顔をしかめる，風向きが悪い，かちんとくる，感じが悪い，気が晴れない，気に障る，気分が悪い，気持ちが悪い，気味が悪い，気を損ねる，好ましくない，耐え難い，歯が浮く，へそを曲げる，むかつく，虫酸が走る，むしゃくしゃする，胸くそ悪い，胸のつかえがとれない　など
喜び	足取りが軽い，息が弾む，いそいそする，浮かれる，浮き立つ，うっとりする，嬉しい，嬉し泣き，悦に入る，躍り上がる，顔をほころばせる，感極まる，歓声を上げる，歓を極める，気が弾む，興じる，声が弾む，こころが奪われる，こころが弾む，こころに沁みる，こころをときめかせる，魂を奪われる，天にも昇る心地，でれでれする，陶酔する，ときめく，はしゃぐ，鼻の下を長くする，魅せられる，胸がいっぱいになる，胸が躍る，胸に沁みる，胸を打つ，目許がほころぶ，喜ぶ，わくわくする，笑いが止まらない　など
笑い	今泣いたカラスがもう笑う，笑みがこぼれる，会心の笑み，白い歯を見せる，照れ笑い，にっこりする，箸が転んでもおかしい，腹を抱えて笑う，表情を崩す，微笑む，目許が緩む，目を細める，笑いが止まらない，笑い崩れる，笑い転げる　など
楽しみ	足取りが軽い，浮かれる，うきうきする，エンジョイする，お祭り気分，面白い，快感を覚える，気が弾む，興じる，興に乗る，高揚する，こころが高まる，そわそわする，楽しむ，時の経つのを忘れる，はしゃぐ，話が弾む，はまり込む，夢中になる，胸が高鳴る，わくわくする　など
驚き	呆気にとられる，あっと驚く，泡を食う，驚く，顔色が変わる，肝をつぶす，肝を冷やす，ぎょっとする，声を失う，腰を抜かす，舌を巻く，寿命が縮む，衝撃を受ける，ショックを受ける，どきどきする，度肝を抜かれる，どきりとする，毒気に当てられる，はっとする，びっくりする，平静を失う，棒立ちになる，豆鉄砲を食った鳩のようになる，目玉が飛び出る，目を疑う，目を白黒させる，目を丸くする，目を回す　など
平静さ	影響を受けない，驚かない，顔色を変えない，顔に出さない，動揺しない，びくともしない，平静を保つ，瞬き一つしない，眉一つ動かさない　など
悲しみ，哀しみ	痛手を負う，愁いに沈む，重苦しい，肩を落とす，悲しい，哀しい，がらんとした，こころが痛い，こころが沈む，こころ淋しい，寂しい，忍び泣く，しゅんとなる，しょげる，しんみり，切ない，断腸の思い，辛い，泣き崩れる，泣く，泣けてくる，嘆く，涙を誘う，人恋しい，古傷がうずく，ポッカリ穴があいたような，身が切られる，胸がうずく，胸がつかえる，胸が張り裂ける，目頭を押さえる，物悲しい，わびしい　など

つづく

表 15　情動に関する言葉（つづき）

緊張	息苦しい，落ち着かない，おどおどする，重苦しい，肩が凝る，堅くなる，堅苦しい，固唾をのむ，気が張る，気づまり，緊張する，こちこちになる，神経を尖らせる，どきどきする，まごまごする，張りつめる，身が引き締まる，胸が苦しい，目がひきつる　など
安堵	打ち解ける，おっとりする，肩の力が抜ける，肩の荷が下りる，気が軽くなる，気が緩む，緊張がほぐれる，寛ぐ，けろりとする，こころが和む，だらける，ほっとする　など
不安	案じる，浮かない，恐ろしい，おちおちしていられない，落ち着かない，おぼつかない，寒心に耐えない，気掛かり，危惧する，気に病む，曇らせる，懸念する，こころ穏やかでない，こころ細い，こころもとない，怖い，思案に暮れる，取り越し苦労，不安，胸苦しい，憂慮する　など
恐怖	青ざめる，生きた心地がしない，悪寒が走る，おっかない，がたがた震える，固唾をのむ，口にするのも怖い，怖い，すくみ上がる，背筋が寒くなる，立ちすくむ，血の気が引く，鳥肌が立つ，動揺する，びくびくする，びびる，震え上がる，不気味，身がすくむ，身の毛もよだつ，身を震わす　など
心配	案じる，頭を悩ます，命が縮む，気掛かり，危惧する，気に病む，肝を冷やす，気を揉む，懸念を抱く，こころを痛める，こころを砕く，心配する，手に汗を握る，はらはらする，冷や汗をかく，ひやひやする，胸を痛める　など
安心	安心する，笑顔が戻る，大船に乗る，落ち着く，肩が凝らない，肩の荷を下ろす，気が置けない，気が楽になる，気持ちが救われる，気を許す，寛ぐ，元気が出る，こころ温まる，こころが癒される，こころがほぐれる，こころ強い，こころ休まる，こころ安らぐ，腹が据わる，ほっとする，枕を高くする，胸のつかえが下りる，胸を撫で下ろす，ゆったりする　など
怒り	青筋を立てる，頭から湯気を立てる，頭にくる，怒り狂う，怒る，憤りを覚える，苛立つ，かちんとくる，かっかする，かっとなる，かんかんになる，堪忍袋の緒が切れる，勘弁できない，気に障る，血相を変える，声を荒げる，声を尖らす，つむじを曲げる，つんつんする，とげとげする，腹が立つ，腹に据えかねる，腹の虫が治まらない，歯をかむ，真っ赤になる，眉をつり上げる，むかつく，向きになる，むしゃくしゃする，むっとする，むらむらする，目くじらを立てる，目をひきつらせる　など
羞恥	頭をかく，穴があったら入りたい，顔から火が出る，顔を赤らめる，きまりが悪い，尻がこそばゆい，照れる，照れ笑い，恥ずかしい，はにかむ，ばつが悪い，間が悪い，身が細る，もじもじする　など
不満	飽き足らない，後味が悪い，意に添わない，違和感がある，思わしくない，気が済まない，気が揉める，気に入らない，こころならずも，こころ残り，しっくりしない，釈然としない，すっきりしない，納得しない，引っ掛かる，不十分，不満がある，フラストレーションが溜まる，閉口する，本意でない，満足しない，もどかしい，物足りない，やきもきする　など
満足	飽き足れる，意に叶う，思わしい，会心の笑み，会心の思い，堪能する，気が済む，期待に添う，気に入る，しっくりする，満悦する，満足する，満たされる，満ち足りる，眼鏡にかなう，申し分がない　など

（現代言語セミナー編，1996；山口　翼，2003 を参考に作成）

5章 チームで取り組むヘルスケア

できる

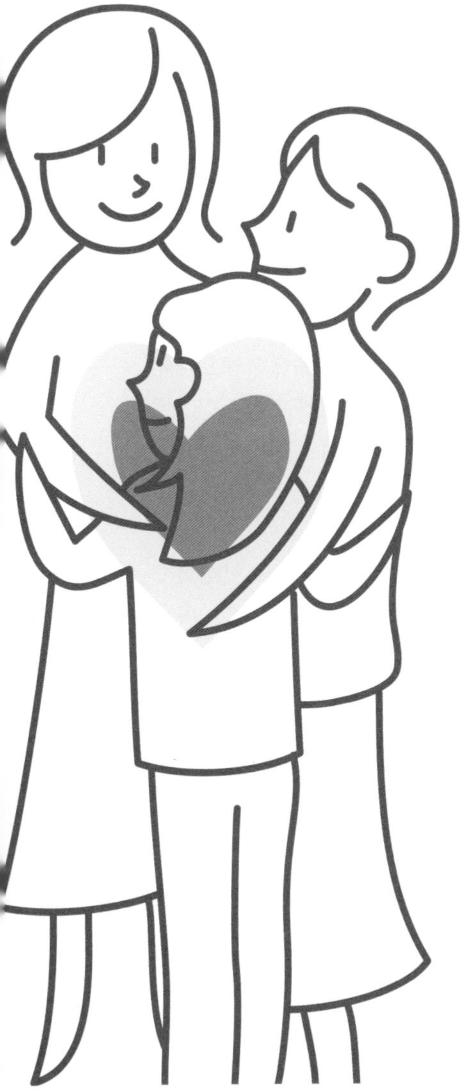

ヘルスケア領域の様々なところで，チーム医療が強調され円滑かつ効果的に実践されている組織もあるが，そうでないところも多くみられる．わが国では，診断や治療方針を決定することが唯一法的に認められた医師を頂点とするトップダウンの命令系統で，必要となる様々な業務を処方に合わせケアを分担するピラミッド型のヘルスケアがいまだに多い．

Young（1998）は，学際的チームの構造を3つに区分している：マルチディシプリナリー，トランスディシプリナリー，インターディシプリナリー．**マルチディシプリナリー・チーム（multidisciplinary team）**は，各専門職が対象となる人に対しそれぞれの専門領域でアセスメント－計画－実施－評価－修正－実施…を行う形態で，メンバー間での連携はとられずコーディネーターやリーダーに任されやすく，医療や保健福祉機関などで緊急性の高い場合に用いられやすい．2つ目の**トランスディシプリナリー・チーム（transdisciplinary team）**は，各専門職は専門性を超えて交流し，ニーズの把握から実施と評価までを連携・協働して行われるが，対象となる人に1つの専門職が対応する1対1の形態で行われる．3つ目の**インターディシプリナリー・チーム（interdisciplinary team）**は，各専門職が対象となる人にそれぞれ対応するとともに，メンバー間でも協働・連携をとりながら実践が行われる形態で，各専門職の相互交流としてのコミュニケーションが大切にされる．クライエントも加わった多職種連携チームである．

さらに，クライエントや家族を中心としてその周囲を様々な専門職がサポートする円形型のヘルスケアから，クライエントや家族がチームの1メンバーとして，アセスメ

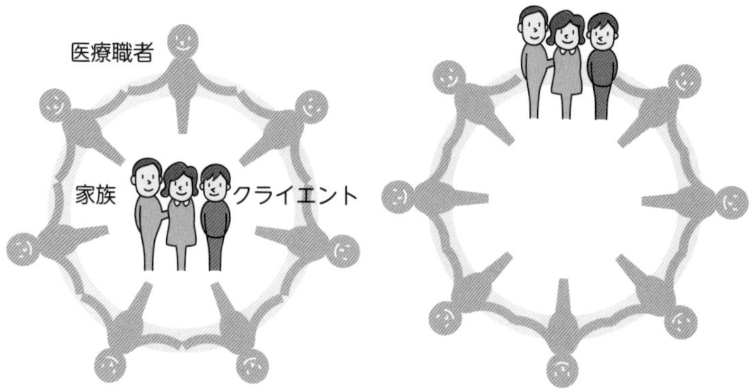

ントから行動変容などによる健康障害からの回復や悪化防止において，各専門職と同じ位置で円形を作る形態で営まれるチームの必要性も指摘され，変化している組織もみられる（野中 猛，1997）．

1 チーム医療

健康障害を発症したクライエントに対し，1人のヘルスケア・ワーカーがすべてを対処することは不可能である．たとえば，主治医が的確な診断をするために採血の指示を出したときに，どれほどの人や物品などを必要とするだろうか．電子カルテが一般化してきた現在，医師からの指示入力を確認する人，採血に必要となる駆血帯，針や各採血用のスピッツなど様々な物品を準備する人，採血する人，採血した検体を測定する人，結果をプリント・アウトするためにコンピューター・システムを導入・維持する人など，様々な物品を準備し補給する人と，実施者，そしてそれぞれを“つなぐ”ものや人が必要である．連携がスムーズであるからこそ，このような様々な人々の存在を意識せずに通常の勤務が営まれているが，何らかの支障が生じたときに，その存在を意識することになる．そして，どれか1つが欠けても，クライエントへのケアに支障が生じる．

チームで機能する場合，たとえばサッカーの日本代表のように，チーム・メンバー全員で合宿をして毎日何時間も練習をして，メンバー1人ひとりのスキルアップだけでなく，各ポジションが連携をとる練習をして，チームとして機能できるようにすることが必要である．また，いざというときに適切かつ迅速な対応ができるようにするために避難訓練をするが，必要となる役割を決めてチームとしての連携を練習しておくことが，**危機管理（crisis management）**の面からも必要である．医療においても，このようにチームでの活動が必要であれば，練習をせずに様々な他の専門職との**協働（collaboration）**ができるだろうか．

Boyle, Robinson, Heinrich & Dunn（2004）は，がんに対する外科的治療の立場から，チーム医療を15人でプレイするラグビー*にたとえている．

*ラグビーは，ボールを前方に投げたり落とすことはできないが，ボールをもって走ったり，横方向に投げたり，蹴ったり，スクラムを組んでボールを取り合ったりして，ゴールするゲームである．

フォワードのスクラムを組む8名の最前列のフッカーとプロップは放射線医や外科医，病理医で，治療の方向性を決め，残りのフォワードは看護師や麻酔医，がん専門医らが担当し，ナンバー8はがん看護専門看護師で，クライエントはスクラムハーフのナンバー9として前後のメンバーにサポートされる形で加わる．バックスには，公認心理師，社会福祉士，遺伝専門医あるいは遺伝専門セラピスト，形成外科医，リハビリテーション・スタッフや関連するヘルスケア・ワーカーが，そしてフルバックとしてベンチには緩和医療の専門家がいる状態で，どのメンバーが抜けてもゲームができず，クライエントも含めたチーム・メンバー全員で行うことを強調している．

精神疾患を発症した人々へのチーム医療をみると，1960年代にアメリカの脱施設化政策に伴い，地域での生活を個別的にサポートするケース・マネジメント（case management）が誕生した．1970年代にはケースというひとりの人を対象化する弊害を考慮し，イギリスでケア・マネジメント（care management）とよばれるようになり，クライエント中心かつクライエントの問題中心ではなく，クライエントの能力や強さなどに焦点を当てるサポートを行うために，関連機関やヘルスケア・ワーカー間の連携を重要視するようになった（野中 猛，1997）．

わが国では，ケア・コーディネーション（care coordination）と呼び，対象となるクライエントをマネジメントするのではなく，提供するケアを様々な別の場所に位置している関連機関やヘルスケア・ワーカーが連携（coordination）をとることを強調している（野中 猛，1997）．

ケア・コーディネーションは，医療や介護，福祉分野が対象となるが，医学の発展や変動する社会・経済状況に合わせて，関連する法律は改正と改定が繰り返されている．医療を提供する体制や施設を規定する医療法は在院日数の短縮化をはじめとした最新の改正が2019年に行われた．加えて，医療診療報酬は2年ごとに，介護診療報酬は3年ごとに改定されており，2006年に施行された障害者自立支援法は2013年に障害者総合支援法に統合されている．1人ひとりが基本的人権を享有する存在として尊重されることが求められており，日常生活と社会生活を営むために，医療・保険・福祉・教育・産業などの多分野での専門家によるチーム・アプローチの実践が不可欠な状態といえる．

こうしたケア・コーディネーションにおいて，カンファレンスやコンサルテーション・リエゾン精神保健活動は重要な位置を占める．そこで，チームとしての協働（collaboration）をより効果的に営むために，カンファレンスとコンサルテーション・リエゾン活動についてそれぞれ考えてみよう．

2 カンファレンス（conference）

カンファレンスは，会議を意味することが多いが，その他，相談や協議などの話し合いや検討という意味もある．しかし，ケース・カンファレンスやケース検討会，サービス調整会議など様々な言葉と形態をもち，定義や内容，そして背景となる理論についても発達してきている．

ヘルスケアにおけるカンファレンスとは，定期的あるいは何らかの問題が生じたときに，同職種同士あるいは関連職種が集まり行われる話し合いである．1人のクライエントやシステムなどに関し，それぞれの職種が情報提供をして，共通理解をしたうえで，ケアや治療の方針が決定され，それぞれの職種が具体的に何を行うのかが話し合われる．関連する異職種が集まり話し合われるもののなかには，組織の経営をはじめとするシステムに関することから，若手の教育やクライエントへのケアの質の維持・向上まで様々なものがあるが，ここではクライエントへのケアについて考えてみる．

クライエントは様々な顔をもち，1人の専門職はほんの一部しか把握していないことが少なくなく，この点を意識しておくことが必要である．たとえば，片麻痺をもつクライエントのために主治医からの指示が理学療法士（physical therapist；PT）に送られ，リハビリテーション室や機能回復室に移動して理学療法が行われる．病棟での入院生活あるいは外来通院で語ることと，ベッドサイドでケアを行ったり，外来受診時に接したり，家庭訪問を行ったりする際に看護師や保健師，社会福祉士などに語ることが，同じ内容であっても異なる表現が用いられたり，一方には語ってもう一方には語らないこともあるだろう．あなたも，同僚や友人，上司など，それぞれに同じことを語ることもあるだろうし，異なる内容を語ることもあるだろう．クライエントも，相手によって社会的なマスクを使い分けている．これらの情報を統合してクライエントへのケアに役立てることが多角的・包括的ケアにつながりやすい．それぞれの専門領域での情報にもとづき，ケアが行われればいいのかもしれないが，他の専門職にとっても活用できる情報によって，より効果的なケアにつながりやすい．

ヘルスケア領域ではないが，筆者が行っているコンサルテーションのなかに高等学校の教育領域のものがある．ある生徒への教育的対応や指導，かかわり方，教師自身のメンタルヘルスや教育者としての課題などの困難さを対象としている．問題提起した教師と，その生徒とのかかわりをもつ複数の教師からそれぞれ異なる情報が出され，なかにはまったく問題なく授業を行えている教師さえいる，ということがしばしばみられる．つまり，関係する教師が共通する体験をしている場合もあるが，それぞれ異なる体験をしているということが毎回のようにみられるのである．

それぞれの場面で異なるマスクをしていることを理解することにより，問題として提起されたことを問題とはならないようなストーリーにとらえ直す機会になったり，1つのマスク

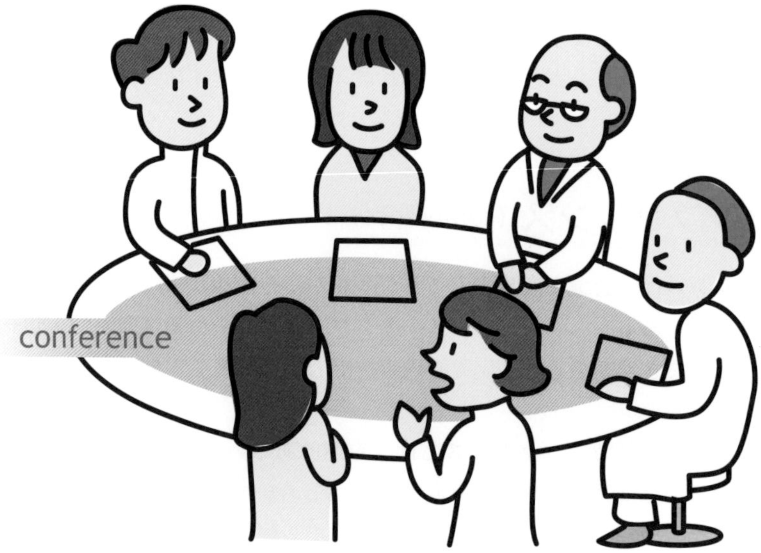

しかみてこなかったことから，より多角的にとらえるようになったり，異なるマスクを使い分けている要因を考えることでそのクライエントの理解を深めたり，異なる対応を考えるヒントになったりする．そして関係者が共通理解をしたり，必要に応じて統一した対応をして，クライエントのケアの向上につなげることが可能となる．

様々な分野で電子化が急速に進むなか，電子カルテの導入率は2017年には一般病院で46.7%，病床数が増えてヘルスケア・ワーカー数も増える400床以上では85.4%で，オーダー・システムの電子化でも全体で55.6%に拡大し，400床の病院では91.4%で電子化が進んでいる（厚生労働省，2017）．診療所でも，電子カルテは41.6%と拡大しており，1人のクライエントに関する情報共有が容易になり，共通理解もスピーディになっている．しかし，200床未満で電子カルテシステムが導入されているのは37.0%，オーダー・システムも45.6%と，クライエントの生活に最も身近で地域包括ケアシステムの主要な担い手で“つなぎ”の役割をもつ医療機関で数年内での電子化を予定していない現状も明らかにされている（九州医事研究会，2019）．

双方向性であったとしても，入力したり読んだりするのは個別の時間であり，書いてあったものを読んでもらえていないことが起きる可能性もある．やはり，関係者が集まり顔を合わせて話し合うことが，クライエントを多角的・包括的に理解し，ヘルスケアの一貫性をもちながら，クライエントが主体的に健康障害からの回復や健康状態の維持をしやすくすることにとって重要であろう．これは，遠隔医療や災害時や緊急時，あるいは定期的に実施されるものとして，**ビジュアル・カンファレンス（visual conference）***の形態も含まれる．

*2カ所以上の複数の場所を同時に結び，音声での会話だけでなく，資料や映像なども用いながら会議をする．

1）カンファレンスの種類

同職種間でのチーム・カンファレンス（team conference），形式的チーム・カンファレンス（多職種チーム・カンファレンス；multidisciplinary team conference, multiprofessional team conference），機能的チーム・カンファレンス（異職種チーム・カンファレンス；inter-disciplinary team conference），リハビリテーション・カンファレンス（rehabilitation conference），ケア・カンファレンス（care conference），ケア担当者会議，精神科医や公認心理師，リエゾン精神看護専門看護師（日本看護協会による認定資格を有する精神看護専門看護師の1つ）などの精神・心理面の専門家がチームに加わって営まれるリエゾン・カンファレンス（liaison conference）など，それぞれの目的や参加メンバーの専門性に応じて，様々な名称が用いられる．これが，理解を難しくしたり，十分に機能しにくい要因の1つになっているのかもしれない．しかし，これらすべてに共通しているのは，対象となるクライエントに関して話し合うことで，事例検討，あるいは**ケース・カンファレンス（case conference）**となっていることである．

加えて，前述したが，形式的チームはそれぞれの専門職がそれぞれの目的を遂行しているのに対し，機能的チームは共有した目的に対し協働して遂行しようとするもので，後者のチーム・カンファレンスの方がクライエントへのケアの質向上につながりやすい（Bakheit, 1996；Melvin, 1989）．

2）カンファレンスの機能

どのように名づけられたカンファレンスであっても，それぞれの専門職からの情報の共有，課題の明確化，課題解決のための具体的な計画の作成，実施内容の評価，計画の修正や次の課題への移行などが含まれる．加えて，次の機能がある（片岡靖子，2006）．

① チームとして，メンバーである各職種が独自性をもちながら連携し合う**チーム機能**
② 自分の職種以外の専門職の業務内容や専門性の理解，他職種からとらえるクライエント像などの新しい知識や情報と対応の仕方などを理解する**教育的機能**
③ 所属や部署などの名前は知っている状態から，リソースとして使えるようになる**実践的リソース機能**
④ ③の結果として，ネットワークが構築されるようになる**ネットワーク機能**
⑤ 問題中心の見方になるとクライエントをネガティブにとらえる傾向が高まるが，多職種によるチーム・カンファレンスにより多角的にクライエントの状態をとらえやすくなり（**多角的対象理解機能**），かつクライエントを擁護や支持する**アドボカシー（advocacy）機能**

3）カンファレンスの構造

では，カンファレンスはすべてのクライエントにとって必要であろうか．たとえば，クライエントの回復などが順調な場合，クライエントがヘルスケア・ワーカー側にとって手がかからない「問題のない人」ととらえられている場合もあるため，現在の状態に対する多角的・包括的アセスメントによる確認が必要で，関係専門職の共通理解と一貫した対応が求められる．

また，特別に資料を準備するのではなく，カンファレンスが日常業務の１つとして位置づけられることも必要である．カンファレンスが日常的に行われていないと，大量の資料を準備して出席する特別な時間や機会としてとらえられがちである．その結果，負担感が高まり，カンファレンスへの出席のしにくさにもつながりやすい．しかし，ケアの向上のために，カンファレンスが日常業務の１つとして活用されるためには，常時，ケアの内容を振り返ったりまとめておき，検討する事柄を提示しやすくしておくことも必要であり，対人援助には必要不可欠なことの１つである．

また，開催時に関係職種が集まる時間の確保が必要となり，このためには十分な人員配置がないと難しいであろう．

これらを含めて効果的なカンファレンスの実施には，チームとして機能することが求められ，次のような様々な一定の手続き（処方）を必要とする．これは，サイコセラピーで必要かつ重要な要素の１つである治療構造（therapeutic structure）が，カンファレンスにも求められるということである（渡辺俊之，2003）．

① 目的設定
② 参加者の選定
③ 役割選定
④ 時間と場所の設定：
　開始と終了時間の設定と遵守や参加に遅刻や中断のない状態設定を含む
⑤ カンファレンスの参加者および非参加者の関係者間の共通理解
⑥ カンファレンスのルール設定と共通理解
⑦ カンファレンス内容のフォローアップ

❶ 目的設定

何を目的にカンファレンスをもつのか，どうして必要なのかなどを明確化し，参加者に説明し同意を得ておく必要がある．カンファレンスの経験のない人にとっては，カタカナ用語でイメージもしにくく，何をするのか，何か話をしたら自分の不十分さや不適切さが露呈したり非難されるのではないかなどの漠然とした不安を抱くかもしれない．また，参加しても何をしていいのか，何を言っていいのかなど，わからないことも多いかもしれない．

それぞれの目的によって，クライエントへのケアの質を高めるため，ケアが円滑にできておらずその改善のため，チームとしてそれぞれの職種が協働するためなど，焦点が当てられることも話し合われることも異なってくる．そのようななかで，前述したように，クライエントへのケアに携わる多職種がそれぞれのもつ情報を共有し，それぞれの見方やアプローチを理解し，クライエントのもつ課題を明確化して，各専門職のケアの調整や連携が行われている．さらに，クライエントの個別性や課題の特殊性に合わせた目的の設定が必要になる場合もある．

❷ 参加者の選定

目的に合わせて，参加者が選定される．たとえば，脳梗塞による麻痺などの障害をもつクライエントのカンファレンスには，理学療法士，作業療法士，言語聴覚士，医師，管理栄養士，精神科医や公認心理師，社会福祉士，看護師，介護福祉士などが含まれる．糖尿病をもつ人に関するカンファレンスには，糖尿病看護認定看護師も含む看護師，医師，管理栄養士，臨床薬剤師，公認心理師や精神科医，運動療法のための理学療法士，合併症を発症し日常生活に支障が生じている場合には社会福祉士や介護福祉士などが含まれるチームとなるかもしれない．もし法的な側面からのケアやアレンジが必要のなる場合には，弁護士などが加わるかもしれない．学童期や思春期のクライエントの場合には，教師や児童福祉司や児童心理司などがメンバーになることもあるだろう．さらに，医療機関から在宅や施設への移行時には，組織外の関係者に加わってもらうこともある．

カンファレンスへの参加動機も重要な位置を占める．上司から命じられて，クライエントを担当しているからなど，受身的に参加することにもなりやすいため，動機を高めるような目的と参加者の選定が必要になる．また，初回には，それぞれの参加動機を話し合ったり，目的の共通理解をする時間を設け，互いの理解を深めたり，動機を高めるような働きかけが必要になる．

❸ 役割選定

チームでの活動を円滑に進めるためには，チーム・リーダー，記録者，必要に応じて調整者，報告書作成者などの役割以外に，メンバー各自がチーム内で主体的かつ積極的に参加する役割をもつ．あるいは非構造的に，役割を決めずに主体的な動きに任せて行われる場合もある．

❹ 時間と場所の設定

カンファレンスは1回限りではなく，クライエントのケアの改善や向上のために，定期的かつ継続的に開催される“継続性（continuity）”が求められる．そのためには，多忙な業務を抱えているなかで，勤務時間外ではなく勤務時間内で設定することが強く求められる．時間調整がしやすいように，事前に十分な時間をとって設定することが必要である．多職種の調整が必要になるため，カンファレンス終了前に次回の設定をしたり，火曜日の13：00からなどと特定の時間に固定することもある．毎回，参加メンバーの参加可能な日時を調整しようとすると，たとえ電子メールで参加メンバーに1度に連絡ができるような体制ができていても，その調整だけでも多大な時間を必要とするため，このような日程調整の仕方はとらないようにしたい．

加えて，カンファレンスの開始と終了時間を遵守することも，継続した主体的参加にとって重要な意味をもつ．医療現場では，急変や救急対応などが必要となるが，カンファレンス中は遅刻したり，途中で中断されないようなアレンジやバックアップ体制も各専門領域内で必要となる．日常業務とは切り離された時間の設定がメンバー各自に求められるともいえる．

場所も毎回同じ場所で行われる方が望ましいが，部屋のなかは，上座を作らずに円形やコの字など，それぞれが同じ位置で話し合いがしやすい設定が望ましい．必要な備品なども準備する必要があるが，それぞれが記録類などを持ち寄ることが多いだろう．

❺ カンファレンスの参加者および非参加者の関係者間の共通理解

カンファレンスで話し合われたことは，参加メンバーが責任をもって，各専門部署で共有することが必要不可欠である．さらに，話し合い内容の記録の配布により共通理解と確認も求められる．このときにプライバシーの保持に十分に留意する必要がある．

しかし，ここで留意しておくことに，チームや関係者内における**守秘義務（confidentiality in teams）**がある．前述したようにクライエントが相手によって社会的なマスクを付け替え，表現するメッセージも異なったものであれば，クライエントが話したことを他の人が知っていることがわかると，不信感や疑念を抱く場合もある．治療やケアにとってチーム内での共有が必要であること，しかし，ときにはその内容を知っていることに関しては十分に留意しておくこと，この点の共通理解を決しておろそかにしないことなどが必要である．一方，チーム内にクライエントや家族が加わっている場合には，その場であるいは事前に，クライエントや家族から情報共有に関する承諾を得ておくなどの対応が必要になることもある（p.133参照）．

❻ カンファレンスのルール設定と共通理解

メンバーの役割として，各専門的視点から，把握している情報やアセスメントの結果，実施内容などを提示し合い，情報を共有したり，質問をしたり，情報を統合して理解を深めたり，調整したりして，ケアの検討を行い，各部署に持ち帰って実施する内容を決めたりする．

各メンバーには主体的かつ積極的に参加することが，クライエントに応じたケアの提供のために求められる．リーダーには，メンバーが自由に話しやすい雰囲気づくりや，全員が発言するような働きかけ，発言を促進するような**リーダーシップ**やコミュニケーション・スキルも求められる．しかし，各メンバーの専門領域からの情報だけでなく，意見や思い，情動などをメンバーが自由に語り合うまでには，カンファレンスを繰り返し，語ってもネガティブな反応がないという安心感と信頼感の構築が必要であり，時間を要する場合もある．

ときには，医療の緊急性のために，臨時のカンファレンスの開催が必要になる場合もあるかもしれない．さらに，機能的チーム・カンファレンスであれば，それぞれの専門職間で上下関係はないが，目的に応じてクライエントへのかかわりが中心となる職種がインフォーマルにリーダーシップをとる場合があるかもしれない．また，これらのかかわりのなかで，他専門職の特殊性などへの理解を深めることにもなるだろう．

加えて，カンファレンスはグループでの課題解決のプロセスでもあり，共通目標と具体的な対応を決めていくプロセス（decision-making process）でもある．欠席や脱落，グループ・メンバーからの除外など（Vinogradov & Yalom, 1989/1991）が生じないように，またメンバー交代や新しいメンバーの参加にも柔軟に対応すると同時に，変動が頻回に起きないように，グループとしての安定性，ひいては**凝集性（cohesiveness）**の高まりにつながるような配慮と対応も求められる．

❼ カンファレンス内容のフォローアップ

カンファレンスの目的や開催頻度などにも影響を受けるが，前回話し合われたことのその後の経過，新たな課題の有無とその対応など，継続的に対応していくことも求められる．1人のクライエントに関するカンファレンスが，その蓄積により，ヘルスケア・ワーカー自身およびグループの“変容力”により新たな発展につながったりする．前述したように，カンファレンスは“継続性”が必要となる．1回限りでクライエントの課題が解決することはなかなか容易なことではない．

チームとして機能するためのこれら関連要因が効果的に設定，調整されることに加え，次の点も考慮しなくてはならない．グループ・メンバー間の力動，クライエントや家族へのネガティブな情動への対応や，グループ全体あるいはメンバー個別の潜在していた課題が表面化する場合への対応などである．これらが，後述する他のメンバーに対する不満などとなって表出される場合もあるが，精神面や心理面の専門家が加わっていると，このような状態に対しても効果的に対応しやすいだろう．

4）カンファレンスの実情

Bernard（1999）は，脳梗塞のクライエントに関する理学療法士，作業療法士，担当看護師，社会福祉士，脳梗塞の家族サポート・ワーカーの5つの専門職によるリハビリテーションにおける週1回のチーム・カンファレンスの実態調査を報告している．カンファレンスにおいて，最も時間を費やしていたのが情報共有（31.3%）で，次に質問に対する回答（27.2%），情報にもとづく理解や解釈（16.7%），ケア計画や決定（11.8%），様々なケアの可能性に関する検討（6.1%），クライエントに関する情動体験の表出や共有（3.5%）となっていた．

わが国のカンファレンスの実態がどのように行われているのかは，研究結果を待つ必要があり，医療システムなどが異なる海外での実態調査結果をそのまま活用するには注意する必要がある．しかし，カンファレンスの目的や開催頻度にもよるが，筆者の経験では，カンファレンスの時間はおおよそ60～120分で，対象となるクライエントは1～2名になるであろう．そして，時間の約1/3が情報共有に，質問に対する回答に約1/6（5～10分程度），そして情報にもとづく理解や検討，ケア計画に残り約1/2が費やされるような時間配分になることが多い．前回のカンファレンスで話し合われた内容のフォローアップに約1/6が使われる場合もあるだろう．

参加する専門職について，Bernard（1999）の報告でも，主治医の参加が1度もみられなかったが，筆者の病棟でのリエゾン・コンサルテーション活動でも，主治医の参加が得られにくい傾向を経験している．これは，日頃のヘルスケア・ワーカー間の関係が大きく反映されるように思われる．カンファレンスを1つの機会として円滑な協働関係を築くこと，あるいは日頃の関係調整を行うことに活かしたいものである．

また，グループによる意思決定プロセスにおいて，Green & Taber（1980）の研究をもとに，Roelofsen, Lankhorst & Bouter（2001）はカンファレンスに対する参加者の満足度について主に4つの要因の関与を指摘している．

① メンバーの個別的関与状態
② 他メンバーに対しネガティブに対応する状態
③ 話し合いの結果に対する満足度
④ 話し合いのプロセスに対する満足度

①は，メンバーとしてどの程度積極的に参加し，自分が共有したことが意思決定に取り入れられたり，他メンバーの視点や意見で理解を深めたりすることの重要性である．

②は，他メンバーに対し「何もわかっていない」「どうしてうまく対応していないんだ．そんなのそちらの専門でしょ！」などの非難や怒りなどを抱き，攻撃的に発言するやりとりになってしまう状態である．表面的にはスムーズなやりとりになっているかにみえるが，これらのネガティブな情動や思いを抱いていても，共有しない状態では満足度は低下するだろう．メンバー間でのネガティブな対応や情動などを抱いていてもこの場で対応することができると，話し合いのプロセスに関する満足度が高まりやすいということである．

③は，話し合いそのものに満足していたり，話し合った結果，変化がみられたことでの満足感といえる．

④は，様々な困難に対し，メンバーの話し合いの流れに対するもので，メンバー間で盛んに意見交換されたり，悩みや苦痛などを共有したり，成果を共有したりと様々なものが含まれるだろう．

5）機能的チーム・カンファレンスの課題

多職種による機能的チーム・カンファレンスの実施を阻害する要因が指摘されている（Bernard, 1999）．それぞれの専門性の独自性とオーバーラップする部分をもちながら，チームとして機能する状態における難しさでもあり，かつグループでの活動の留意点といえる．

牧原 浩（2002）は，精神疾患をもつ人々にかかわる様々な専門職の業務を，臺 弘が提唱した治療の3本柱〔薬物療法，生活療法，精神療法（サイコセラピー）〕（1972年）から，医師，看護師，公認心理師，社会福祉士，作業療法士，薬剤師，事務職，管理栄養士の8職種の業務を整理している．3つの療法は，それぞれが単独で成り立つものではなく，たとえば薬物療法は，クライエントが薬物に関する的確な知識をもったりコンプライアンスを高めたり，日常生活での考慮や工夫など，多角的な意味づけと働きかけが必要となる．そのなかで8職種すべてに共通しているものとして，心理面でのサポーティブな対応があり，牧原 浩は一般（支持的）精神療法と位置づけている．これらは精神疾患をもつ人々のみならず，健康障害をもちながら生活を送る人々や，ヘルス・プロモーションの対象となる人々も含んだ対人援助といえるだろう．

そして，これらをチームで行うことが必要になるが，チームが形成されてから解散されるまでには，発達過程がある：① 形成から手探りや依存の段階，② 闘争の段階，③ グループ内にサブ・グループが形成される段階，そして，④ グループ・メンバーとしての相互交流や主体性の高まり，そしてグループとしての凝集性の高まる段階，と進んでいく．これらの段階を考慮し，異職種による機能的チーム・カンファレンス（interprofessional collaborative conference）の課題をみてみよう．

❶ 他職種の尊重やチーム医療に関する教育の不足や重要性の認識の欠如

ヘルスケアという1つの領域でも，他の職種がどのような仕事であるのかについての教育はまだ少なく，漠然としたイメージを抱いている場合が少なくない．また，チーム医療は望ましいものとして教授されても，その実際はなかなか学びにくいものである．看護師は，担当クライエント制を導入していても，2〜3交替制でチームでのケアを行う職種である．一方，医師や理学療法士，作業療法士は日頃の会話やカルテなどを通して情報が共有されていることもあり，例外的に別の人が対応する場合があっても，基本的には1人ひとりがクライエントを個別に担当している．加えて，多職種でチームを組んでケアを行うことは，日常業務のなかで視覚的に明らかでないため，意識しにくいものでもある．経験を積むなかで学んでいくことも多いが，知識をもっておくことにより，チームとしての機能を円滑に営む土壌が作られやすいと考えられる．

❷ それぞれの専門の業務や領域で用いられる専門用語

各専門領域では，独自の言葉や専門用語，システムなどがあって，相互理解が難しい場合もある．それがヘルスケア以外の領域からメンバーが加わる場合には，さらに理解しにくく，そのメンバーの専門領域の業務について，他のメンバーは漠然とした知識しかもっていないかもしれない．そして，たとえ漠然としたイメージはもっていても，クライエントへの具体的なケアを話し合う場合には，わからない状態である．

特に最初の段階では，この点の共通理解をすることが求められ，研修会などで知識を得ることも1つの方法である．また，わからないことを率直に質問できる雰囲気づくりもリーダーだけでなく，メンバー全員に求められる．

❸ 各専門領域の業務の重なりと境界，および各専門領域の自律性，役割の特殊性

前述したようにヘルスケアのどの領域であっても，対人援助という共通性をもち，クライ

エントのQOLを高める点で共通している．この点が多職種によるチーム活動でオーバーラップする代表的な側面である．しかし，それぞれの専門職は，独自のアセスメントや判断をして，独自のケア領域をもつ．この重なりと境界，独自性という点に関する専門性と自律性の葛藤が生じる場合がある．

❹ 自分の専門性に対する高い位置づけ，各専門家同士の対抗意識や専門家としての立場の脅威や危機感

チーム医療は，それぞれの専門職が専門性をもちながらも，対等の位置で組織されている．しかし自分の専門性が“上”，あるいは“下”になるなどの不安を抱いたり，他の専門職に対抗意識を抱く場合がある．自分のしていることを非難されるような不安を抱く場合もある．自ら自己評価をして改善したり向上したりする自己変容作用に加え，**ピア・レビュー（peer review）***や監査などの外部評価により，より客観的な視点をもちながらケアの向上を図っている．

*特定の専門領域の臨床家や研究者，教育者などの同職種（ピア；peer）が，同じ専門領域の論文や実践などを審査するシステムで，代表的なものは学会誌などの学術論文の審査である．医療機関においても外部評価システムが導入され，医師や看護師，事務職などの複数名が書類などに加え，該当医療機関を訪問し，直接評価を行いフィードバックをして必要な改善を行う．互いに審査することにより改善や質の向上を促進する効果が期待できる．

ケアの質の向上のために，それぞれが高め合えればいいが，自分の存在感を出すため，自分の専門性がどれほど高くよいものであるのかを示すためにクライエントへのケアが使われてしまうと，ケアの一貫性も損なわれてしまうだろう．

あるいは，ヘルスケア・ワーカーのなかには，別の職種が入ってくると，自分の専門領域に対する脅威としての体験となる場合もある．闘争的になる状態で，ソフトで控えめではあるが他者をコントロールしようとしたり，見下したり，無視，あるいは大切な意見として扱わないようにしたりする．サブ・グループ化して，2人のメンバーが連合して第3のメンバーの意見などを排除しようとしたり過小評価しようとする動きをする場合もある．敵意を抱いたり，情動的になる場合もあるかもしれない．

❺ クライエントにかかわる時間やかかわりやすさや他職種への期待

クライエントに関する情報だけでなく，クライエントとの接触頻度や時間の長さなどでも，対応などに大きな違いが生じる場合もある．しかし，それぞれの専門職なしには，クライエントへのケアは成立しないことを意識する必要がある．「あまり接しないから」と受け身的になったり，カンファレンスへの参加意欲が低下しないようにしたいものである．

さらに，他の専門職に対し期待を抱いている場合もある．期待される側は，これにより専門性を発揮し，質の高いケアにつながる場合もあるが，逆に，負担感を抱き投げやりになったり，期待に応じられない自分に嫌悪感を抱いたり，自己否定をしたり，逆に万能感（omnipotence）が刺激され，より完璧なケアとその結果をクライエントに過度に求めることにつながる場合もある．対人援助という共通点をもっていても，困難さに直面するとシステム内の他のメンバーに「お任せ」的になり，任せられた方は不満や怒りを抱きつつ対応するという状態もみられる．これらについては，その期待の内容の共通理解と調整が必要になる場合もある．

❻ 他職種の問題解決力の低さや不十分さへの非難

何か問題が生じると相手を非難する場合がある．自分たちは適切なことをしているが，他職種が不十分なことをしていると思ってしまう場合もある．上述したように他のメンバーに依存的あるいは一方的に押しつけてしまうこともある．何らかの目的により自分を守っている状態であるが，チームで行われているのであり，どの職種も身内あるいは仲間（peer）あるいは同僚（colleague）である．仲間であるからこそ，互いに高め合っていくことを希望するあまり，不満や不十分さを指摘する場合もあるだろうが，悪く言ったり非難しても望ましい結果は生まれないだろう．

❼ 機能的チームでのケアに関し，圧力をかけられることへの抵抗度

どの職種が抜けても，クライエントへのケアには支障が生じるもので，機能的チームとして業務をすることが不可欠であるにもかかわらず，チームといわれることに強い抵抗感を抱く場合がある．これには，その個人，システム，文化など様々な要因が関与している可能性が考えられる．

❽ 配置転換

年間を通したカンファレンスの場合，職種によっては配置転換をする場合があり，多くは年度始めである．これにより，それまでのチーム・カンファレンスの構成メンバーに変化が生じる．これは，メンバーの一部が交代するだけでなく，多忙さも生じるため継続性が困難になることも生じやすい．

❾ 守秘義務とチームでの情報共有

ヘルスケア・ワーカーは，クライエントや家族のプライバシーを守ることが法的に義務づけられている．しかし，チームでの対応を必要とする場合，どの程度の情報共有を行うのかを迷う状況に直面するときがある．クライエントから「あなただけに．他の人には言わないでほしい」や，不満などを抱いている対象には伝えないでほしいと直接伝えられたときだけでなく，知った情報を共有した方が望ましいか否かを判断することが必要な場合もある．

クライエントや家族に対し，他の人に直接伝えることを働きかけることも大切なケアの1つになることもあるが，前述したように（p.128），共有することに同意を得ることも必要となる．しかし，同意が得られない状態でクライエントのケアのために情報を共有することが必要と判断した場合（client’s best interest）には，チームでの情報共有を行うことになる．このとき，目的を明確にしておくこと，目的と状況をチームメンバー全員が的確に理解し，絶対に情報が漏れたり，クライエントに伝わったりすることがないように細心の注意を払うことが求められる．これらに関し，記録に残すか否かも共通理解しておく対応が求められるだろう．

❿ チームとしての活動

医療分野では長きにわたり“チーム医療”が強調されているが，近年では“多職種連携チーム”としてクライエントや家族へのケアの充実化だけでなく各専門職が専門性を互いに協力し合いながら発揮していくことが強調されている．クライエントだけでなく，かかわるすべての人が専門家としてキャリア開発が促進され，それによる満足感を高めることによってメンタルヘルスの向上にもつながる．加えて，医療だけでなく教育分野でも2014年から“チームとしての学校”として教育以外の専門職も連携をして複雑化・多様化している課題に対

応し，児童生徒の学びをより高める体制化と実践が進んでおり，多くの分野でチームでの活動はなくてはならないものになっている．

チームでの活動をすることは，個人競技ではなくチーム競技を考えるとイメージしやすく，日々のチームとしての練習が不可欠で，それぞれがどのような動きをするのかを決めておかないと緊急事態の折に連携を求めても円滑に進めにくい．日頃から適宜コミュニケーションをとり，関係構築をしておくことが重要である．多職種でのチームに並行して存在する看護師や教師などの同一職種内での**イントラディシプリナリー・チーム（intradisciplinary team）**に対して，永峰 勲・谷岡哲也・青谷恵利子（2003）が課題を指摘している．同一職種であることからチームワークがとれやすいわけではなく，受けてきた教育背景，専門職としての経験，価値観（教育観）などが各メンバーで異なることを認識し，チームとしての目標作成と共通理解および互いに意見交換を感情的にならずに話し合える場作りなどが必要とされている．

同一職種でも多職種で構成されても，チームでの活動をより機能的にするためにはシステムの**非総和性**の特性を理解し，そのときの課題，状況，緊急性，マンパワーなどの要因だけでなく，テクノロジーや生活環境の変化や流動性が激しい外的環境や不確実性が高く多様化する状態に合わせた関係的指向性で協働した関係をファシリテートする**リーダーシップ（leadership）**が求められている（谷口真美，2016）．

⑪ リーダーシップ

三隅二不二の**PM理論（PM theory）**（三隅二不二・山田雄一・南 隆男，1988）は，目標達成機能（performance function；P機能）と集団維持機能（maintenance function；M機能）の2つを組み合わせ，PM，Pm，pM，pmの4つのリーダーシップ・スタイルを区分している．樫原理恵（2019）は国内の看護師長553名に自らのリーダーシップ・スタイルの評定を求め，PM（理想的）が30.7%，Pm（目標重視）が17.1%，pM（関係重視）が17.9%，pm（現状維持）が34.1%であった．4スタイルのなかで，pm型は自身のリーダーシップ・スタイルをもっとも低く評価している一方，スタッフに対するコミュニケーション・スキルをもっとも高く評価している結果を得ている．看護管理職にとってもっとも効果的とされているPMスタイル（大久保清子ら，2009）が全体の1/3であったが，これはグループ・メンバーであるフォロワーの自律性や動機，コミットメントやコミュニケーションの状態，関与状態の非総和性の状態，目標としていることや緊急性，などに柔軟に合わせ，フォロワーの成長を促進するかかわりが含まれている．

こころの知能指数を提唱したGoleman, Boyatzis & McKee（2002/2002）は，企業管理職の調査結果から6つのスタイルが使い分けられていることを明らかにし，ビジョン型，コーチ型，関係重視型，民主型，ペースセッター型，指示命令（強制）型が含まれている．自分がどのスタイルをとりやすいかを理解し，柔軟にスタイルを使い分けることが求められる．

⑫ コーディネーター

チームでの活動において，対象となる人の思いや活動などのニーズを的確に把握し，必要となる多専門職や複数の組織を調整し“つなぐ”ためには，**コーディネーター（coordinator）**が不可欠である．チームでの対人援助職の業務の1つとして対象のニーズを満たすためにコーディネート業務も含まれるが，生活支援コーディネーター（地域支え合い推進員）や特別支援教育コーディネーター，病棟ケア・コーディネーターなど，特定の対象となる人や状況に特化した専門職も増えている．

3 コンサルテーション・リエゾン活動（consultation-liaison）

コンサルテーション・リエゾン精神医学（consultation-liaison psychiatry）がわが国に紹介されたのは1977年に京都で開催された国際心身医学会議（world congress of the international college on psychosomatic medicine）で，啓蒙期（1977〜1979年），普及期（1980年代），発展期（1990年以降）に区分され（保坂　隆，1998；春日武彦・黒澤　尚，1991），コンサルテーションは医療領域だけでなく，地域での精神保健福祉活動や，教育や療育，ビジネスなど，様々な領域に拡大している．この発展の背景には，医学を中心にみると次の5つがある：① 医学の専門性が高まり，細分化され，各専門領域での質の高さが求められ，各専門領域となる臓器や“からだ”の一部だけしか対象としないことによる弊害が生じた．② 高度化かつ複雑化する医療の進歩に伴い，延命は得られたがQOLは乏しい状態で，なかには精神疾患を合併する状態もみられた（越野好文，1998）．③“からだ”と“こころ”の関連性が切っても切れないものであることが，エビデンスにもとづく理解によって深まり，ストレスの及ぼす影響や生活習慣病などの身体面だけでなく，心理・社会的側面を含めた医療の必要性が高まった．④ 全人的なケアや包括的理解と働きかけの重要性が求められるようになった．⑤ アメリカでは1939年にアメリカ心身医学協会が設立され，“からだ”と“こころ”の密接な関係への理解の重要性や研究が進んだ（早野順一郎，1999）．

わが国では，1960年に日本精神身体医学会が設立され，最初の専門教育として，1963年に九州大学医学部に心身医学講座が作られ，1996年に心療内科が診療科の1つとして標榜科認定された．心療内科は心身医学を背景にもち，胃潰瘍や胃炎，過敏性腸症候群，心因性の嘔吐などの消化器疾患や消化器系症状，頭痛や高血圧，動悸，狭心症，不整脈などの循環器系疾患や症状，アトピー性皮膚炎や気管支ぜんそくなどのアレルギー疾患，更年期障害や月経不順，月経前症候群（pre-menstrual syndrome：PMS）などの産婦人科系疾患や症状など，様々な器質的あるいは機能的な健康障害に“からだ”と“こころ”の関係から心理・社会的要因が深く関与していることから，包括的に診療を行う領域である．睡眠外来や慢性疼痛外来，サイコオンコロジー外来などの，特殊外来をもつ施設もみられる．精神科の敷居が高いために，精神科医が心療内科の標榜をしている場合もあり，適切に理解されていないこともあるが，抑うつ状態やPTSDなどの心的外傷やストレス関連症，摂食障害などは精神科が専門領域である．

1）コンサルテーション（consultation）とは

様々な領域でコンサルテーションという言葉が聞かれるようになっているが，クライエントから相談を受け対応するという広義の意味で，コンサルテーションとよんでいる場合もある．しかし，コンサルテーションは「相談」という意味をもつが，クライエントや家族の相談を受けることとは異なる．というのも，コンサルテーションは，異なる専門家の間で営まれるものを指しているためである．

コンサルテーションは1960年代にGerald Caplan（1970）がコミュニティのメンタルヘルスの予防的観点で提唱した概念で，「相談」「診察やアセスメントを含んだ相談」の意味をもつ．コンサルテーションは，相談をする**コンサルティー（consultee）**と，相談を受ける**コンサルタント（consultant）**との間で営まれる．両者共に専門職であるが，コンサルティーが業務やケアにおいて何らかの問題や困難さを抱えているときに，それらが含まれる専門領域の専門家であるコンサルタントに相談するものである．特定の問題を解決することだけでなく，コンサルティーの専門性を高める目的も含んでいる．1人から複数のコンサルティーに対し，コンサルタントも特定の専門領域の1人から複数の専門領域で構成されるチームで行われるものまである．

萬谷智之・井上真一・山脇成人（2003）は，コンサルテーション精神医学の活動内容を文献レビューにもとづき大きく5つに区分している：①クライエント中心（client-centered consultation），②危機的治療（crisis-oriented, therapeutic consultation），③コンサルティー中心（consultee-centered consultation），④状況中心（situation-oriented consultation），⑤組織全体（expanded psychiatric consultation）．

特に，何らかの精神疾患をもつ人の受診数は著しい増加が続いており，2017年で419.3万人（外来389.1万人；入院30.2万人）と2002年からの15年間で1.6倍になっている（厚生労働省，2017）．一方，複数の診療科を有する医療機関で精神科が設置されている割合は，2012年で調査協力が得られた520施設のうち有床施設の39.0％，精神科病床のない無床施設が61.0％（野口正行ら，2014）と，外来を中心とした精神科診療所は急増している．加えて，身体面の健康障害に伴う精神症状や精神疾患（せん妄，ステロイド誘発性精神疾患，自己免疫疾患など）へのケア，緩和ケア，救命救急医療，高齢者医療，身体合併症をもつ精神疾患を有する人たち（近江 翼，2019）などには**精神科リエゾン・チーム**も含めた多職種連携による包括的ケアがこれまで以上に求められている．しかしコスト・パフォーマンスの面からも効果的であることが明らかにされ，ニーズの高さも示されているものの，なかなか実践につながりにくい現状がみられる．

2）コンサルテーションの特徴

（1）コンサルティーとコンサルタントの関係

コンサルテーションは，コンサルティーがコンサルタントの“下”にくるような階級的な関係ではなく協働（collaboration）的であり，コンサルティーの主体的かつ自発的活動にもとづくものである（Larney, 2003）．コンサルタントからの助言などもコンサルティーの自由裁断により最終決定を行う．

たとえば，総合病院の医師間ではコンサルテーションは一般化しており，内科入院中のクライエントが整形外科的症状を抱えたときに，内科医が整形外科医にコンサルテーションを求める．この関係であれば，コンサルティーが内科医でコンサルタントが整形外科医になる．経営コンサルテーションであれば，病院の院長や事務長などがコンサルティーとなり病院経営を改善するために経営コンサルタントにコンサルテーションを求めることもある．コンサルタントから提示されたり助言を受けたことも，最終的にはコンサルティーが採択するか否かを決定する自由度をもつ．

しかし，相互協調的文化においては，コンサルタントがその領域の専門職であることが，“ヨコ”の関係ではなく，“タテ”の上下関係を築きやすく，アドバイスを受けたことを受け入れないことが相手を拒絶したり，よくないことのように思ってしまう場合のあることも考慮しておく必要がある．

(2) オンサイトでの実施

オンサイト（on site）とは，学会や研修会などへの出席のような別の場所に出かけて専門知識を得たり相談をしたりするオフサイト（off site）での実施ではなく，実践の場である現場で行われるという意味をもつ．コンサルタントのオフィスや別の場所に出かけて行って，コンサルテーションを受ける場合もあるが，コンサルタントがオンサイトに出向いてコンサルテーションを行う場合もある．

この場合に，第三者であるコンサルタントが現場に入ることに関する調整も必要になるが，現場で話し合えるために，より現場に即した対応がしやすかったり，コンサルティーは気づいていないことでも，第三者であるコンサルタントが直接見て，感じたり考えたりすることがコンサルテーションに含まれるという利点をもつ．クライエント中心の医療と同様に，サービスの利用者中心の視点からみても，コンサルティーの場所に出向いてコンサルテーションを行う方がより効果的かもしれない．

(3) オンデマンドでの実施

オンデマンド（on demand）とは，コンサルティーからの要求に応じて行うという意味である．TV が一方的に決まった放送を流すことから，IT 化の進むなかで，双方向性で視聴者が見たい時間に見たいものを選択できるシステムに用いられる言葉でもある．

しかし，コンサルティーが，相談したい，教えてほしいと思ったときにコンサルタントが応じてくれるシステムは，なかなか容易ではない．コンサルタントが同じ施設内に所属していれば早めに対応しやすいが，外部であれば，アポイントメントの設定から必要になってくる．「電話でちょっと教えてもらう」というわけにはいかない．そのため，オンデマンドにもとづくコンサルテーションよりも，定期的にオンサイトを訪れ必要に応じてコンサルテーションが可能になるリエゾン精神保健活動が，より効果的といえる．この方法では継続した契約関係が必要となり，たとえば年間契約をして特定の金額を支払うなどのアレンジが必要になる場合がある．

(4) コンジョイント行動コンサルテーション (conjoint behavioral consultation；CBC)

コンサルテーションは特定領域の専門家がコンサルタントとして，他専門家のコンサルティーの相談を受けるものであるが，教育領域では子どもたちの学業面，社会面，行動面などの様々な難しさ（たとえば，友だちと遊べない，授業中座っていられない，欠席が続くなど）や何らかの神経発達症に伴う困難さなどに対し，効果的なアプローチである行動療法（behavior therapy），あるいは応用行動分析（applied behavior analysis）を用いた**コンジョイント行動コンサルテーション**がある（Grissom, Erchul & Sheridan, 2003）．

CBC は 4 つの段階，① 課題の同定（problem identification），② 課題分析（problem analysis），③ 働きかけ（treatment implementation），④ 働きかけの効果の評価（treatment evaluation）（Sheridan, Kratochwill & Bergan, 1996），から成る構造化されたもので，コン

サルティーを保護者（家庭）と教師（学校）の2者，コンサルタントはスクール・サイコロジスト（school psychologist：アメリカの専門職で，博士課程を修了後，州の資格試験に合格した教育領域での心理の専門職）やスクール・カウンセラーである．子どもたちの困難さに対し保護者と教師がそれぞれ別々に対応しないで，①〜④の段階を連携して実施するようにスクール・サイコロジストやスクール・カウンセラーが保護者と教師に対し，調整，指導，教育，評価などを行う．特に関係の調整と働きかけにおいて，子どもたちの生活の主たる場である家庭と学校で，子どもにとって最も望ましい一貫性のある対応（child's best interest）になるようにする．子どもたちの教育や成長，そして何らかの困難さへの対応において，家庭と学校が連携をとりながら子どもたちへのかかわりをもつことはポジティブな効果をもつだけでなく，必要不可欠であることが検証されている（Christenson, 1995）．

ヘルスケア領域においては，通院や在宅ケアにおいてクライエントのみならず家族を対象に行われてきたが，学童期・思春期の子どもたちや高齢の人々のショートステイや介護などにおいて，医療機関や施設内の専門職と家庭でのケアの提供者である家族を対象にコンサルテーションを行う形態が今後はさらに必要となることも考えられる．CBCの形態を応用することにより，医療機関や施設と家庭で一貫した対応やケアを行い，チームでかかわり，クライエントのQOLを高めることもその1つである．

3）リエゾン（liaison）

リエゾンとはフランス語で“連携，連絡，連結，橋渡し”（加藤伸勝，1997）や，“関係性”（保坂 隆，1998）を意味する．“関係性”とは，クライエントと医療者，クライエントと家族，ヘルスケア・ワーカー間などの様々な関係性や，問題，対処能力や適応力などをアセスメントして，調整したりサポートをしたりと，“つなぐ”意味をもつ．

コンサルテーションとリエゾンは，消防士と常備された消火器にたとえられることがある（Glickman, 1980/1983）．火事が起きてから消防士を呼ぶ場合がコンサルテーションで，火事は起きていないが，消火器を常備したり火元を確認する習慣をもつようにしたり，起きてしまっても早期に発見し働きかけるものがリエゾンである．リエゾンは，精神医学や心身医学，臨床心理学，看護学，社会福祉学などの専門家が単独あるいはチームで，定期的に現場での回診やカンファレンスなどに参加し，現象の理解を深めたり，精神症状の発症予防や早期発見，早期対応することに重点を置く．そこでは，チーム医療における関係性の調整や教育などが行われ，コンサルテーションと同様に，専門性の質の向上への働きかけも行う．

わが国では，1983年から久留米大学で「御用聞き」の着眼から，依頼を受けて出かけて行くのではなく，定期的に病棟訪問をするリエゾン活動が始まった．ここで，コンサルテーションとリエゾンの比較を俵 里英子・赤松えり子・門倉春子・上野豪志（2001）による総合病院内における複数の専門職のチームでの病棟訪問の効果を参考に，比較してみる（**表16**）．

医療機関におけるリエゾン活動は，週1回から月1回程度までの間隔で定期的に精神医学や心身医学をはじめとする専門家がオンサイトで時間を設けるため，相談する側はそこで相談をし，対応もその場で得られやすい．リエゾンは表面化している問題だけでなく，潜在的なことも含めて対応しやすく，クライエントとスタッフ，クライエントと家族，スタッフ間，病棟全体など様々な関係を直接観察し，既存の1つの集団に第三者が加わることで，関係調

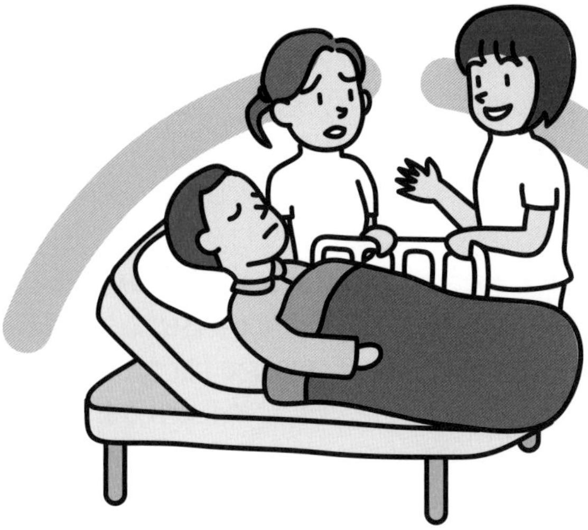

表 16　コンサルテーションとリエゾン活動の比較

相談する側の状態	コンサルテーション	リエゾン
手続き	一定の手続きを必要とする	手続きなしに，その場で相談できる
専門職間の意見交換	訪問をしても，関係者が全員揃うことが容易ではない場合もあり，1 対 1 での対応になりやすい	その場で，複数の参加者がオープンに話しやすい
対　応	コンサルタントの訪問を待つなど，対応に時間を要する	その場で，速やかに対応しやすい

相談される側の状態	コンサルテーション	リエゾン
状態把握のしやすさ	問題となっていることのみに焦点が当てられる	問題として挙げられたことだけでなく，現場全体の様子やスタッフ間の関係なども含めて現状把握がしやすい
専門職間の意見交換	コンサルティーのみとの情報共有になる	その場で，複数の参加者から情報収集や意見交換，検討がしやすい
継続性	1 回のみの訪問で終結しやすい	定期的な訪問により，その後の経過に応じた働きかけやフォローアップがしやすく，さらなる対応が必要な場合にも対応しやすい
相談の影響	コンサルティーを中心とした専門性の高まり	1 つの現象への対応から，専門性を高めると同時に，チーム内でのコミュニケーションを促進したりと，システム全体などへの影響が波及しやすく，職場環境の改善やスタッフ間での関係調整も行える可能性をもつ

（俵 里英子・赤松えり子・角倉春子・上野豪志：2001 を参考に作成）

整も行いやすい.

医療機関におけるリエゾン活動は，2012 年から精神科リエゾン加算として一般病棟入院中にせん妄や抑うつ状態などの精神症状がみられたり，精神疾患を有している人が一般病棟に入院をした場合に適用されるようになった．専門的知識と経験を有する精神科医，精神看護看護師，薬剤師，作業療法士，精神保健福祉士，臨床心理専門職から 3 名以上が精神科リエゾンチームとして，週 30 人以内で，1 人に対し週 1 回が可能であるが，月 1 回程度の定期的カンファレンスが充てられてきた．2016 年からは加算点数が 200 点から 300 点に改定されているが，臨床心理専門職は，2018 年から心理職の国家資格になった公認心理師に移行されている．精神科リエゾンチーム加算取得施設は 2016 年で 129 で，緩和ケア診療加算施設の 230 の約半分であり（中央社会保険医療協議会，2017），今後のさらなる拡大が求められている.

一方，コンサルテーションは，コンサルテーションの依頼が出され，それに対して訪問することになり，コンサルテーションの依頼として提出されたことに関連した主治医や担当看護師などの専門職が対象となる．そのため，依頼されたことにだけ焦点が向けられやすく，1 回から必要に応じて複数回のみで終了しやすい.

コンサルテーションとリエゾンを分けて述べたが，実際には，コンサルティーからの相談を主とした活動であるコンサルテーションと，日常の業務のなかの 1 つとして精神医学，心理臨床，精神看護などの専門家が加わったリエゾン精神保健活動とは，切り離しにくい．コンサルテーションであってもリエゾンが含まれていたり，リエゾンでもコンサルテーションが含まれており，コンサルテーションとリエゾンのどちらが窓口になり開始になるかにより，コンサルテーション・リエゾン（精神保健）活動と呼ぶか，リエゾン・コンサルテーション（精神保健）活動と呼ぶかの違いになるかもしれない.

4）コンサルテーション・リエゾン精神保健活動で焦点が置かれやすい困難な状態

コンサルテーションやリエゾン精神保健活動で取り上げられやすい状況を考えてみよう．ケアや関係づくりなどへの困難さを体験しているときは，対応が行き詰まったり，ネガティブな情動を強く体験したり，スタッフ間で話し合いができにくかったりと様々な状況がある．Epstein, et al.（2003）は，クライエントと主治医との間の関係中心ヘルスケア（p.78）における，クライエントの状態や個別的要因，そしてこの状態に関係する医師の要因を挙げている（**表 17**）．これらの状態はクライエントと主治医間だけでなく，他のヘルスケア・ワーカーにも共通しているだろう.

ネガティブな情動やポジティブな情動を強く抱く場合は，クライエントとヘルスケア・ワーカー間の関係が円滑な状態ではない可能性が高く，この状態を率直にみつめる必要がある．治癒につながりにくかったり，危機感を抱くなどの状態はヘルスケア・ワーカーが専門家としての無力感や怒りなどを抱きやすくなる．このような状態はヘルスケア・ワーカー自身が家族をはじめとする重要な他者との関係におけるそれまでの未解決な課題（unfinished business）を刺激されることも生じやすい.

ヘルスケア・ワーカーの個別的要因はヘルスケアの困難性に関与しやすいが，クライエントとヘルスケア・ワーカー，ヘルスケア・ワーカー間の関係なども含めて，ヘルスケアの質

表 17　困難な状態に関連している 3 つの側面（Epstein, et al., 2003）

状　態	1. 健康障害が対応困難ととらえがちな状態 ・治療困難な健康障害 ・不定愁訴のような漠然とした不明瞭な症状 ・ターミナル・ステージの状態 2. クライエントが自分の過失のために，現在に至っているととらえている状態 3. ヘルスケア・ワーカーが無力感や不十分さを抱く状態 4. クライエントの言動でヘルスケア・ワーカーの立場が脅かされる状態 5. ヘルスケア・ワーカー自身の価値観に反する状態 6. 易感染などのヘルスケア・ワーカー自身が危険性を感じやすい状態 7. 特定の健康障害 ・精神疾患：中等度から重度の重症度 ・物質乱用：アルコール，麻薬，カフェイン，鎮静剤や抗不安剤，鎮痛剤など ・肥満 ・慢性疼痛 ・性的行動に関連した状態 ・心気症 ・おおげさな症状の訴え
クライエントの要因	1. 怒りや攻撃，不満の表出 2. 薬物や麻薬などへの高い依存状態 3. 処方や指示に応じない状態 4. 際限のないようなニーズの表出（過剰な依存状態） 5. 特別待遇を求める権利の主張状態 6. ヘルスケア・ワーカーを巻き込んだり操作しようとする状態 7. 症状の不満を訴え続ける一方で支援を拒否する状態 8. 自己破壊的行動をとる状態
ヘルスケア・ワーカーの要因	1. 早期の問題解決や終結を求める傾向 2. “援助すること” に満足感を求める傾向 3. 自己犠牲，禁欲的，勤勉の価値観をもつ 4. 専門的知識や技，科学は人の苦悩を解決できるという価値観をもつ 5. リスクを嫌う 6. ヘルスケア・ワーカーの価値観や好みをクライエントも共有することへの期待

の向上に対し，同職種間と異職種間での，教育や指導，サポートなどに関することをみてみよう．

5）同職種間と異職種間のコンサルテーション —スペシャリスト対ジェネラリスト

(1) 同職種間のコンサルテーション

同職種間でのコンサルテーションには，医師間，看護師間，作業療法士間，教師間などが一例として挙げられる．同職種間であるため，医師は医学を，看護師は看護を，作業療法士は作業療法を，教師は教育という基本的な知識や技術は共有している．しかし，自分のもっている知識や技術，様々な資源を活用しても，特定の業務への対処や問題解決に困難を抱いていたり行き詰まっている状態に対し，同職種でも特定領域の専門性の高い人や経験のある人に相談をして，その人自身が行き詰まりを解決していく必要がある．

医師の場合には，それぞれの専門性で診療科が異なるように独立しており，内科医と整形外科医は対象とする病態も検査も，そして治療法も異なる．さらに内科医でも消化器系と循環器系では対象とする病態も検査も，治療法も異なる．そのため，専門の異なる医師の間でのコンサルテーションは同職種間といっても，異職種間でのコンサルテーションとして位置づけられるかもしれない．2015年に発足した医療事故調査制度にもとづく3年余りのデータをまとめた日本医療安全調査機構（2019）をみると，相談件数（医療機関と遺族などを含む）は2018年1年間で1,989件，うち1,050件は遺族からのものであった．医療事故報告数は同年で377件で，20〜40件／月発生していた．医療の質の確保の1つに，2018年からスタートした新専門医制度が挙げられる．新しく第三者機関として日本専門医機構が専門医の認定とプログラム評価，更新制度や研修施設基準の責任を担い，特定領域で標準的な医療提供を行うことを保証するようになっている．

看護師は，日本看護協会の認定する認定看護師（certified nurse；CN）と専門看護師（certified nurse specialist；CNS）の認定資格がある．認定看護師には，クリティカルケア，感染管理，緩和ケア，糖尿病看護，腎不全看護など19分野（2020年度より）があり，専門看護師には，がん看護，精神看護，地域看護，母性看護など13領域が特定されている（2020年1月現在）．一方，多くの看護師は病棟を数年ごとに異動するため，一般的にはジェネラリスト（generalist）として成長する．

このような動きは，看護職をはじめとする多くのヘルスケア領域にも共通している．たとえば，作業療法士は精神科作業療法士とそれ以外の作業療法士では，対象が，精神疾患による急性期や回復期，社会復帰期の専門性には区分されていない．放射線技師や臨床検査技師も，国家資格は1つであるが，ローテーションをしたうえで，放射線技師であれば医用画像処理やラジオアイソトープ，放射線治療など，臨床検査技師であれば心電図や脳波，尿や血液，病理などの検査領域を専門にしていく場合もあるだろう．

医療とは異なるが，教師は英語や国語，社会などの教科の専門領域をもち，中学校と高等学校ではそれぞれの教科を担当しており，そのうえに教育委員会などの上部組織に所属したそれぞれの教科の指導主事がいる．しかし，現実には専門教科以外の教科も担当しなければならない実情もあり，これは教師という名称のもとに行われている．子どもたちは生活年齢に応じた発達の特殊性や発達課題をもつが，小学校低学年専門や高学年専門などの教師もいない．さらには校種を問わず異動する動きもあり，発達という連続上で子どもたちを理解し教育することができ，校種を問わずに体験することはその後の教育経験に役立つが，これも教育というジェネラリストの養成になる．

心理臨床における専門性は，統合失調症や不安症，アルコール依存症などの精神疾患別に区分している場合，幼児や学童期，思春期などの発達段階や年齢別に区分している場合，あるいは精神分析的心理療法，森田療法，認知行動療法などの学派や，学派の見方にもとづく遊戯療法や催眠的療法などの技法，あるいは個人やカップル，家族，グループなどの対象とする人々の人数別などで区分している場合がある．しかし，エビデンスにもとづき特定の状態に対し，より効果的な方法があれば，それを用いることが求められ，統合的なアプローチが求められる場合もある．

(2) スーパービジョン（supervision）

同職種間で営まれるコンサルテーションに類似したものに，スーパービジョンがある．クライエントへのケアの質の向上に関する専門的サポートで，教育的要素を含み，「指導」の意味をもつ（五十嵐透子，2000）．上下関係のないコンサルテーションの関係とは異なり，同じ職種間の経験や専門性の高さなどに違いのある**スーパーバイジー（supervisee）**と**スーパーバイザー（supervisor）**の間で営まれ，「指導を受ける」側がスーパーバイジーで，「指導する」側がスーパーバイザーである．経験や専門性の高いスーパーバイザーが相談にのり，管理，教育，援助（西園昌之，1994），様々な指導（大和 央・加茂登志子，1997）などが行われる．

スーバービジョンは，スーバーバイジーとスーバーバイザーが1対1の個別で行われる場合と，複数対1で行われるグループ・スーパービジョンがある．

これらは，**プロフェッショナル・スーパービジョン（professional supervision）**で専門家としての発達や成長に焦点化されるが，同義語として用いられるものに**クリニカル・スーパービジョン（clinical supervision）**がある．必ずしも同職種間に限定されておらず，特定領域に熟練したスーパーバイザーがスキル習得への発達機能，安全で効果的な実践に関する規範やモニター機能，およびスーパーバイジーの健康やネガティブな影響を管理する修復機能の3つから臨床面でのスーパーバイジーの成長に焦点があてられる（NHS Foundation Trust, 2014）．もう1つのスーパービジョンに**ライン・マネジメント・スーパービジョン（line management supervision）**がある．これは組織の管理責任者や上司がスーパーバイザーとして，提供する対人援助サービスに焦点を当て，提供するサービスの質の維持向上に加え，部下や従業者であるスーパーバイジーの健康や福利のために，作業量や担当ケース数，能力の評価と管理を行い，必要に応じた処分も行われる．これら3種類のスーパービジョンを適切に理解し，**多重関係（dual, multiple relationships）**をもたない関係であることが望ましいことが指摘されている（SAMHSA, 2014）．多重関係とは，スーパーバイザーが評価者や教員，コンサルタントなどの他の関係を同時にもっている状態である．

(3) スーパービジョン・モデル

心理臨床の専門家養成において必要不可欠であるスーパーバイザーの成長に関し効果的な教育やかかわりに関するものがスーパービジョン・モデルである．本項では，2つのモデルを取り上げ，ヘルスケア領域への適応を考えてみたい．

❶ スーパービジョン統合化発達モデル (integrated developmental model of supervision；IDM)

（Stoltenberg, 2005；Stoltenberg & Delworth, 1987；Stoltenberg, McNeill & Delworth, 1998）

スーパーバイジーの成長を対人関係に焦点を当てたものが，統合化発達モデルで，3レベルから成っている．

レベル1：スーパーバイジーは，専門家に必要となる講義や演習などで学んだ技術などを用いることや，次に行うこと，知らないこと，クライエントを理解しないといけないなどといった思考中心の状態である．「これを言うと変に思われないか」「おかしいことをしてはいけない」「クライエントを傷つけてはいけない」などのように自信がなかったり不安の強い状態で，できない状態に自責の念を抱いたり，ときには絶望感などの情動に焦点が向けられがちであり，自分に焦点が向けられた状態（self-focus）である．

レベル2：自分に向けられた状態から，ケアを受けるクライエントに視点を向けられる（other-focus）ようになり，クライエントに関する理解を深めていく．しかし，クライエントへの効果的なかかわりや対応がなかなかできないことに直面し，自律性や動機などに混乱やネガティブな情動を抱きやすい．

レベル3：クライエントへの理解を深め，共感的および理解的対応ができるようになるだけでなく，クライエントとの関係のなかでの自分自身の思考や情動，行動への自己認識が高まる．共感の発達における2, 3歳から9歳頃までの「他の人の情動体験そのものに対する共感」レベルから，10歳前後からの「他の人の生き方やライフスタイル，考え方などに応じた共感」レベルという発達段階と，専門職としての発達段階が共通していると考えることもできる（五十嵐透子，2003）．

そして，これらが統合化された状態を**レベル3i**とし，高い自律性や自信をもつとともに，必要に応じてサポートを自ら求める状態で，Stoltenbergらはセラピストやカウンセラーの発達過程の研究からこのモデルを提唱している．これらは，人としての成長そのものともいえる（Lerner, 2002）．

スーパーバイジーの発達には8側面が含まれている：① 働きかけのスキル能力（intervention skills competence），② アセスメント（assessment approaches & techniques），③ 個別あるいは文化的違いの理解（individual/cultural differences），④ 対人関係に関するアセスメント（inter-personal assessment），⑤ 理論的理解（theoretical orientation），⑥ 問題の概念化（problem conceptualization），⑦ 目標と計画の設定（selecting goals & plans），⑧ 専門家としての倫理観（professional ethics）．これら8側面と，自己および他者理解，動機，自律の3側面からスーパービジョンを行う指標とすることとしている．

そして，これらのスーパーバイジーの状態に対し，スーパーバイザーのかかわり方をLoganbill, Hardy & Delworth（1982）は研究結果から5種類の効果的な対応を提示している：① 促進的（facilitative），② 指示的（prescriptive），③ 概念化（conceptual），④ 直面化（confrontation），⑤ 触媒的（catalytic）（**表18**）．

たとえば，レベル1の状態には，スーパーバイジーの成長を促すようにサポーティブであることが求められるが，スーパーバイジーが自分自身のコミュニケーション・パターンをみつめなかったり，過剰に知的レベルで対応しようとしたり，自己焦点化した状態を意識しないようにしているなど，自己防衛の高さなどへの直面化が求められる場合もある．しかし，レベル1では直面化はスーパーバイジーの不安や自信のなさをより高めやすいために留意する必要がある．加えて，レベル1には指示的対応が必要である．見立てや働きかけ，評価などの様々なことを具体的に指導することが求められる．

概念化とは，現象や働きかけなどを理論と結びつけて理解を深める教育的かかわりである．触媒的とは，さらに効果的な働きかけにつながるように，スーパーバイジーの情動的体験や理解不足，フィードバックを受けることへの抵抗などを取り上げていくことが含まれる（Stoltenberg, 1993）．

表 18 スーパーバイジーの状態とスーパーバイザーのかかわり方

	スーパバイジーの状態	スーパーバイザーのかかわり
レベル 1	自己に焦点が向けられやすい段階	促進的，指示的
レベル 2	自己から他者（クライエント）への焦点も向けられていく段階	促進的，概念化，直面化，触媒的
レベル 3	他者へ焦点が向けられ，理解的態度で対応することができるようになる．加えて，他者との関係のなかで体験する自分の思考や情動，行動などへの自己認識が深まる	促進的，概念化，直面化，触媒的
レベル 3i	統合化された段階	8 側面それぞれにおいて，質・量ともに成長の幅に合わせ，柔軟にスーパーバイジーからの求めに応じかかわる

これらのスーパーバイジーの状態とスーパーバイザーのかかわりは，コンサルテーションにおけるコンサルティーの成長にも活用できることを Stoltenberg（1993）は提案している．

❷ スーパーバイジー適応モデル 〔adaptive supervision in counseling training（ASiCT）model〕

一方，Rando（2001）は，スーパーバイジーの準備状態に応じたスーパービジョンの 4 つのスタイルから成るモデルを提案している．スーパーバイジーの準備状態（readiness）には，自発性（willingness），能力（ability），自信（confidence）（Hersey & Blanchard, 1993）が含まれ，これらの状態に応じて，スーパーバイザーの指導的な側面とサポーティブな側面を組み合わせたスーパービジョンの 4 つのタイプを挙げている（図 6）．

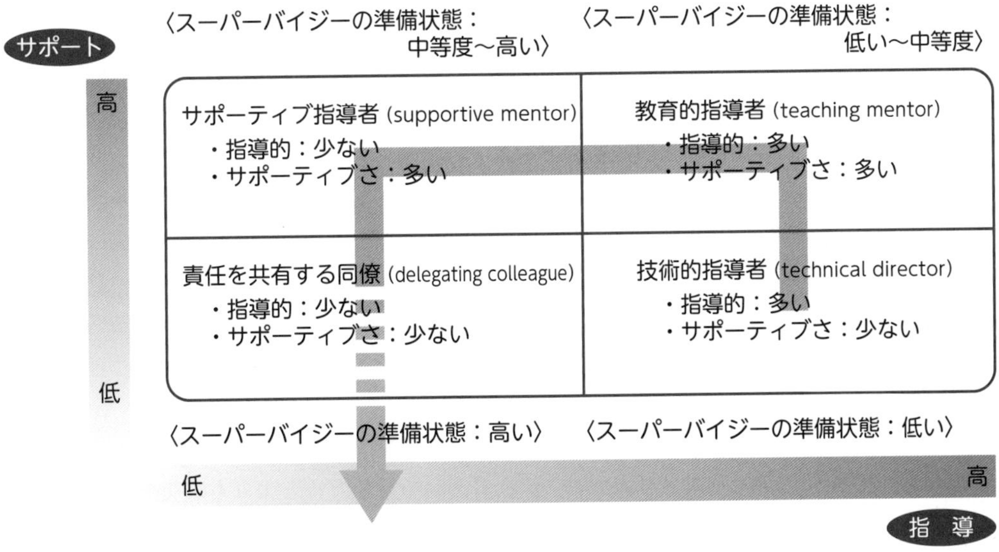

図 6 スーパーバイジー適応モデル
―スーパーバイザーの準備状態に応じたスーパービジョンの 4 つのタイプ

技術的指導が多い最初の段階のスーパーバイジーは，学生や初学者，経験の浅い人が対象になる．専門領域の経験やスキルがなかったり限られており，専門家としての自信をもちにくい状態である．そこでは，対象となるクライエントや状態に対応する基本的なことに関する指導が主に必要となる．

そして，スーパーバイジーが専門家として成長していくと，次の段階になる．指導もまだ必要であるが，スーパーバイジーは少し自信もつき，スキルなども高まり始めた状態になるため，スーパーバイジーの様々な実践をサポートし，自信や能力，主体性などをより高めるような教育的指導中心になりやすい．

スーパーバイジーがより成長していくと，指導的かかわりは少なくなり，スーパーバイジーの理解状態や実践に対し，効果的に行われていることをポジティブにフィードバックするなどのサポート中心になっていく．

そして，最後の段階は，スーパーバイジーとスーパーバイザーの関係が，責任を共有する同僚的関係になり，セラピーの経過やクライエントの変化，スーパーバイジーの成長などを見直したりする．

このモデルは心理臨床家に対するスーパービジョンであるが，ヘルスケア領域における対人援助の成長へのかかわり方やプリセプターシップなどにも活用が可能であろう．

(4) プリセプターシップ（preceptorship）

スーパービジョンは，看護領域ではプリセプターシップと呼ばれているものと共通している．新人看護師がプリセプティー（preceptee）で，経験者がプリセプター（preceptor）として，サポートや指導が行われる．

プリセプターシップは1970年代後半にアメリカで，新人看護師が看護に対し抱いていた理想像と現実の仕事の差異により，強いストレス反応を生じる状態に対し，そのようなリアリティ・ショックの緩和目的で導入された（American Nurses Association, 1983/1985）．プリセプティーは「経験の少ない人」という意味をもち，プリセプターは，「訓戒者や学生に指導をする人，経験者」という意味をもつ．わが国には，1990年以降プリセプターシップが紹介され，徐々に拡大し（吉富美佐江・野本百合子・鈴木美和・舟島なをみ，2005），2009年の全日本病院協会会員病院814機関を対象とした調査では，新人看護師を対象にしたプリセプターシップを導入しているのは76.2%，チームでの指導体制は47.7%，ローテーション方式が9.5%（複数回答）となっていた（厚生労働省, 2009）．1対1のプリセプターシップによるものから，チームでの対応やパートナーシップ・ナーシング・システム（partnership nursing system）などへの移行もなされている．リアリティ・ショックの緩和のみならず，職場環境への適応の促進や，学生から社会人への役割移行の促進などを目的に，新人看護師への個別的指導やサポートを，新人看護師と世代的にも近い2〜5年目の看護師が担当することが多い（山本英子，2003）．

わが国では，看護領域以外の新人教育としてもプリセプターシップが導入されている（松田信也ら，2004）．しかし，アメリカでは，新人看護師を対象とするよりも看護学生や大学院生の指導体制として1対1のクリニカル・プリセプターシップが用いられており，就職前に看護師としての態度や心構え，社会人としてのマナーや看護技術などの指導を受け（吉富美佐江・野本百合子・鈴木美和・舟島なをみ，2005），社会人になっても不適応を生じにくいようになっている．

また，わが国のプリセプターには，新人看護師の状態を理解しやすい同世代の経験ある看護師がそばでサポートをする利点をもつが，プリセプターには看護者としての【専門領域】，【指導者】として，そして【相談相手】としての能力に加え，【対人関係調整能力】が求められる点で負担度が高い．さらに，プリセプターシップは，プリセプティーとプリセプターの1対1での対応が特徴であるが，勤務時間が合わなかったり，他のスタッフから異なる指導を受けたり，プリセプター業務を考慮されにくい勤務体制などの課題をもっている．これらに対し，プリセプターシップの目的や方法の共通理解やプリセプティーに関する病棟全体でのカンファレンス，業務のマニュアル化，時間的配慮などが工夫されるようになっている．加えて，プリセプターを担当する前に研修会を実施し，その効果検証も進められている（杉浦真由美・向後千春，2017）．

上述したスーパービジョン・モデルのスーパーバイジー適応モデルは，プリセプターシップなどにも効果的に活用できると考えられる．

プリセプターシップは，就職後最初の1年間に導入されるが，最初の段階では，サポーティブな対応をしながらも数多くのことを指導することが求められ，指導的対応が中心になりやすい．そして，職場環境に慣れながら様々な業務をこなしていかなければならない状況のなかで，なかなかこなせない状態などにも直面しながら専門家としての成長に対し，教育的対応として指導もサポートも多く求められる．この段階で1年が経過する場合もあるかもしれない．指導的対応が少なくなり，プリセプティーの実践を認め，ポジティブなフィードバックをしたりと，専門家として自発的かつ積極的な取り組み，専門家としての自信や能力をより高めていく対応であるサポーティブなかかわりとなる．成長の早いプリセプティーでも，専門家としての成長においては，1年目以降も継続したかかわりが求められ，就職後3年間程度はプリセプティーの成長に合わせ，**図6**に示した4つのかかわりが主に求められるかもしれない．

世代的にも近い看護師がプリセプターとしてかかわる利点も生かしながら，プリセプター自身へのサポートや指導などを加えたモデルの開発が今後望まれるだろう．

一方，心理臨床においては，2015年に公認心理師法が成立するまで臨床心理士の資格が国家資格制度にはなっていなかったために雇用が行われにくかったり，雇用されていても経験年数が短い場合もある．しかし，経験年数の短い人がスーパーバイザーになることは少なく，スーパービジョンは専門職としての成長のために，知識や臨床能力，専門家としての自律や自尊心の発達（Lewis & Levy, 1982）などを目的として行われている．専門家としてのアイデンティティーの確立を促進することでもあるが，スーパーバイジーの個別的葛藤や課題の解決の場ではなく，これらが心理臨床の仕事において何らかの影響を及ぼす範囲内で行われる（Lewis & Levy, 1982）．しかし，スーパービジョンの機会の少なさや文化的影響から，スーパービジョンで個別的課題にも触れていく必要がある場合もみられる．

また，スーパービジョンは経験年数の少ない人だけが必要とするものではない．経験のある人でも，質の向上やケアで何らかの問題に直面した場合や，新しいポジションについた場合などにも，スーパービジョンを受けることもある（五十嵐透子，2000）．

(5) 異職種間のコンサルテーション

一方，異職種間で行われるコンサルテーションもある．医師が専門看護師にクライエントのセルフケア面でコンサルテーションを求めたり，医師や作業療法士，看護師が心理テストや心理面で公認心理師にコンサルテーションを求めたり，逆に専門看護師が医師にコンサルテーションを求めたり，公認心理師が作業療法士や看護師にコンサルテーションを求めたりする．管理栄養士や臨床薬剤師に他職種が栄養や食事，薬物療法に関するコンサルテーションを求める場合もある．保健師や助産師は，地域において他職種からコンサルテーションを受けたり，コンサルタントになりコンサルテーションを提供する．どの職種でも，自分の専門性のなかで対応困難な場合に，専門的な相談を他の職種に行うことで，知識や技術を高めることにもつながる．そして逆の立場になる場合もある．

たとえば，前述したように，**ネガティブ・ライフ・イベント（negative life events）**のなかでも，がんの発症がトラウマティックな体験となっていることも明らかにされている（p.72）．また，健康障害をもちながら治療を継続した生活そのものが燃え尽き状態（burn-out syndrome）（Polonsky, 1999/2003）に陥りやすい人もいる．加えて，がんの診断を受けた人の 40〜50％程度で適応障害/適応症（adjustment disorders）や大うつ病性障害（major depression）も発症しており，再発や進行するとさらにこの状態は悪化するというデータが出ている（Akechi, et al., 2007）．糖尿病の発症でも大うつ病性障害の合併の高さが指摘されており，抑うつ状態は血糖コントロール不良につながるだけでなく合併症の発症も高まりやすかったり，低血糖状態への不安や恐怖感を抱きながら毎日の生活を送っている状態である人々が少なくないことが報告されている（五十嵐透子，2005）．

加えて，小児がんを発症した子どもたちや家族，同胞における PTSD 研究も蓄積が進んでいる．発症した小児と養育者へのケアの重要性に加え，野田美香・佐々木玲仁（2017）は同胞に関する国内外の文献レビューを通し，面会制限もあり直接医療者から支援を受ける体制も十分に整っていない現状を指摘し，診断の伝え方や適切な理解への援助の必要性やピア・サポート体制化など，探索的実態把握とともに家族メンバーと家族システムへの対応の必要性を指摘している．

医療機関では，医学の専門領域にもとづき病棟ごとに分かれており，それまでの蓄積による専門性の高さがあるため，医師は「専門外のことはわからない」と言いやすいのではないだろうか．しかし，外科系の病棟で抑うつ状態になった人がいた場合，診断・治療は外科医と精神科医が連携して行うだろうが，看護は外科系の看護師が行う．ここで「精神科は専門ではありませんから」とは言いにくい．あるいは，精神科のある総合病院であれば，「ここではケアができないので，精神科への転科」を勧める場合もある．

日本看護協会の認定資格である専門看護師（CNS）は，13 分野で 2019 年 8 月時点で 2,242 人になり，認定看護師は 21 分野に 20,292 人，2020 年度から 19 分野で養成が進み（日本看護協会，2019），さらに専門性を高め，リエゾンやコンサルテーションを受けてより質の高いケアの実践が進められている．

6) コンサルテーションの効果

同職種でも，異職種でも，「相談をする」ことに強い抵抗感を抱く人がいる．自分の不十分さや不足している点などを認めにくいからかもしれないし，非現実的な万能感のために，自分の限界を受け入れにくい状態だからかもしれない．あるいは，何をどう相談していいのかわからないのかもしれない．

しかし，自分の限界を認め，相談すると，それまでみえていなかった視点でとらえ直すことができたり，自分の見方の狭さを自覚できるなど，対処する知識や能力を持ち合わせていても効果的に用いられないでいた状態から，自分のもつ能力や知識を活性化してコンサルティーが自分自身で対処しやすくなることが可能となる．新しいストーリーが作られることも少なくない．

次に，知らなかったことやスキルとして持ち合わせていなかったものを**新しく学ぶ機会**になる場合もある．経験してこなかったことを，経験として自分のものにしていける機会にもなる．さらに，チームとしての円滑な機能にもつながりやすく，1人で抱え込むのではなく，クライエントや家族も含んだチームでの対応が可能になる場合もある．人と人がほどよくサポートし合える関係の構築と維持として考えることもできる．さらに，より効果的な対処法をみいだすことになるかもしれない．

これらはすべてクライエントに還元され，治療やケアの充実につながるが，前述したようにコンサルティー自身の成長にもつながる．コンサルティーがより視野の広い視点で状況をとらえた対応をしやすくなる．さらに，コンサルテーションの形態にもよるが，コンサルティーだけでなく，コンサルタントにとっても相互に学ぶ機会にもつながりやすい（藤崎春代・木原久美子，2005）．

同職種間でのコンサルテーションであれば，同じ職種であることから，自分の状態を理解してもらいやすいが，同職種であることから，自分の不十分さや解決できにくいことを認めにくい場合もある．知らない人には自分の悩みを話しやすいが，知っている人には相手に「どう思われるか」「ダメだと思われないか」などネガティブに評価されることに不安を抱きやすい場合もある．

一方，異職種間では，コンサルテーションが一般化してくれば相談しやすくなるだろうが，日常の業務中の接点がない，あるいは少ないために，相談したいが相談しにくい状態もある．このためには，日頃から関係を築いていくことも必要である．

さらに，**コスト・パフォーマンス**を意識することも，今後はさらに求められるであろう．前述のオンデマンドで契約関係を結ぶ必要のある場合を述べたが（p.137），コンサルテーションを受けることで，どのような効果が得られるのかを明らかにしていくことも求められる．保坂 隆（2017）は，通常のカンファレンスにリエゾン精神科医とリエゾン看護師が加わった場合の効果を情報共有型と事例検討型とでコントロール群を用いて検討している．介入群ではともに看護師の心理社会的満足度およびキャリア満足度が有意に高まっており，事例検討型では医療の専門職として成長する満足度が高まる効果が示されている．困ったことの相談を受けることが無償で行われることも少なくなく，すべてに金銭が伴う必要があるわけではないが，コンサルティーの主体性をもつ活動やコンサルテーションの時間をより有効に活用する，コンサルタントの専門性をより高めるなどのために，無償でないコンサルテーションの導入も必要となる．この一例として，コンサルテーションが業務の1つになっている専門看護師は，同じ組織内に雇用されている例である．外部からのコンサルテーションを業務の

1つとしてもつ職種にスクール・カウンセラーがある.

2015年に制定された公認心理師法に基づき，人の心理面での健康を専門とする公認心理師は，医療分野だけでなく教育や産業，福祉，司法分野と多岐にわたる組織で，他専門職と協働した**多職種連携チーム**のメンバーとして加わり始めている.

6章

できる

“できる”ことへのヒント

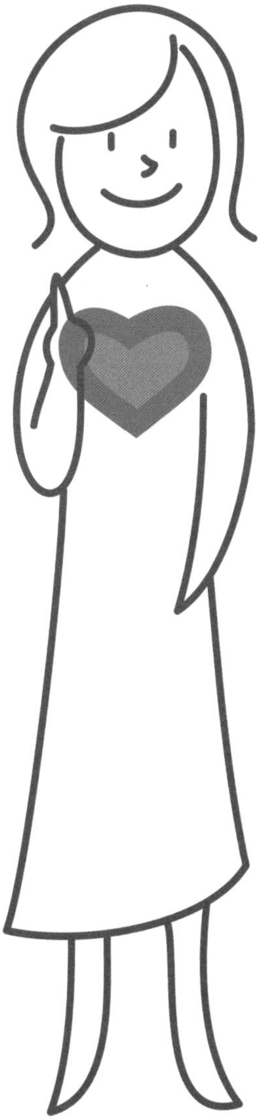

人と人の間の営みであるコミュニケーションは，われわれにとって生きていくために必要なものであり，そのコミュニケーションによって様々な意味をみいだしていく（Virginia & McCroskey, 1995/2006）．クライエントや家族，仲間や同僚などの語りを聴くこと，そして一緒により豊かなストーリーを語り合い，意味をみいだし，その人がその人らしく生活していくことに必要となること，そしてほどよい円滑な対人援助を“できる”ように近づくことを最後に考えてみたい．

Greenhalgh & Hurwitz（1998/2001）は，対人関係で他の人の語りを聴く場合，**知らないこと**イコール無知であること（not-knowing）の重要性を指摘している．われわれは，1つのこと，たとえば健康障害や相手のことを知っていけばいくほど，わからないことが増える．にもかかわらず，あたかも知っている，知り尽くしているように特定の見方で決めつけてしまうことが少なくない．自分自身が，知らないことやわからないことに真摯に向き合い，受け入れ，関係のなかで絶え間なく相手のことを知ろうとし続けることが，対人援助職においては大切なことであり，必要不可欠な態度であり行動である．しかし，現代社会や教育のなかでは，知らないことやわからないことは「悪いこと」「ダメなこと」とレッテルが貼られがちである．知らないからこそ知ろうとするし，わからないからこそわかろうと興味や関心を抱き，創造的に取り組むのではないだろうか．

scene 1

家族と同居せずに，1人暮らしをしていた人が亡くなったとき，お通夜に来ていた小学生が「このお家はどうなるの？」と質問をした．

亡くなった人には複雑な家族関係があり，自宅をどうしていくのかが問題になっていた．質問を受けた大人たちは，小学生が大人の会話を聞いていたのか，この子にわかるようにどう返答しようかと迷った．しかし，その小学生は，住む人がいなくなって家がどうなるのだろうかと疑問を抱いただけのことであった．

これは子どもと大人の間で，両者は共通基盤のうえに立っていないように考えられるが，大人は一瞬共通基盤のうえにいるのかと思い込んだようだ．子どもと大人は共通基盤を多くもつが，人として普遍的で同質性であると思い込む傾向をわれわれはもっている．**“同質性”**とは，そのシステム内のメンバーが同じであること，同じであるべきと思い込んでいる状態で，1人ひとり異なることを無視している状態である（Spivak, 1988/1998；山口昌男・今福龍夫，2003）．

語りに集中して聴くためには，この“知らない”ことが大前提にある．決して，同質性に偏り過ぎず,「わかった」や「理解した」と思わないことが必要不可欠である．ヘルスケア領域における対人援助職はこの点に熟達した専門家になることが求められる．しかし，他者を理解していくことは容易ではなく，また，もう1つの大前提である“自分が感じていることを感じること”も同様に容易ではない．

村瀬嘉代子（2002, 2006）を参考に，日々の臨床における“知らないこと”について専門家に求められることを考えてみよう．

① ひとりの“人”としてとらえる
② 自分自身の考え方や感じ方，行動などを客観的にとらえようとする不断の試み
③ 好奇心をもち，眺め，聴き，考える
④ 現在の自分に可能な範囲で，自分の在り方や意味を考える
⑤ 言葉を自分のものとして使う
⑥ 多角的・包括的に考え，焦点化する部分と，統合してとらえることを同時に働かせる
⑦“ありのまま”に理解し，とらえる

それぞれ重複している点も多いが，これら1つひとつをみながら，関連することを考えてみたい．

1 ひとりの“人”としてとらえる

学生たちが医療機関などで実習を始めると，最初，多くの学生たちは「名前」ではなく,「学生さん」と呼ばれがちである．文化的影響によって,クライエントは学生を「実習生」として曖昧な位置づけで認めてくれていることも考えられ，学生も「学生」として認めてもら

えていることを受け入れているのかもしれない．違和感を抱くことなく日々の実習を送っている学生もいる．その一方で，1人の学生ではあるが，自分の名前ではなく，「学生さん」と呼ばれることに，「確かに学生ではあるが，ひとりの人としてみてほしい」といった思いを抱き，憤りを感じる学生もいる．

臨床場面では，「大腸がん患者のDさん」や「ADHDのXくん」などと呼ぶことはないだろうか．「Dさんは40代後半の女性で，3人の子どもをもつ既婚女性．今回健康診断でstage Ⅱの大腸がんが発見され，摘出術を受けている」と言わないのはどうしてだろうか．短い方が言いやすいが，「大腸がん患者のDさん」と発言することは，そのようにDさんをとらえていることになりはしないだろうか．また，「Gさんは軽い自閉スペクトラム症」「Lさんは重度の2型糖尿病」というように，重症度でみることもある．これらも，GさんやLさんというひとりの人ではなく，健康障害中心にその人をとらえているように思われる．

「クライエントさん」と呼ぶのを耳にするときもある．「クライエント」と言うと，呼び捨てにしているような違和感や罪悪感を抱くのであろうか．「患者」ではなく，「患者さん」「患者さま」と呼ぶことと同じなのだろうか．しかし，これらの表現も1人というよりも，何らかの健康障害をもつ人，という言い方になっているのかもしれない．

［a person with cancer/ADHD］という表現が英語では用いられるが，ここではあくまで［a person］である．そして，その人が「健康障害」を発症した状態である．これが“ひとりの人としてとらえる”ということになるのではないだろうか．本書でもクライエントと表現しているが，実際の対人援助の場では，「Aさん」と呼びたいし，Aさんが不在な場面でも「Aさん」と呼び続けたいものである．

医療は，生命と個人の尊厳を保持し，クライエントとヘルスケア・ワーカーの信頼関係にもとづき，クライエントの“こころ”と“からだ”の状態に合わせて，予防からリハビリテーションまでを含むものである（医療法制研究会，2004）．しかし，対等の関係はなかなかないもので，微妙な上下関係のなかでコミュニケーションは営まれており，社会も目に見えない様々な関係により成り立っている．そのなかで，ケアをする人は，ケアを受ける人の“上”のポジションに立ちがちで，ケアを受ける人もそのように振る舞うことが多く，かつヘルスケア・ワーカーはクライエントを尊重し，尊厳を守るような対応をするという相互の力関係のなかで関係が成立している．

しかし，目の前では「患者さま」と呼ぶが，背後では「がん患者」と呼んでいるとすれば，表面的にはヘルスケア・ワーカーを“下”に位置させ，クライエントを“上”に置くようにしても，内的にはこの力関係に拮抗するような状態を作りあげていることになる．“こころ”から，クライエントの尊厳を尊重し守ろうとしていなければ，“こころ”のこもっていない言葉にしかならない．

2 自分自身の考え方や感じ方，行動などを客観的にとらえようとする不断の試み

人は主観的に現象をとらえており，その人特有の感じ方や考え方は大切なものであるが，他の人と共存した社会生活を送っており，自分を高めるためにも，同時に客観性を持ち合わ

せることも必要である．自分の主観性を完全に切り離し，第三者の視点からとらえることは不可能であるが，「客観的にとらえよう」と意識し実践することは，対人援助において常に求められる．

たとえば，クライエントや家族が予約時間に遅れてきたり，キャンセルをしたり，連絡なしに来なかったとき，心理的側面での対人援助をするヘルスケア・ワーカーはその行動の意味を考えるだろう．「体調を崩したのだろうか」「役に立っていないから来ても無駄だと考えているのだろうか」「前回のやりとりで十分に質問に応えられなかったから，不満を抱いたのだろうか」「事故でも起きたのだろうか」「キャンセルの方法を説明していなかったからだろうか」など，クライエントの要因，ヘルスケア・ワーカー自身の不十分さ，相互関係，それまでのプロセスのなかで，と様々な視点からクライエントの１つの行動の意味への理解を深めようとする．一方，あなた自身の行動についてはどう考えているだろうか．「うっかりして」「忘れた」と考え，それ以上考えることをしないことはないだろうか．自分の行動もクライエントや家族と同じように，何らかの意味をもっている．それらを客観的に考えることが必要である．

対人援助の場合，自分，相手，二者間で営まれているもの，そして周囲の環境，それまでのプロセス，と少なくとも５台のカメラを同時に機能することが求められる．そのなかで自分自身を客観的にとらえるためには，日記やセルフ・トークをすることも１つの方法であるが，効果的なものの１つは，語りを聴いてくれる人（個人やグループ）のなかで自分の考えや感じたこと，行ったことなどを語ることである．５章で概説した，スーパービジョン（p.143）やプリセプターシップ（p.146）などが，その１つである．

対人援助におけるスーパービジョンやプリセプターシップ，あるいは事例検討会において，「自分のできていること，意図したことが効果的に働いたこと」などのポジティブな側面を適切に評価しない一方で，「できていないこと」「聴けない自分」などの不十分さ，ネガティブな側面をみようとしない状態にしばしば遭遇する．クライエントとの協同作業である心理的ケアをより効果的に行うことを検討する前に，「自分自身の考え方，行動，情動を語れないこと」などの自己の状態を理解し，対応しておく必要がある．表現を変えると，自分自身の自己防衛の高さをいかにみつめられるかということである．しかし，みつめるだけでは不十分で，自己防衛をそのときの自他共の状態などに応じて柔軟に変えることを意識して行えるようになることが求められる．これには，対人援助の専門性により異なるが，難しい場合には個別のサイコセラピーや教育分析を受けることが望ましい．

「不断の試み」とは，自分自身のありようをみつめ続けることである．対人関係で，われわれは様々な自己防衛を常に機能させている．無意識で行われているため，トレーニングなしには自分１人で自分のありようを客観視して真摯に向き合うことは容易ではない．自己防衛が悪いということではなく，適度の自己防衛が機能しなければ健康的な生活は送りにくくなる．たとえば，「こんなことを言うと，相手に嫌われるのではないか」「変なことをしてしまうと，もう来なくなるのではないか」「相手に好感をもたれないといけない」「どうにか相手をよくしないと，ダメな人と思われる」など，様々な不安や評価懸念を抱きながらコミュニケーションをとることは，スーパービジョンのレベル１の状態（p.143）である初学者には特にみられやすい．

“自然にコミュニケーションが営めないことを，自分自身がしている”と意識することは，対人援助職には不可欠である．これは7つ目の“ありのまま”にとらえることにもつながるが，これらの背景には，自分自身の様々な意識・無意識レベルでの情動体験や考え，願望や期待などが深く影響を及ぼしていることを意識し，クライエント中心に取り組むことに支障が生じる場合はそれらに対応することが必要となる．

さらに，対人関係には二度と同じ状況はない．乗り越えたと思っていても，自分の体調やそのときの状態，相手との関係，場面などで，異なる反応をするものである．これは，人は生きているという証そのものであるともいえる．だからこそ,「不断の試み」を続ける必要がある．

3 好奇心をもち，眺め，聴き，考える

好奇心（curiosity）とは，知らないことに興味・関心をもつこと（松村 明，1995）で，知ったり体験をしたり，知っていることを深めたりすることにつながり，前述した「知らないこと」が前提となる．しかし，強い不安や強い評価懸念を抱いていると，自由に身動きできにくい状態を自分で作ってしまい，好奇心よりも自己防衛に多大な“こころ”のエネルギーが費やされてしまう．

人は本来怠け者で，ムチとニンジンがなければ学習も労働もしないという見方と，人は本来活動的で，自分の能力を発揮するために行動をし，好奇心に駆られて，自ら知的探索を行うために学習するという動機に関する理論がある（波多野誼余夫・稲垣佳世子，1973）．興味・関心のないものに対しては，ムチとして怒られたり罰を受けたり，ニンジンとしてごほうびがないと行動をとらない，ルールを守らないこともあるだろうし，興味・関心があったり不安が高い場合には主体的に行動をとるのかもしれない．どちらか一方が「正しい」ということではないが，対人援助においては，相手に対し興味・関心をもつこと，知りたいと思い，求めることが必要であり，ムチやニンジンがあるので話をきこうとしたり，自分の不安のために話をきこうとしても，語りを聴くことはできないだろうし，相手も語ろうとしなかったり，語っても聴き手の姿勢や態度を感じ取り，語りを止めてしまうだろう．

対人関係における好奇心とは，相手を知りたい，理解したい，近づきたいなどの願望や関心を無限に持ち続けることではないだろうか．その結果として，相手の役に立ったり，ケアにつながったりするように思われる．しばしば，ケアをするために，クライエントを理解しようと試みるが，クライエントを理解したい気持ちとケアする気持ちと，果たしてどちらが最初に来るものであろうか．どちらか一方が先になることが，より望ましいとは明確にはいえないかもしれない．

4 現在の自分に可能な範囲で，自分の在り方や意味を考える

現在の自分に可能な範囲とは，自分の限界を知り，受け入れると同時に，限界への挑戦を行うことであろう．ここでも“知らないこと”や“わからないこと”を率直に受け入れること

とつながる．たとえば，対人援助職の場合，それは「相手を大切にすること」や「クライエントを尊重すること」と教えられる．1章でも円滑な対人関係を営むことに指摘されがちなこと（p.2）を挙げたが，では，「クライエントを大切にする」とは一体どうすればいいのだろうか．

「大切にすること」は1人ひとり異なり，このことを理解するために，そして対象となるクライエントを大切にする前に，自分自身を大切にすることが必要である．これは自分中心でも，自分勝手でもない．自分が身体的にも心理的にも社会的にも健康であるからこそ，クライエントへのケアが行える．自分を大切にしない人が，他の人を大切にできるのだろうか．自分は自己表現せずに，クライエントや他の人には自己表現をするように求めるのは一方的なことでもある．

try

「あなたにとって，自分を大切にするとはどのようなこと？」に対するあなたなりの返答を考えてみることも1つだろう．「健康」であれば，どのように大切にしているだろうか．食事や睡眠，適度の運動などを取り入れ，飲酒量にも留意しているだろうか．「自分の体験」を大切にしているのであれば，どのように行っているだろうか．加えて，「自分にとって大切なもの」はどうだろうか．「友人関係」であれば，どのように大切にしているだろうか．

5 言葉を自分のものとして使う

本や雑誌，インターネットや報道された内容や表現，他の人の発言をそのままを用いることがある．発達段階における思春期や青年期に用いられやすい自己防衛の1つに**“知性化(intellectualization)”**がある．欲求や衝動，情動などで，性的あるいは攻撃的なもの，ネガティブにとらえていることを直接表現したり解放したりすることを避け，抑圧したうえで，知的認識や観念的思考でコントロールしようとする活動である．欲求や願望，情動などを直接満たすことができないため，代わりに知的・論理的思考，知識の獲得や伝達などで知的行動・態度をとる状態である．たとえば，恋愛をしたい強い願望を抱いているが，現実にならないため，恋愛に関し議論したり知識を語ったりしている状態で，その人は語っている間は満たされ充実した時間を過ごせる．また，現代社会は知的であることを重要視する傾向が強く，周囲からも受け入れられやすい機制の1つといえ，社会的に求められやすい形である点で 昇華（sublimation）の効果もある．

その人は満たされた状態であるが，過度になったり，極端に偏ったり，情動と切り離されてしまったり，現実否認のために屁理屈を用いたり，歪曲された情報を用いる場合には，対人関係では支障を生じやすい．

知性化と識別しておいた方がいいものに，**合理化（rationalization）**がある．自分のとった行動や態度，思考，情動，あるいはしたくてもできなかったことなどに対して論理的で妥当な一貫性のある説明や解釈，理由を用いて，倫理的にも非難されず，不安などを抱くことなく遂行しようとする活動で，妄想的なレベルから正常な思考レベルまで幅がみられる．「ケアがうまくいかなかったのは，○○のせい」として，その出来事から生じる不安や葛藤を軽減させようとする．イソップ物語の「きつねとぶどう」がよくこの例に挙げられる．きつねがぶどうを食べたいが届かない．食べられないので「あのぶどうは酸っぱいに決まっている」

と言っている場面である．

合理化は知性化と混同しやすいが，合理化は，情動や衝動，関係性などの現実そのものを自分の情動などに一致するように正当化する試みで，不都合な現実を歪曲したり，否認したり，自分にとって都合のいい現実だけを選択的に抽出するなど，論理的思考の結果であるかのようにみせかける．一方，知性化は，現実認識と現実検討の適切さを前提としている．合理化は，対人関係のなかで自己主張やうそ，ごまかしなどを用いた自己中心的な適応方法の1つといえる．

知性化や合理化を用いたメッセージは，自分の不安などに対する対処として行われるため，送り手の言葉ではあるだろうが，メッセージとしては相互のやりとりを効果的に促進するものにはなりにくい．「情動に触れたり，うまくいかなかったり，期待するような結果が得られない状態」への不安を抱くあなた自身をみつめ，そのときのあなたの状態に合わせて，少しでもあなた自身の“こころ”からのメッセージが送れるようにしていきたい．

また，専門職養成課程の教育のなかで，様々な専門用語を学ぶ．最近の健康志向や人々の健康に関する知識の高まりにより，クライエントとなる一般の人々も専門用語を知っているが，相手の知識状態に合わせて，表現を使い分けることが「言葉を自分のものとして使う」ということの1つになる．

たとえば，対人援助において**“共感”**が重要視されるが，「クライエントに共感的に対応する」とは，どのような状態なのだろうか．クライエントの「うまくいかないし，もう嫌だ．薬も飲みたくないし，何もしたくない」との発言に対し，ヘルスケア・ワーカーが共感的態度を示そうと「もう嫌なんですね」と返答したとする．さて，クライエントはどのような情動体験をしているのだろうか．クライエントの発言や発言の一部を繰り返すことが共感ではない．共感がどのくらい難しく，簡単にはできないものであることを理解していると，「共感する」という表現も安易に用いることもしないだろう．言葉を自分のものとして使えるようになるために，自分の体験を通して実感として学ぶことが必要でもある．

6 多角的・包括的に考え，焦点化する部分と，統合してとらえることを同時に働かせる

より多角的・包括的にクライエントを理解することを続けるなかで，“今－ここで”に焦点を当てることを選択し，全体像と統合していく営みが同時に必要となる．

try

scene 2

50代の女性のUさん．心筋梗塞の発作後にステントを挿入し，外来で薬物療法を継続中である．

運動療法中に「また発作が起きるのではないかと不安で，ちょっとしたことも気になってしかたがない」と訴えた．この訴えに対し，あなたの対応は？

・現病歴の情報をもたない場合には，現病歴や，家族歴や婚姻関係などに焦点を当てるかも

しれない．
・心臓発作に関する不安に焦点を当てた方が望ましいと考えた場合には，初回あるいは治療に至ったときの発作の身体的・心理的・社会的な各側面に焦点を当てるかもしれない．
・同じ訴えが毎回聞かれると，主治医に対する思いや入院と外来治療に関する思い，ネガティブな情動などに焦点を当てるかもしれない．
・何を言っていいのか困った場合には，黙っているかもしれない．
・不安を受け止めた方が望ましいと思った場合には，「発作のことが気になって些細なことにも過敏になっているんですね」と，U さんの語りを要約したり，理解しようとするかもしれない．
・運動療法を的確に実施すればこのような不安は軽減すると考えた場合には，この状態を理解したうえで，運動の仕方を一緒に考えるかもしれない．

これらは，U さんの訴えに対するヘルスケア・ワーカーの対応の一例であるが，それぞれそのときの U さんの状態に合わせて対応したり，あるいはヘルスケア・ワーカーの視点から対応したりしている．これらは，U さんが循環器系の健康障害をもちながら，より健康的な生活を送れるように回復していくなかで，今は，健康障害をもちながらの生活に適応することへ焦点を当てていくことが必要となっているからかもしれない．

try

scene 3

小学校高学年男子の母親（S さん）が，「学校は別に嫌いじゃない」と息子は言うが，頭が痛いとかお腹が痛いからと，日中に学校から呼び出されることがあるので，どうしたらいいか困っていると語った．あなたの対応は？

この状態をより的確に把握し，見立てをして，S さんが困っている状態に役立つ対応を考えるだろう．多角的・包括的に考え，焦点化する部分と統合的にとらえることを同時に働かせる視点からみてみると：
・母親である S さんの困った状態に焦点を当てた方が効果的と考えた場合には，「困っておられるのですね」と支持的に対応するかもしれない．
・状態把握が望ましいと考えた場合には，この状態に関する情報収集（自宅での様子，持続期間，幼少期からの発育歴など）をするかもしれない．
・S さんの行ってきた対応について焦点を当てた方がいいと考えた場合には，「S さんは，迎えに行かれたときに，お子さんにどのように接しておられるのですか？」と質問するかもしれない．
・この状態のきっかけがいじめなどではないことを確認しておくことが必要と考えた場合には，「心当たりになるきっかけはありませんでしたか？」などの質問をして，S さんがわかる範囲できっかけと考えられることや，最近の変化や出来事などに焦点を当てるかもしれない．
・S さんの困った状態を受け止めたうえで，息子と直接話してアセスメントする必要があると考えた場合には，息子が来ることに焦点を当て，そのことに対する S さんの抵抗度のアセスメントや，働きかける具体的な方法の話し合いなどがなされるかもしれない．

より的確な見立てをするための包括的理解の段階ではあるが，“今－ここで”焦点を当てるのは，上記のようにそれぞれ異なる．より効果的な対応は1つではない．

scene 4

10代の思春期，Lさんは，主体的に話さない状態であった．

いろいろ言葉をかけたが，「うなずく」や「一言」での反応で，会話としてつながりにくく，Lさんが趣味に毎日少しずつ行っているパズルに話題を向けても，会話がつながらず，心地悪さをヘルスケア・ワーカーのMさんは体験していた．

そこで，Lさんが好きなキャラクターのパズルを購入し，話題を作り，会話をしようと試みたが効果は得られなかった．

ここでは，Lさんと話すきっかけや関係を築いていくことにMさんなりに工夫をしており，これも1つのきっかけになるのかもしれないが，Lさんの「会話を積極的にしない状態」に対して無理やり会話を生じさせようと，侵入的になり過ぎている可能性がある．

Lさんは自分のパズルは1人で完成させたいと考え，共同作業には拒絶的であるため，そこで，どのような思いでパズルをしているのかを理解する試みとして，あるいは他のパズルで共同作業ができるかどうかを判断する目的で試みたことであれば，パズルという1つのものをとおしながら，Lさんを包括的に理解することにつながりやすい．

しかし，Mさんにとって「会話」の方法が他にないために，このような手段を選んでいるとすれば，Lさんがどうして会話をしにくい状態であるのかを理解しないままに働きかけることになるため，Mさんが期待するような結果は得られにくいだろう．「話をしてもらえない」という1つの状態にだけ視点が向けられてしまい，Lさんを包括的にみようとしておらず，客観性に欠けた状態になっていると考えられる．

scene 5

糖尿病を発症して2年経過するTさんは，血糖値とHbA1cのコントロールが不良である．

家庭では，家族が糖尿病に関する知識を得て協力的で，食事面でもサポートが得られやすく，毎日の運動も一緒に散歩してくれていた．職場でも他にも糖尿病をもつ人がいて理解のあることに加え，近年，職場が健康管理に重点を置いており，産業医や保健師からのサポートも得やすい状態にあった．発症直後の教育入院でも，「優秀なクライエント」で積極的に取り組んでいた．

周囲の理解と協力が得られ，Tさん自身も積極的に治療に取り組んでいるのに，コントロールが不良なのはどうしてだろうか．食事や運動療法，薬物療法でもコントロールが難しい糖尿病をもっているのだろうか．

(scene 5 の続き)

あるとき，T さんが今まで接したことのない初対面の看護師に，「実は，みんなには話したことがないけど，ときどき嫌になってしまって，無茶をしてしまうことがあるんだ」と語った.「みんなすごく助けてくれるし, ありがたいとは思っているんだ. だから，わたしも一生懸命にやろうと思うし，やってるんだけど，毎日，毎日のことだしね. きちんとしていると体調もいいんだよ. わかっているんだ. でもね」と，糖尿病をもちながら毎日生活を送ることの苦悩を口にした. 完璧にしていこうとするがゆえの苦悩でもあった.

T さんへのケアを様々な職種や周囲の人々が多角的・包括的にサポートすることが苦痛ともなっていた. 多角的にとらえてきたことの落とし穴であったかもしれない.

7 “ありのまま” に理解し，とらえる

“ありのまま” にとらえることは，容易にできそうでなかなか難しい. どうしてだろうか. 1 人ひとりが，現象に対しどのようにとらえたり，考えたり，感じたりするかは独自のものであり，**スキーマ (schema)** という内的枠組みに影響を受けている. この独自のとらえ方をもつことに加え，その瞬間に抱いている情動や感覚，考えなど，意識的・無意識的レベルでの影響を深く受けている. そして，そのなかで最も影響を及ぼすものが，相手との **“関係性 (relatedness)”** である.

まず，自分の情動や考えに “ありのまま” 向き合い，受け入れにくいのはどうしてなのだろうか.

「正しいこと」「いいこと」をしていない場合，失敗をしたり，うまくいかなかったり，ネガティブな評価を受けやすい情動や考えなどを抱いていると，自分自身でジャッジをして，そんな自分を認めないようにする. では，周囲の多くが自分と同じように考えたり感じたりしている場合はどうなのだろうか.「みんながそうだし, わたしもそれでいいんだ」と位置づけるのだろうか. 確かに周囲の影響をわれわれは受けるし，周囲との協調も大切であるが，みんながそうであれば，正しくなるのだろうか.

また，「正しいこと」や「いいこと」ではないことを感じたり，考えたりしていることを，そのまま行動に移してしまうのではないかと，自分自身に対する不安を抱いている場合もある. この極度の状態が，激怒や憤怒，悔しさなどのネガティブな情動から，相手を傷つけてしまう，殺してしまうのではないかという自分自身に対する不安を抱くことがある. このような極度の状態でなくても，怒りを抱いていても，相手にそれをみせないよう，伝わらないようにすることがある. しかし，口調がきつくなったり，ぎくしゃくしたり，無視をしたりしがちにもなる. そんな自分自身を許せないこともあり，そうならないようにするために，怒りを体験していることそのものを感じないように，認めないようにすることもある. あるいは，相手に嫌われたり，低い評価を受けるのではないかと不安になり，不本意ではあっても，相手に従う場合も少なくない.

自分や相手に対する様々な“不安”のために，自分自身の内的体験を“ありのまま”みつめにくくしてしまう．

では，他の人を“ありのまま”に理解し，とらえにくいのはどうしてであろうか．たとえば，同僚に対し，「間違っている」「正しくない」「それはよくない」「（わたしにとって）望ましくない．嫌だ．困る」など，相手にとってどうであるのかというよりも，外的評価基準と比較をしていたり，自分にとっての影響を考慮して判断している場合がある．外的評価基準には仕事の内容，クライエントに対する影響などを考慮してのものも多いだろう．しかし，あなた自身にとっての影響はどうであろうか．

われわれは「嫌われたくない」「相手のできていないところを指摘するのはよくないことで，相手を傷つける」「役に立ちたい」など，様々なスキーマが複雑に絡み合いながら，現象をとらえたり，関係を営んでいる．ここで大切なことは，このように不安に耐えられない自分を客観的にとらえようとすることが必要であり，**“負の受容力（negative capacity）”**（山中康裕，2002）ととらえることもできる．

「そんなに悩まなくていいですよ」「治療を始めたばかりではないですか」「くよくよしないで頑張りましょう」などの言葉かけは，クライエントにとって大きなサポートになる場合もあるが，ヘルスケア・ワーカーが，クライエントの悩んだり，なかなか前向きになれないなどの状態に耐えられずに励ましている場合には，効果的とはいいにくい．「はっきりしていないものははっきりしていないまま，未解決なものは未解決なまま，悩みは悩みのまま」抱えられることが必要である．

たとえば，4〜5歳児が，1人で衣類を着られるようになるためには，母親がそばにいて，1人で服を着たりボタンをはめられるようになりたいというその子の思い＝意思（will）を受け止め，尊重し，時間を要しても1人で行うことを見守り続けること，手を出さないことが求められる．ここで「時間がかかるから」「待ってられない」「どうせまだ1人では着れないんだから」などの理由から，手を出してしまうことは少なくない．しかし，その子自身の“自律”と“自立”を促進するためにも，「できない状態」「不十分にしかできない状態」に耐えること，待つことが求められ，これは負の受容力といえる．

相手が悩んでいたり，不確かな状態，まとまりのないときなどに，「悩まなくていい」とか，結論や理由をつけて，その場をまとめようとするのではなく，未解決なものは未解決なまま，はっきりしないものははっきりしないままでいられる，相手からこれらを取り上げてしまおうとしない能力である（五十嵐透子，2003）．

相手を“関心をもちながら待つ”“積極的に見守る”ことも，負の受容力の1つになる．同じことを繰り返したり，同じことばかりを繰り返し語り続けたり，何をしても変化がみられにくい場合には，これらの状態に耐えることは容易ではない．相手を信じ続けること，どのような思いで過ごしているのかを想像してみることが，クライエントから直接，思いや情動を聴けない場合にできることであろう．また，子どもたちが，同じ遊びを何度も繰り返すことを求める場合にも，相手をする心構えとして，「遊びは1度だけ」ではなく，何十回もするものと思っていれば，繰り返し求めてくることに対応しやすい．「1回だけ」と思っていると，繰り返し求めてくる相手にいらついたり，面倒くさくなったり，腹立たしくもなりやすい．

さらに，会話の終了前に1つの結論を出したり，「がんばります」「わかりました」といった前向きの発言や，うまくまとめて笑顔で帰ってほしいなど，切りのいい状態にして終えようとすることも，負の受容力との葛藤があるかもしれない．相手がうまくまとめたエンディングを求めたり，「これからどうしていけばいいのか，わからない」など不安な状態の場合があるが，ヘルスケア・ワーカー側は，「うまくしないと，自分の力量が乏しいと思われて，頼りないと思われてしまう」などの不安のために，クライエントに頼りある存在としてみてもらえるように行っていることになる．そのため，クライエントの援助というよりも，ヘルスケア・ワーカー自身のために，行っていることになる場合がある．

加えて，対人関係について，本章で述べてきた７つの項目に関して，「いつも」そうであることは，非現実的な状態といえる．「いつも」このような状態であるのが容易でないことを真摯にみつめられることが，“ありのまま”の自分を受け入れることになる．プロ野球選手の４番バッターでも，毎回ホームランを打てるだろうか．プロサッカー選手でも，毎試合得点を入れることができるだろうか．対人援助も同様で，その援助は援助者だけではできないし，相手との関係なしには成立しない．“ありのまま”をみつめるうえで，以下のような視点で考えてみると，“できる”状態につながりやすくなるだろう．

“できやすいとき”や“できにくいとき”は，

・どのようなときか？
・どのような状態や話題のときか？
・誰が相手のときか？
・どのように反応してしまうか？
・どうしてだと思うか？
・どのようにしたい，なりたいと思うか？　など

文献

1) Adler, M. G., Fagley, N. S.：Appreciation：Individual differences in finding value and meaning as a unique predictor of subjective well-being. Journal of Personality, 73：79-114, 2005.

2) Akechi, T., Taniguchi, K., Suzuki, S., Okamura, M., Minami, H., Okuyama, T., Furukawa, T. A., Uchitomi, Y.：Multifaceted psychosocial intervention program for breast cancer patients after first recurrence：Feasibility study. Psycho-oncology, 16：517-524, 2007.

3) Akhtar, S.：Forgiveness：Origins, dynamics, psychopathology, and technical relevance. Psychoanalytic Quarterly, 71：175-212, 2002.

4) American Nurses Association：Magnet hospitals：Attraction and retention of professional nurses. Author, Kansas City, MO, 1983.（小寺和男訳：マグネットホスピタル―魅力的な病院づくりと看護管理．メヂカルフレンド，1985.）

5) American Psychiatric Association：Diagnostic and statistical manual of mental disorders (5th ed.). American Psychiatric Association Publishing, Washington, D.C., 2013.（高橋三郎・大野 裕監訳：DSM-5　精神疾患の分類と診断の手引．医学書院，2014.）

6) Andrykowski, M. A., Cordova, M. L., McGrath, P. C., Sloan, D. A., Kenady, D. E.：Stability and change in posttraumatic stress disorder symptoms following breast cancer treatment：A one year follow-up. Psycho-Oncology, 9：69-78, 2000.

7) Appelbaum, P. S., Lidz, C. W., Meisel, A. (Eds.)：Informed consent：Legal theory and clinical practice. Oxford University Press, New York, 1987.（杉山弘行訳：インフォームド・コンセント―臨床の現場での法律と倫理．文光堂，1994.）

8) 有光興記：罪悪感，羞恥心と共感性の関係．心理学研究，77：97-104，2006.

9) 朝日新聞・Benesse：第1回現代人の語彙に関する調査結果速報（2016）．〈http://www.goi-dokkai.jp/research/pdf/research160915_02.pdf〉（access date：1.4, 2020）

10) ASK Human Care 編集部：特集：批判された時あなたの心に何が起こる？ Part 1 あなたはどれ？ 批判への反応をチェックする．Be!（季刊ビィ），57：20-25，1999.

11) 馬場禮子：精神分析的心理療法の実践―クライエントに出会う前に．岩崎学術出版，1999.

12) 馬場園 明：政策と健康支援．現代のエスプリ，440：55-63，2004.

13) Bakheit, A. M. O.：Effective teamwork in rehabilitation. International Journal of Rehabilitation Research, 19：301-306, 1996.

14) Bandler, R., Grinder, J.：Reframing：Neuro-linguistic programming and the transformation of meaning. Real People Press, Moab, UT, 1982.（吉本武史・越川弘吉訳：リフレーミング―心理的枠組の変換をもたらすもの NLP 神経言語学的プログラミング．星和書店，1988.）

15) Bar-On, R.：The impact of emotional intelligence on subjective well-being. Perspectives in Education, 23(2)：41-62, 2005.

16) Bar-On, R., Parker, J. D. A.：The handbook of emotional intelligence. Josey Bass, San Francisco, 2000.

17) Barnland, D. C., Yoshioka, M.：Apologies：Japanese and American styles. International Journal of Intercultural Relations, 14：193-206, 1990.

18) Barrett, L. F., Russell, J. A.：Independence and bipolarity in the structure of current affect. Journal of Personality and Social Psychology, 74：967-984, 1998.

19) Basch, M. F.：Understanding psychotherapy：The science behind the art. Basic Books, New York, 1988.

20）Bernard, G.：An investigation of interprofessional collaboration in stroke rehabilitation team conference. Journal of Clinical Nursing, 8：246-257, 1999.

21）Bertalanffy, L. V.：General system theory：Foundations, development, application. George Braziller, New York, 1968.（長野 敬・太田邦昌訳：一般システム理論―その基礎・発展・応用．みすず書房，1973.）

22）Blum, H. P.：Clinical and developmental dimensions of hate. Journal of American Psychoanalytic Association, 45：359-375, 1997.

23）Boyle, F. M., Robinson, E., Heinrich, P., Dunn, S. M.：Cancer：Communicating in the team game. ANZ Journal of Surgery, 74：477-481, 2004.

24）Brook, D.W., Gordon, C., Meadow, H., Cohen, M.C.：Behavioral medicine in medical education：Report of a survey. Social Work Health Care, 31(2)：15-29, 2000.

25）Broucek, F.：Shame and the self. Guilford Press, New York, 1991.

26）文化審議会答申：敬語の指針（2. 2, 2007）.
〈http://www.bunka.go.jp/1kokugo/pdf/keigo_tousin.pdf〉（access date：2. 7, 2007）

27）Caplan, G.：The theory and practice of mental health consultation. Basic Books, New York, 1970.

28）Carey, M. P., Carey, K. B., Carnrike, C. L. M. J., Meisler, A. W.：Learned resourcefulness, drinking, and smoking in young adults. Journal of Psychology, 124：391-395, 2001.

29）Center for Children's Health and the Environment：Jonny can't read, sit still, or stop hitting the neighbor's kid. Why?（9. 18, 2003）. New York Times, 安間 武訳：ジョニーは読むことができない.
〈http://www.ne.jp/asahi/kagaku/pico/kodomo/cche/nyt_ad_1.html〉（access date：7.12, 2006）

30）Christenson, S. L.：Best practices in home-school partnerships. In A. Thomas, J. Grimes（Eds.）, Best practices in school psychology-Ⅲ, pp.253-267. National Association of School Psychologist, Washington, D.C., 1995.

31）中央社会保険医療協議会：主な施設基準の届出状況等（2017）.
〈https://www.mhlw.go.jp/file/05-Shingikai-12404000-Hokenkyoku-Iryouka/0000184644.pdf〉

32）Clark, H. H., Marshall, C. R.：Define reference and mutual knowledge. In A. K. Joshi, B. Webber, L. A. Sag（Eds.）, Elements of discourse understanding, pp.10-63. Cambridge University Press, Cambridge, UK, 1981.

33）Cole, P. M., Martin, S. E., Dennis, T. A.：Emotion regulation as a scientific construct：Methodological challenges and directions for child development research. Child Development, 75：317-333, 2004.

34）Creamer, M., Burgess, P., Pattison, P.：Reaction to trauma：A cognitive processing model. Journal of Abnormal Psychology, 101：452-459, 1992.

35）Davidson, P. O., Schrag, A. R.：Factors affecting the outcome of child psychiatric consultations. American Journal of Orthopsychiatry, 39：774-778, 1969.

36）De Jong, P., Berg, I. K.：Interviewing for solutions（4th ed.）. Brooks/Cole Publishing, Pacific Grove, CA, 2012.（桐田弘江・玉真慎子・住谷祐子訳：解決のための面接技法　第３版　ソリューション・フォーカスト・アプローチの手引き　金剛出版，2008.）

37）Derry, P. A., McLachlan, R. S.：Causal attributions for seizures：Relation to preoperative psychological adjustment and postoperative psychological function in temporal lobe epilepsy. Journal of Epilepsy, 8：74-82, 1995.

38）Diener, E., Diener, M.：Cross-cultural correlates of life satisfaction and self-esteem. Journal of Personality and Social Psychology, 68：653-663, 1995.

39）土居健郎：「甘え」雑稿．弘文堂，1975.

40) Dumas, J. E., Johnson, M., Lynch, A. M.：Likableness, familiarity, and frequency of 844 person-descriptive words. Personality and Individual Differences, 32：523-532, 2002.
41) Ekman, P.：Facial expression and emotion. American Psychologist, 48：384-392, 1992.
42) Emmons, R. A., Crumpler, C. A.：Gratitude as a human strength：Appraising the evidence. Journal of Social Clinical Psychology, 19：56-69, 2000.
43) Emmons, R. A., McCullough, M. E.：Counting blessings versus burdens：An experimental investigation of gratitude and subjective well-being in daily life. Journal of Personality and Social Psychology, 84：377-389, 2003.
44) Emmons, R. A.：Thanks! How the new science of gratitude can make you happier. Houghton Mifflin Harcourt, Boston, MA, 2007.
45) Engel, G. L.：The need for a new medical model：A challenge for biomedicine. Science, 196 (4286)：126-136, 1977.
46) Engel, G. L.：The biopsychosocial model and the education of health professionals. Annals New York Academy of Sciences, 310：169-181, 1978.
47) Engel, G. L.：The clinical application of the biopsychosocial model. American Journal of Psychiatry, 137：535-544, 1980.
48) Epstein, R. M., Morse, D. S., Williams, G. C., leRoux, P., Suchman, A. L., Quill, T. E.：Clinical practice and the biopsychosocial approach. In R. M. Frankel, T. E. Quill, S. H. McDania (Eds.), The biopsychosocial approach：Past, present, future, pp.33-66. University of Rochester Press, Rochester, NY, 2003.
49) Erikson, E.：Childhood and society. W. W. Norton, New York, 1950.（仁科弥生訳：幼児期と社会．みすず書房，1977.）
50) Estrada, C. A., Isen, A. M., Young, M. J.：Positive affect facilitates integration of information and decreases anchoring in reasoning among physicians. Organizational Behavior and Human Decision Processes, 72：117-135, 1997.
51) Fawzy, F. I., Fawzy, N. W.：A structured psychoeducational intervention for cancer patients. General Hospital Psychiatry, 16：149-192, 1994.
52) Fawzy, F. I., Fawzy, N. W.：Group therapy in the cancer setting. Journal of Psychosomatic Research, 45：191-200, 1998.
53) Feist, J., Brannon, L.：Health Psychology：An introduction to behavior and health. Wadsworth, Belmont, CA, 1988.
54) Flett, G. L., Besser, A., Hewitt, P. L.：Perfectionism, ego defense styles, and depression：A comparison of self-reports versus informant ratings. Journal of Personality, 73：1355-1396, 2005.
55) Fredericks, R. S., Groves, M. H.：Pupil change and stimulus pleasantness. Proceedings of the Annual Convention of the American Psychological Association, 6 (Part 1)：371-372, 1971.
56) Fredrickson, B. J.：Positive emotion. In C. R. Snyder, S. J. Lopez (Eds.), Handbook of positive psychology, pp.120-134. Oxford University Press, New York, 2002.
57) Fredrickson, B. L., Mancuso, R. A., Branigan, C., Tugade, M.：The undoing effect of positive emotions. Motivation and Emotion, 24：237-258, 2000.
58) Fukui, S., Kamiya, M., Koike, M., Kugaya, A., Okamura, H., Nakanishi, T., Imoto, S., Kanagawa, K., Uchitomi, Y.：Applicability of a Western-developed psychosocial group intervention for Japanese patients with primary breast cancer. Psycho-Oncology, 9：169-177, 2000.
59) 藤崎春代・木原久美子：総合保育を支援する研修型コンサルテーション―保育者と心理の専門家の協働による互恵的研修．教育心理学研究，53：133-145，2005.
60) 藤田一照：仏教から見たマインドフルネス―世俗的マインドフルネスへの一提言―．貝谷久宣・熊野宏昭・越川房子編著，マインドフルネス―基礎と実践―，pp.65-77，日本評論社，2015.

61）藤山直樹：超自我．小此木啓吾編，精神分析事典，pp.340-341．岩崎学術出版，2002.
62）がん情報サイト：がん関連心的外傷後ストレス（PDQ®）(2017).
〈http://cancerinfo.tri-kobe.org/pdq/summary/japanese.jsp?Pdq_ID=CDR0000062831〉
63）現代言語セミナー編：気持ちを伝える言葉辞典．実務教育出版，1996.
64）Gintner, G. G., West, J. D., Zarski, J. J.：Learned resourcefulness and situation-specific coping with stress. Journal of Psychology, 123：295-304, 1989.
65）Glickman, L. S.：Psychiatric consultation in the general hospital. Marcel Dekker, New York, 1980.（荒木志朗訳：精神科コンサルテーションの技術．岩崎学術出版，1983.）
66）Goleman, D.：Emotional intelligence：Why it can matter more than IQ. Bantam Books, New York, 1995.（土屋京子訳：EQ―こころの知能指数．講談社，1996.）
67）Goleman, D., Boyatzis, R. E., & McKee, A.：Primal leadership：Realizing the power of emotional intelligence. Harvard Business Review Press, 2002.（土屋京子訳：EQ リーダーシップ成功する人の「こころの知能指数」の活かし方．日本経済新聞社，2002.）
68）Gordon, T.：Leader effectiveness training：L. E. T. Berkley Publishing, New York, 2001.
69）Green, S. G., Taber, T. D.：The effects of three social decision schemes on decision group process. Organizational Behavior & Human Performance, 25：97-106, 1980.
70）Greenhalgh, T., Hurwitz, B.：Narrative based medicine：Dialogue and discourse in clinical practice. BMJ Books, London, 1998.（齋藤清二・山本和利・岸本寛史監訳：ナラティブ・ベイスト・メディスン．金剛出版，2001.）
71）Grissom, P. F., Erchul, W. P., Sheridan, S. M.：Relationships among relational communication processes and perceptions of outcomes in conjoint behavioral consultation. Journal of Educational and Psychological Consultation, 14：157-180, 2003.
72）Gurevich, M., Devins, G. M., & Rodin, G. M.：Stress response syndromes and cancer：Conceptual and assessment issues. Psychosomatics, 43：259-281, 2002.
73）Harding, J.：Remose and rehabilitation. In M. Cox（Ed.）, Remorse and reparation, pp.107-115. Jessica Kingsley, London, 1999.
74）波多野誼余夫・稲垣佳世子：知的好奇心．中公新書　318，1973.
75）早野順一郎：アメリカ（各国の心身医学の現状）．心身医学，39：29-34，1999.
76）Hersey, P., Blanchard, K. H.：Management of organizational behavior：Utilizing human resources（6th ed.）. Prentice-Hall, Englewood Cliffs, NJ, 1993.
77）東野圭吾：毒笑小説．集英社文庫，1999.
78）Hein, S.：Negative feelings. Emotional intelligence home page（2004）. Clearwater, FL, 〈http://eqi.org/cnfs.htm〉（access date：2. 16, 2005）
79）日野耕介・小田原俊成：救急医療とリエゾン精神医学．精神医学，57：185-193，2015.
80）Holinger, P. C.：Early intervention and prevention of psychopathology：The potential role of affect. Clinical Sopcial Work Journal, 28：23-41, 2000.
81）Holinger, P. C., Doner, K.：What babies say before they can talk：The nine signals infant use to express their feelings. Simon & Schuster, New York, 2003.
82）堀江・インカピロム・プリヤー：謝罪の対照研究―日タイ対照研究．日本語学，12(11)：22-28, 1993.
83）堀毛一也：ポジティブ心理学の展開．現代のエスプリ，512：5-27，2010.
84）保坂 隆：リエゾン医療における看護婦の役割．月刊ナーシング，18(2)：54-57，1998.
85）保坂 隆：9 チーム医療に基づくこれからの精神科リエゾンの実践．臨床精神医学，46(1)：5-11, 2017.
86）星 浩：サッカーと政治．朝日新聞，12 版，5 月 16 日．p.15，2006.
87）干場佳美・森田真紀子・五十嵐透子：リエゾン・コンサルテーション・カンファレンスによりケアのゆきづまりが打開されたターミナル期の 1 事例―ナースとクライエント間の関係性の

改善を中心に．臨床看護研究の進歩，12：137-144，2001.
88）Hsien, C.C.M., Ng, C.G., Taib, N.A., Wee, L.H., Krupat, E., & Meyer, F.：Course and predictors of post-traumatic stress disorder in a cohort of psychologically distressed patients with cancer：A 4-year follow-up study. Cancer, 124：406-416, 2018.
89）標準的電子カルテ推進委員会：最終報告（5. 2005）.
〈http://www.mhlw.go.jp/shingi/2005/05/dl/s0517-4b.pdf〉（access date：8. 1, 2006）
90）五十嵐透子：リエゾン・コンサルテーション精神保健看護の歴史的流れと主要な概念および今後の研究課題．臨床看護研究の進歩，11：8-19，2000.
91）五十嵐透子：“病気”や“疾患・障害”と“入院”．看護学雑誌，65：278-283，2001a.
92）五十嵐透子：一般システム理論とバイオ・サイコ・ソーシャルモデル．看護学雑誌，65：666-671，2001b.
93）五十嵐透子：効果的メッセージと行動選択．看護学雑誌，65：568-573，2001c.
94）五十嵐透子：リラクセーション法の理論と実際―ヘルスケア・ワーカーのための行動療法入門．医歯薬出版，2001d.
95）五十嵐透子：自分を見つめるカウンセリング・マインド―ヘルスケア・ワークの基本と展開．医歯薬出版，2003.
96）五十嵐透子：糖尿病と抑うつ状態や不安．糖尿病ケア，2：427-430，2005.
97）五十嵐透子：片づけられないのは「ためこみ症」のせいだった！？　青春出版社，2019.
98）飯島慶郎：全人的医療とは何か：対人援助のための「生物・心理・社会モデル」．Kindle 版 Amazon Services International, 2015.
99）井上 宏・織田正吉・昇 幹夫：笑いの研究．フォー・ユー，1997.
100）医療法制研究会監修：医療政策六法 平成16年度版．中央法規出版，2004.
101）岩﨑眞和・五十嵐透子：感謝研究の現状と課題，茨城キリスト教大学紀要，50：211-224, 2016.
102）岩﨑みすず・水野恵理子：統合失調症のきょうだいとしての体験―語りの分析から―．日本看護研究学会雑誌，32(4)：101-109，2009.
103）Jaini, P.A., Lee, J.S.H.：A review of 21st century utility of a biopsychosocial model in United States medical school education. Journal of Lifestyle Medicine, 5(2)：49-59, 2015.
104）Janov, A.：The primal scream：Primal therapy：The cure for neurosis. Putnam, New York, 1970.（中山善之訳：原初からの叫び―抑圧された心のための原初理論．講談社，1975.）
105）Kafka, J. S.：Multiple realities. International University Press, New York, 1992.
106）加地伸行：儒教とは何か．中公新書　989，1990.
107）Kanfer, F. H.：The many faces of self-control, or behavior modification changes its focus. In R. B. Stuart（Ed.）, Behavioral self-management：Strategies, techniques and outcomes, pp.1-48. Brunner/Mazel, New York, 1977.
108）Kaplan, L. M., Kaal, K. J., Bradley, L. E., & Alderfer, M. A.：Cancer-related traumatic stress reactions in siblings of children with cancer. Families Systems & Health, 31：205-217, 2013.
109）樫原理恵：看護師長のPMリーダーシップ行動の特徴．聖隷クリストファー大学看護学部紀要，27：45-54，2019.
110）春日武彦・黒澤 尚：日本における歴史と現状．精神科MOOK27 コンサルテーション・リエゾン精神医学，pp.15-20．金原出版，1991.
111）片岡靖子：カンファレンスの達人になるには？　作業療法ジャーナル，40：231-238，2006.
112）加藤伸勝：Liaison psychiatry．精神医学，19：202-203，1997.
113）勝野頼彦：教育課程の編成に関する基礎的研究　報告書5　社会の変化に対応する資質や能力を育成する教育課程編成の基本原理（2013）.
〈https://www.nier.go.jp/kaihatsu/pdf/Houkokusho-5.pdf〉（access date：11.2, 2019）
114）河合隼雄：日本における心理療法の発展とロジャーズ理論の意義．現代のエスプリ，374：178-186，1998.

115）警視庁：守っていますか？ルールとマナー（2019）.〈https://www.keishicho.metro.tokyo.jp/smph/kurashi/cyber/notes/rule_manner.html〉（access date：1.4, 2020）
116）Kennett, D. J., Ackerman, M.：Importance of learned resourcefulness to weight loss and early success during maintenance：Preliminary evidence. Patient Education and Counseling, 25：197-203, 1995.
117）Kennett, D. J., Morris, E., Bangs, A. M.：Learned resourcefulness and smoking cessation revisited. Patient Education and Counseling, 60：206-211, 2006.
118）Kernberg, O. T.：The narcissistic personality disorder and the differential diagnosis of antisocial behavior. Psychiatric Clinics of North America, 12：533-570, 1989.
119）菊池康人：「敬語とは何か」がどう変わってきているか．日本語学，24(11)：14-21，2005.
120）Kim, H., Markus, H. R.：Deviance or uniqueness, harmony or conformity? A cultural analysis. Journal of Personality and Social Psychology, 77：785-800, 1999.
121）木野有美・岩瀬信夫・小松万喜子：統合失調症患者を有する家族システムにおける家族関係のプロセス―母親のとらえる家族サブシステムの勢力構造―．日本看護研究学会雑誌, 41：59-72，2018.
122）北山 修：精神分析理論と臨床．誠信書房，2001.
123）北山 修：ありがとう．北山 修監修，日常臨床語辞典，pp.43-46．誠信書房，2006.
124）北山 忍：文化的自己観と心理的プロセス．社会心理学研究，10：153-167，1994.
125）北山 忍：自己と感情―文化心理学による問いかけ．共立出版，1998.
126）Kitayama, S., Markus, H. R., Kurokawa, M.：Culture, emotion, and well-being：Good feelings in Japan and the United States. Cognition and Emotion, 14：93-124, 2000.
127）木澤光子：思春期の心性に関する研究（Ⅱ）―親の期待との関係（6, 2005）.
〈http://libwww.gijodai.ac.jp/newhomepage/kiyo2005/06.pdf〉（access date：4. 13, 2006）
128）Klein, M.：Envy and gratitude. In The writings of Melanie Klein 1946-1963, pp.176-235. Hogarth Press, London, 1975. (originally published in 1957)
129）Klein, M.：On the sense of loneliness. In Envy and gratitude and other works 1946-1963, pp.300-313. Hogarth Press, London, 1975. (originally published in 1963)
130）厚生労働省：新人看護職員研修に関する調査　集計結果（2009）.
〈https://www.mhlw.go.jp/shingi/2009/08/dl/s0809-8b.pdf〉（access date：1.17, 2020）
131）厚生労働省：平成 26 年版厚生労働白書　第 1 部　健康長寿社会の実現に向けて　～健康・予防元年～　第 2 章　健康をめぐる状況と意識（2014）.
〈https://www.mhlw.go.jp/wp/hakusyo/kousei/14/dl/1-02-1.pdf〉（access date：1.4, 2020）
132）厚生労働省：電子カルテシステム等の普及状況の推移（2017）.〈https://www.mhlw.go.jp/content/10800000/000482158.pdf〉（access date：12.28, 2019）
133）厚生労働省：精神障害にも対応した地域包括ケアシステム構築のための手引き　第 1 章　精神保健医療福祉のデータと政策（2019）.
〈https://www.mhlw-houkatsucare-ikou.jp/guide/h30-cccsguideline-p1.pdf〉（access date：1.8, 2020）
134）越野好文：リエゾン精神医学．秋元波留夫・山口成良編，神経精神学，第 2 版，pp.483-493．創元出版，1998.
135）高良武久：森田療法のすすめ ノイローゼ克服法．白揚社，1976.
136）雲井昭善：「恩」の思想．仏教思想研究会編，仏教思想 4 恩，pp.57-86．平楽寺書店，1979.
137）桑原知子：2005 年度第 2 回日本箱庭療法学会研修会全体会講演「箱庭療法で何が起こっているか」．箱庭療法学研究，18(2)：89-106，2006.
138）桑本裕二：日本語の若者ことばの英訳語彙集（3. 28, 2006）.
〈http://www.ipc.akita-nct.ac.jp/～kumamoto/wakamono.html〉（access date：7. 1, 2006）
139）九州医事研究会：九州医事研究会ニュース　H32 年度（2020）電子カルテ導入予定なし 40.7%

(200床未満病院)の衝撃(2019).〈https://qmir.wordpress.com/2019/01/21/h32%E5%B9%B4%E5%BA%A62020%E9%9B%BB%E5%AD%90%E3%82%AB%E3%83%AB%E3%83%86%E5%B0%8E%E5%85%A5%E4%BA%88%E5%AE%9A%E3%81%AA%E3%81%9740-7%EF%B-C%85%EF%BC%88200%E5%BA%8A%E6%9C%AA%E6%BA%80%E7%97%85%E9%99%A2/〉(access date：1.10, 2020)
140) Larney, R.：School-based consultation in the United Kingdom. School Psychology International, 24：5-16, 2003.
141) Lazarus, R. S.：Stress and emotion：A new synthesis. Springer, New York, 1999.(本明 寛監訳：ストレスと情動の心理学―ナラティブ研究の視点から．実務教育出版，2004.)
142) Lazarus, R. S., Lazarus, B. N.：Passion and reason：Making sense of our emotions. Oxford University Press, New York, 1994.
143) Lerner, R. M.：Concepts and theories of human development (3rd ed.), Random House, New York, 2002.
144) Levin, S.：Some metapsychological considerations on the differentiation between shame and guilt. International Journal of Psychoanalysis, 48：267-276, 1967.
145) Levinson, W., Kao, A., Kuby, A., Thisted, R. A.：Not all patients want to participate in decision making：A national study of public preferences. Journal of Genenal Internal Medicine, 20：531-535, 2005.
146) Lewin, K. (D. Cartwright (Ed.))：Field theory in social science：Selected theoretical papers by Kurt Lewin. Tavistock, London, 1952.
147) Lewis, A., Levy, J.：Psychiatric liaison nursing：The theory and clinical practice. Reston Publishing, Reston, VA, 1982.
148) Lewis, H. B.：Shame and guilt in neurosis. International University Press, New York, 1971.
149) Lewis, M.：Shame：The exposed self. Free Press, New York, 1992.(遠藤利彦・上淵 寿・坂上裕子訳：恥の心理学―傷つく自己．ミネルヴァ書房，1997.)
150) Loganbill, C., Hardy, E., Delworth, U.：Supervision：A conceptual model. The Counseling Psychologist, 10：3-42, 1982.
151) 牧原 浩：対人援助における専門職の協働．精神療法，28：310-317，2002.
152) 萬谷智之・井上真一・山脇成人：コンサルテーション・リエゾン精神医学の歴史と定義．山脇成人編，新世紀の精神科治療4 リエゾン精神医学とその治療学，pp.3-10．中山書店，2003.
153) Markus, H. R., Kitayama, S.：Culture and the self：Implications for cognition, emotion, and motivation. Psychological Review, 98：224-253, 1991.
154) Markus, H. R., Kitayama, S.：A collective fear for the collective：Implications for selves and the theories of selves. Personality and Social Psychology Bulletin, 20：568-579, 1994.
155) Masten, A. S., Best, K. M., & Garmezy, N.：Resilience and development：Contributions from the study of children who overcome adversity. Development and Psychopathology, 2：425-444, 1990.
156) 松田信也・中島 瞳・鎌田充教・中野美奈子・今井 崇・金井昭博・田村耕成・西村輝高：医療現場における新人教育―戦力となる人材育成を目指して．理学療法学，31：239，2004.
157) 松木邦裕：償い．小此木啓吾編，精神分析事典，p.348．岩崎学術出版，2002.
158) Matsumoto, D., Ekman, P.：The relationship among expressions, labels, and descriptions of contempt. Journal of Personality and Social Psychology, 87：529-540, 2004.
159) 松村 明監：大辞泉．増補・新装版，小学館，1995.
160) 松永あけみ：子ども(幼児)の世界の謝罪．日本語学，12(11)：84-92，1993.
161) Mayer, J. D., Salovey, P.：What is emotional intelligence? In P. Salovey, D. J. Sluyter (Eds.), Emotional development and emotional intelligence：Educational implications, pp.3-34. Basic Books, New York, 1997.

162） Mayer, J. D., Salovey, P., Caruso, P.：Models of emotional intelligence. In R. J. Sternberg（Ed.）, Handbook of intelligence, pp.396-420, Cambridge University Press, New York, 2000.
163） McVicar, A.：Workplace stress in nursing：A literature review. Journal of Advanced Nursing, 44：633-642, 2003.
164） McWilliams, N., Lependorf, S.：Narcissistic pathology of everyday life：The denial of remorse and gratitude. Contemporary Psychoanalysis, 26：430-451, 1990.
165） Melvin, J. L.：Status report on interdisciplinary medical rehabilitation. Archives of Physical Medicine and Rehabilitation, 70：273-276, 1989.
166） 峰 純生：若者用語の裏知識．言葉のよろずや・関西支社（1999）.
〈http://www2.famille.ne.jp/~maps/kotoba/wakamono.htm〉（access date：7. 9, 2006）
167） Minuchin, S.：A conceptual model for psychosomatic illness of children：Family organization and family therapy. Archives of General Psychiatry, 32：1031-1038, 1975.
168） Minuchin, S.：Families and family therapy. Harvard University Press, Cambridge, MA, 1974.（山根常男監訳：家族と家族療法．誠信書房，1984.）
169） Minuchin, S., Rosman, B. L., Baker, L.：Psychosomatic families：Anorexia Nervosa in context. Harvard University Press, Cambridge, MA, 1978.（福田俊一他訳：思春期やせ症の家族—心身症の家族療法．星和書店，1987.）
170） 三隅二不二・山田雄一・南 隆男編：応用心理学講座 1　組織の行動科学．福村出版，1988.
171） 宮本忠雄：過剰適応．青年心理，76：37-40，1989.
172） 文部科学省：学校基本調査—令和元年度結果の概要—Ⅱ．調査結果の概要［学校調査，学校通信教育調査（高等学校）］(2019).
〈https://www.mext.go.jp/content/20191220-mxt_chousa01-000003400_2.pdf〉（access date：1.4, 2020）
173） 森山卓郎：関係修復のコミュニケーション—現代日本語のお礼とお詫びの定形表現．藤森ことば論集，藤森ことばの会編，pp.294-270．清文堂，1992.
174） Mosak, H. H.：Haha and aha：The role of humor in psychotherapy. Accelerated Development, Muncie, IN, 1987.
175） Mundy, E. A., Blanchard, E. B., Cirenza, E., Gargiulo, J., Maloy, B., Blanchard, C. G.：Posttraumatic stress disorder in breast cancer patients following autologous bone marrow transplantation or conventional cancer treatments. Behavior Research and Therapy, 38：1015-1027, 2000.
176） 村瀬嘉代子：心理療法の基礎となるもの．精神療法，28：459-460，2002.
177） 村瀬嘉代子：特別支援教育におけるカウンセリング・マインド—軽度発達障害児への理解と対応．精神療法，32：10-17，2006.
178） 永峰 勲・谷岡哲也・青谷恵利子：学際的多職種連携によるチームケア研究の動向. 四国医学雑誌，59(3)：182-188，2003.
179） 長島達也：言語構造からみた日本人論．四国大学紀要 A. 人文社会編，6：143-153，1997.
180） 内科系学会社会保険連合：医療技術評価提案書（2017）.
〈http://www.naihoren.jp/uploads/files/youbou_2017/0358-0486.pdf〉
181） 中道真木男・土井真美：日本語教育における謝罪の扱い．日本語学，12(11)：66-74，1993.
182） 中村 元：「恩」の思想．仏教思想研究会編，仏教思想 4 恩，pp.1-55．平楽寺書店，1979.
183） 生越まり子：謝罪の対照研究—日韓対照研究．日本語学，12(11)：29-38，1993.
184） 楢林理一郎：システム論的家族療法の視野と実際．精神看護，3(4)：24-29，2000.
185） 成田善弘：治療関係と面接 他者と出会うということ．金剛出版，2005.
186） National Cancer Institute：Cancer-related post-traumatic stress（PDQ®）-Health professional version（2015）.
〈https://www.cancer.gov/about-cancer/coping/survivorship/new-normal/ptsd-hp-pdq〉

187）NHS Foundatioon Trust：Supervision policy for staff in health and social care practice（2014）.〈http://shsc.nhs.uk/wp-content/uploads/2014/10/SupervisionPolicy.pdf〉（access date：9.1, 2015）
188）新村 出編：広辞苑．第5版，岩波書店，1998.
189）認知症介護研究・研修東京センター ケアマネジメント推進室：認知症の人のためのケアマネジメント センター方式シートパック（解説付）（2006）.
〈http://www.itsu-doko.net/download/01.html〉（access data：2. 5, 2006）
190）日本ホスピス・緩和ケア研究振興財団：STAS-J の使用経験とこれからの課題（2006）.
〈http：plaza.umin.ac.jp/stas/hpcj2006/program.doc〉（access data：2. 1, 2006）
191）日本医療安全調査機構：医療事故調査・支援センター 2018 年年報（2019）.
〈https://www.medsafe.or.jp/uploads/uploads/files/nenpou-h30-all.pdf〉（access date：1.8, 2020）
192）日本情報処理開発協会：情報化白書 2004 情報経済と IT 利活用．コンピュータ・エージ社，2004.
193）日本看護協会：専門看護師 登録者一覧（1. 17, 2007）.
〈http://www.nurse.or.jp/nursing/qualification/senmon/touroku.html〉（access date：3. 10, 2007）
194）日本看護協会：2006 年 病院における看護職員需給状況調査（速報）の概要.
〈http://www.nurse.or.jp/home/opinion/teigen/2006pdf/sokuho20060122.pdf〉（access date：3. 10, 2007）
195）日本看護協会：認定看護師（2019a）.
〈https://nintei.nurse.or.jp/nursing/qualification/cn〉（access date：8.10, 2019）
196）日本看護協会：専門看護師（2019b）.
〈https://nintei.nurse.or.jp/nursing/qualification/cns〉（access date：8.10, 2019）
197）西園昌之：スーパービジョン論．精神療法，20：3-10，1994.
198）野田美香・佐々木玲仁：小児がん患児の同胞に生じる PTSD に関する文献展望．九州大学心理学研究，18：53-61，2017.
199）野口正行・小林孝文・佐竹直子・高田知二・早川達郎・中嶋義文・小石川比良来・佐藤茂樹：2012 年総合病院精神科基礎調査からみた総合病院精神科の現状―第1報―．総合病院精神医学，26：182-190，2014.
200）野口裕二：物語としてのケア―ナラティブ・アプローチの世界へ．医学書院，2002.
201）野嶋佐由美・中野綾美・宮田留理・畦地博子・松本女里・原 礼子・小迫冨美恵：看護者が認知する対応困難な家族の類型化．高知女子大学紀要 自然科学編，45：67-80，1997.
202）野中 猛：図説 ケアマネジメント．中央法規出版，1997.
203）大平 健：やさしさの精神病理．岩波新書　409，1995.
204）大久保清子・米澤弘恵・長谷川智子・清水房枝：リーダーシップ類型と看護におけるインフォームドコンセントの普及との関連．三重看護学誌，11：45-52，2009.
205）岡本真一郎：話し手の意図を伝えること―伝達過程の心理学的研究を中心に．日本語学，25（4）：6-15，2006.
206）岡野憲一郎：すみません・ありがとう．北山 修監修，日常臨床語辞典，pp.248-253．誠信書房，2006.
207）近江 翼：総合病院精神科小考．埼玉大学紀要（教養学部），55（1）：15-32，2019.
208）大島希巳江：高コンテキスト社会と低コンテキスト社会のコミュニケーションのおけるユーモア．笑い学研究，12：29-39，2005.
209）小俣和一郎：精神医学の歴史．レグルス文庫 52，2005.
210）Ortony, A., Clore, G. L., Collins, A.：The cognitive structure of emotions. Cambridge University Press, New York, 1987.

211) Pennebaker, J. W., Susman, J. R.：Disclosure of traumas and psychosomatic processes. Social Science and Medicine, 26：327-332, 1988.

212) Petersen, S., Bull, C., Propst, O., Dettinger, S., Detwiler, L.：Narrative therapy to prevent illness-related stress disorder. Journal of Counseling & Development, 83：41-47, 2005.

213) Piers, G., Singer, M.：Shame and guilt. C. C. Thomas, Springfield, IL, 1953.

214) Polonsky, W. H.：Diabetes burnout：What to do when you can't take it anymore. American Diabetes Association, Alexandria, VA, 1999.（石井 均監訳：糖尿病バーンアウト—燃えつきないためのセルフケアとサポート．医歯薬出版，2003.）

215) Rando, R. A.：Adaptive supervision in counselor training（pp.173-182, 2001）.〈http://ccvillage.buffalo.edu/Village/ElecProj/Rando.htm〉（access date：2. 3, 2007）

216) Redd, W. H., Jacobsen, P.：Behavioral intervention in comprehensive cancer care. In A. Baum, T. A. Revenson, J. E. Sinder（Eds.）, Hanbook of health psychology, pp.757-776. Erlbaum, Mahwah, NJ, 2001.

217) Richardson, J. L., Marks, G., Johnson, C. A., Graham, J. W., Chan, K. K., Selser, J. N., Kishbaugh, C., Barranday, Y., Levine, A. M.：Path model of multidimensional compliance with cancer therapy. Health Psychology, 6：183-207, 1987.

218) Roelofsen, E. E., Lankhorst, G. J., Bouter, L. M.：Translation and adaptation of a questionnaire to assess the group processes of rehabilitation team conference. Clinical Rehabilitation, 15：148-155, 2001.

219) Rosenbaum, M.：Learned resourcefuleness, stress and self-regulation. In S. Fisher, J. Reason（Eds.）, Handbook of life stress, cognition and health, pp.483-496. John Wiley & Sons, Chichester, UK, 1988.

220) Rosenbaum, M., Ben-Ari Smira, K.：Cognitive and personality factors in the delay of gratification of hemodialysis patients. Journal of Personality and Social Psychology, 51：357-364, 1986.

221) Rosenbaum, M., Jaffe, Y.：Learned helplessness：The role of individual differences in learned resourcefulness. British Journal of Social Psychology, 22：215-225, 1983.

222) Rosenbaum, M., Palmon, N.：Helplessness and resourcefulness in coping with epilepsy. Journal of Consulting and Clinical Psychology, 52：244-253, 1984.

223) Rosenberg, E. L.：Levels of analysis and the organization of affect. Review of General Psychology, 2：247-270, 1998.

224) 酒井久実代：情動認知力，語彙力，エモーショナル・インテリジェンスの構成要素間の関連性の検討．性格心理学研究，8(2)：79-99，2000.

225) Salovey, P., Mayer, J. D.：Emotional intelligence. Imagination, Cognition and Personality, 9：185-211, 1990.

226) Salovey, P., Schneider, T. R., Apanovitch, A. M.：Persuasion for the purpose of cancer risk reduction：A discussion. Journal of the National Cancer Institute Monographs, 25：119-122, 1999.

227) SAMHSA（Substance Abuse Mental Health Services Administration）：TIP 52：Clinical supervision and professional development of the substance abuse counselor（2009）.〈http://store.samhsa.gov/shin/content//SMA14-4435/SMA14-4435.pdf〉（accessed：2015, 10.12）

228) Schneider, S.：In search of realistic optimism：Meaning, knowledge, and warm fuzziness. American Psychologist, 56：250-263, 2001.

229) Seligman, M. E. P.：Positive psychology, positive prevention, and positive therapy. In C. R. Snyder, S. J. Lopez（Eds.）, Handbook of positive psychology, pp.3-9. Oxford University Press, New York, 2002.

230）Seroussi, K.：Unraveling the mistery of autism and pervasive developmental disorder：A mother's story of research and recovery. Simon & Schuster, New York, 2000.〔柿谷正期・岩井智子訳：『自閉症および広汎性発達障害のミステリーを解く』―調査そして答えを発見した母親の物語（2002）.
〈http://www.choicetheory.net/kcc/ausism1.html〉（access date：9. 20, 2006）〕
231）Shaver, P., Schwartz, J., Kirson, D., O'Connor, C.：Emotion knowledge：Further exploration of a prototype approach. Journal of Personality and Social Psychology, 52：1061-1086, 1987.
232）Sheridan, S. M., Kratochwill, T. R., Bergan, J. R.：Conjoint behavioral consultation：A procedural manual. Plenum Press, New York, 1996.
233）志水 彰・角辻 豊・中村 真：人はなぜ笑うのか 笑いの精神生理学．講談社，1994.
234）Shorter, E.：The history of the biopsychosocial approach in medicine：before and after Engel. In P. White（Ed.）, Biopsychosocial medicine：An integrated approach to understanding illnes. Oxford University Press, Oxford, 2005.
235）Smith, G. C., Strain, J. J.：George Engel's contribution to clinical psychiatry. Australian and New Zealand Journal of Psychiatry, 36：458-466, 2002.
236）Sohn, L.：A defective capacity to feel sorrow. In M. Cox（Ed.）, Remorse and reparation, pp.69-104. Jessica Kingsley, London, 1999.
237）Sommers, S., Kosmitzki, C.：Emotion and social context：An American-German comparison. British Journal of Social Psychology, 27：35-49, 1988.
238）Sperber, D., Wilson, D.：Relevance：Communication and cognition（2nd ed.）. Basil Blackwell, Oxford, UK, 1995.（内田聖二・中逵俊明・宗 南先・田中圭子訳：関連性理論―伝達と認知．第2版．研究社出版，1999.）
239）Spivak, G. C.：Can the Subaltern speak? In C. Nelson, L. Grossberg（Eds.）, Marxism and the interpretation of culture. University of Illinois Press, Urbana, IL, 1988.（上村忠男訳：サバルタンは語ることができるのか．みすず書房，1998.）
240）Steiner, J. E.：Facial expression of the neonate infant indicating the hedonics of the food-related chemical stimuli. In J. M. Weiffenbach（Ed.）, Taste and development：The genesis of sweet preference, pp.173-189. U. S. Department of Health Education and Welfare, Public Health Service, National Institute of Health, Bethesda, ML, 1977.
241）Stoltenberg, C. D.：Supervising consultants in training：An application of a model of supervision. Journal of Counseling & Development, 72：131-138, 1993.
242）Stoltenberg, C. D.：Enhancing professional competence through developmental approaches to supervision. American Psychologist, 60：857-864, 2005.
243）Stoltenberg, C. D., Delworth, U.：Supervising counselors and therapist：A developmental approach. Jossey-Bass, San Francisco, 1987.
244）Stoltenberg, C. D., McNeill, B. W., Delworth, U.：IDM supervision：An integrated developmental model for supervising counselors and therapist. Jossey-Bass, San Francisco, 1998.
245）末松弘行・小此木啓吾編：今日の心身症治療．金剛出版，1991.
246）鈴木直人：ポジティブ感情はなぜ必要か？ 心理学ワールド，26：34，2004.
247）Swenson, S., Buell, S., Zettler, P., White, W., Ruston, D. C., Bernard, L.：Patient-centered communication：Do patients really prefer it? Journal of General Internal Medicine, 19：1069-1079, 2004.
248）高橋邦夫：インターネット用語解説（1997）.
〈http://www.togane^ghs.togane.chiba.jp/netiquette/terms.html〉（access date：5. 30, 2006）
249）鷹野和美：地域医療福祉システムの構築．中央法規出版，2005.
250）滝浦真人：安心のシステムと信頼のシステム―敬語とポライトネスはどう違うか？ 日本語学，24(11)：36-44，2005.

251）Tangney, J. P.：Shame and guilt in interpersonal relationships. In J. P. Tangney, K. W. Fisher (Eds.), Self-conscious emotion：Shame, guilt, embarrassment, and pride, pp.114-139. Guilford, New York, 1995.

252）Tangney, J. P., Burggraf, S. A., Wagner, P. E.：Shame-proneness, guilt-proneness, and psychological symptoms. In J. P. Tangney, K. W. Fisher (Eds.), Self-conscious emotion：Shame, guilt, embarrassment, and pride, pp.343-367. Guilford Press, New York, 1995.

253）Tangney, J. P., Dearing, R. L.：Shame and guilt. Guilford Press, New York, 2002.

254）谷口真美：多様性とリーダーシップ．組織科学，50(1)：4-24，2016.

255）俵 里英子・赤松えり子・門倉春子・上野豪志：神経科・臨床心理・心療内科合同チームによるコンサルテーション活動の意義―5年間の活動を振り返って．心身医学，41：43-48，2001.

256）Taylor, G.：身体表現性障害 (Somatoform disorders). In G. J. Taylor, R. M. Bagby, J. D. A. Parker (Eds.), Disorders of affect regulation：Alexithymia in medical and psychiatric illness. Cambridge University Press, Cambridge, UK, 1997. (福西勇夫監訳：アレキシサイミア―感情制御の障害と精神・身体疾患．pp.129-157．星和書店，1998.)

257）Thorndike, E. L.：Intelligence and its uses. Harper's Magazine, 140：227-235, 1920.

258）Tomkins, S. S.：The negative affects. Springer, New York, 1963.

259）Tomkins, S. S.：Affect imagery consciousness, Vol Ⅲ. The negative affects, anger and fear. Springer, New York, 1991.

260）Tomkins, S. S.：Affect imagery consciousness, Vol Ⅳ. Cognition：Duplication and transformation of information. Springer, New York, 1992.

261）Toomey, T. C., Seville, J. L., Mann, D. J., Abashian, S. W.：Relationship of learned resourcefulness to measures of pain description, psychopathology and health behavior in a sample of chronic pain patients. Clinical Journal of Pain, 11：259-266, 1995.

262）Trivers, R. L.：The evolution of reciprocal altruism. Quarterly Review of Biology, 46：35-37, 1971.

263）Tversky, A., Kahneman, D.：The framing of decisions and the psychology of choice. Science, 211：453-458, 1981.

264）上野雄己・飯村周平・雨宮 玲・嘉瀬貴祥：困難な状況からの回復や成長に対するアプローチ―レジリエンス，心的外傷後成長，マインドフルネスに着目して―．心理学評論，59：397-414，2016.

265）内沼幸雄：対人恐怖の心理 羞恥と日本人．講談社学術文庫 1282，1997.

266）氏原 寛：カウンセリング・マインド再考―スーパービジョンの経験から．金剛出版，2006.

267）Vinogradov, S., Yalom, I. D.：Concise guide to group psychotherapy. American Psychiatric Press, Washington,D. C., 1989. (川室 優訳：グループ サイコセラピー――ヤーロムの集団精神療法の手引き．金剛出版，1991.)

268）Virgina, R. P., McCroskey, J. C.：Nonverbal behavior in interpersonal relations (3rd ed.). Allyn and Bacon, Boston, MA, 1995. (山下耕二編訳：非言語行動の心理学：対人関係とコミュニケーション理解のために．北大路書房，2006.)

269）鷲田清一：「聴く」ことの力―臨床哲学試論．TBSブリタニカ，1999.

270）渡辺俊之：リエゾン・カンファレンスの実際．山脇成人編，新世紀の精神科治療4 リエゾン精神医学とその治療学，pp.308-313．中山書店，2003.

271）Watkins, P. C., Woodward, K., Stone, T., Kolts, R. L.：Gratitude and happiness：Development of a measure of gratitude, and relationships with subjective well-being. Social Behavior and Personality, 31：431-452, 2003.

272）Watson, M., Greer, S., Pruyn, J., Van den Borne, B.：Locus of control and adjustment to cancer. Psychological Reports, 66：39-48, 1990.

273）Watzlawick, P., Beavin, J. H., Jackson, D. D.：Pragmatics of human communication：A study of interactional patterns, pathologies, and paradoxes. W. W. Norton, New York, 1967.

274）Weisenberg, M., Wolf, Y., Mittwoch, T., Mikulincer, M.：Learned resourcefulness and perceived control of pain：A preliminary examination of construct validity. Journal of Research in Personality, 24：101-110, 1990.

275）White, M., Espton, W.：Narrative means to therapeutic ends. W. W. Norton, New York, 1990.（小森康永訳：物語としての家族．金剛出版，1992.）

276）Williams, G. G., Frankel, R. M., Campbell, T. L., Deci, E. L.：The science of the art of medicine：Research on the biopsychosocial approach to health care. In R. M. Frankel, T. E. Quill, S. H. McDania（Eds.）, The biopsychosocial approach：Past, present, future, pp.109-122. Rochester, NY, 2003.

277）Winnicott, D. W.：The development of the capacity for concern. Bulletin of the Menninger Clinic, 27：140-152, 1963.

278）Woodworth, R. S., Schlosberg, H.：Experimental psychology（revised ed.）. Holt, New York, 1954.

279）World Health Organization：Ottawa charter for health promotion（1986）.
〈http://who.int/hpr/NPH/docs/ottawa_charter_hp.pdf〉（access date：10. 2, 2006）

280）Yamagishi, T., Yamagishi, M.：Trust and commitment in the United States and Japan. Motivation and Emotion, 18：129-166, 1994.

281）山岸俊男・渡部 幹・林直保子・高橋伸幸・山岸みどり：社会的不確実性のもとでの信頼とコミットメント．社会心理学研究，11：206-216，1996.

282）山口昌男・今福龍太：ユニシーズ 波立つところ．山口昌男山脈 No.3，pp.45-71．国書刊行会，2003.

283）山口 翼編：類語検索大辞典 日本語大シソーラス．大修館，2003.

284）山本英子：プリセプターのストレスとサポートシステム．看護展望，28：838-846，2003.

285）山本淳子・田中不二夫：評価懸念に関する文献研究と今後の課題．教育相談研究，39：37-46，2001.

286）山中康裕：序文．物語りとしての面接—ミメーシスと自己の変容，森岡正芳，pp.i-v．新曜社，2002.

287）山根美智子：統合失調症患者への看護師の「聞く・説明する」程度についての検討—施設の種類および精神科経験年数との関連．日本精神保健看護学会誌，15：41-49，2006.

288）山下柚実：五感生活術 眠った「私」を呼び覚ます．文春新書，2002.

289）大和 央・加茂登志子：専門医療制病院におけるコンサルテーション・リエゾン活動の実態とその意義．東京女子医科大学雑誌，67(1-2)：24-32，1997.

290）谷藤友彦：マネジメントとはそもそも何か？（2005）.
〈http://management-frontier.livedoor.biz/archives/50292240.html〉

291）芳川玲子：学校臨床心理学をめぐる発想—主訴とは？ アセスメントとは？．東京大学大学院教育学研究所 心理教育相談室紀要，28：118-119，2005.

292）吉川 悟・東　豊：システムズアプローチによる—家族療法のすすめ方．ミネルヴァ書房，2001.

293）吉富美佐子・野本百合子・鈴木美和・舟島なをみ：新人看護師の指導体制としてのプリセプターシップに関する研究の動向．看護教育学研究，14：65-75，2005.

294）Young, C. A.：Building a care and research team. Journal of the Neurological Sciences, 160（Suppl. 1）：S137-S140, 1998.

295）Zauszniewski, J. A., Chung, C.：Resourcefulness and health practices of diabetic women. Research in Nursing & Health, 24：113-121, 2001.

296）Zauszniewski, J. A., McDonald, P. E., Krafcik, K., ChaeWeon, C.：Acceptance, cognitions, and resourcefulness in women with diabetes. Western Journal of Nursing Research, 24：728-743, 2002.

索引

● 和文索引 ●

● 欧文索引 ●

● 人名索引 ●

【著者略歴】
五十嵐《いがらし》　透《とう》　子《こ》

現職：上越教育大学大学院学校教育研究科　心理臨床コース教授
専門：臨床心理学，健康心理学，ポジティブ心理学など
主な著書：「片づけられないのは「ためこみ症」のせいだった！？モノに振り回される自分がラクになるヒント」（2019，青春出版社），「片付けられない自分が気になるあなたへ：ためこみ症のセルフヘルプ・ワークブック」（2017，共訳：金剛出版），「ホーディングへの適切な理解と対応　認知行動療法的アプローチ：セラピストガイド」（2013，訳：金子書房），「ホーディングへの適切な理解と対応　認知行動療法的アプローチ：クライエントのためのワークブック」（2013，訳：金子書房），「リラクセーション法の理論と実際　第2版―ヘルスケア・ワーカーのための行動療法入門」（2015，医歯薬出版），「自分を見つめる　カウンセリング・マインド―ヘルスケア・ワークの基本と展開」（2003，医歯薬出版）　など

ヘルスケア・ワーカーのための
こころのエネルギーを高める対人関係情動論　第２版
“わかる”から“できる”へ

ISBN978-4-263-23739-7

2007年5月10日　第1版第1刷発行
2020年3月20日　第2版第1刷発行

著　者　五十嵐透子
発行者　白石泰夫
発行所　医歯薬出版株式会社
〒113-8612　東京都文京区本駒込1-7-10
TEL.（03）5395-7618（編集）・7616（販売）
FAX.（03）5395-7609（編集）・8563（販売）
https://www.ishiyaku.co.jp/
郵便振替番号　00190-5-13816

乱丁，落丁の際はお取り替えいたします　　印刷・教文堂／製本・皆川製本所